急诊室的故事（修订版）

学做
内科急诊
医生

王津生◎著

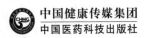

U0285456

实战篇

中国健康传媒集团

中国医药科技出版社

内 容 提 要

　　本书详细讲解了急诊工作的基本理念、学习方法和工作方法，并通过大量的病例和事例讲解了如何在这些基本理念、学习方法和工作方法的指引下学好和做好急诊工作，成为一个优秀的急诊医生。为了使青年医生尽早地选择专业发展方向和开始向着急诊专家的方向迈进，本书做了很多启发和引导。书中还讲授了很多临床带教的理念、方法和实例。全书思想深刻，理念先进，内容丰富，讲解明白，叙事生动，立论严谨，论辩犀利，非常适合青年医生和临床带教医生阅读。

图书在版编目（CIP）数据

学做内科急诊医生 . 实战篇 / 王津生著 . — 北京：中国医药科技出版社，2022.12
（2024.9 重印）
（急诊室的故事）
ISBN 978-7-5214-3063-9

Ⅰ . ①学… Ⅱ . ①王… Ⅲ . ①内科—急诊 Ⅳ . ① R505.97

中国版本图书馆 CIP 数据核字（2022）第 026436 号

美术编辑　陈君杞
版式设计　也　在

出版　**中国健康传媒集团**｜中国医药科技出版社
地址　北京市海淀区文慧园北路甲 22 号
邮编　100082
电话　发行：010-62227427　邮购：010-62236938
网址　www.cmstp.com
规格　710×1000mm $\frac{1}{16}$
印张　21 $\frac{3}{4}$
字数　379 千字
版次　2022 年 12 月第 1 版
印次　2024 年 9 月第 2 次印刷
印刷　北京京华铭诚工贸有限公司
经销　全国各地新华书店
书号　ISBN 978-7-5214-3063-9
定价　**69.00 元**

获取新书信息、投稿、为图书纠错，请扫码联系我们。

前　言

你是刚入职的急诊医生，因为急诊室里的急诊与大学教科书上的急诊有很大不同，你想干急诊，你就得再学习。这本书就教给你在急诊室里怎么学急诊，怎么干急诊。

你刚开始做临床带教老师，正在对刚入职的急诊医生和正在接受"住院医师规范化培训"的医生进行内科急诊临床带教，这本书就教给你怎么临床带教。

你不是急诊医生，而是其他科的青年医生，但是因为这本书讲授的内容非常丰富，其中很多内容你成长中也需要，所以你也能从此书中获益。

《急诊室的故事：学做内科急诊医生》第一版于2003年出版后，我继续研究急诊医生的临床带教，取得了一些新成果。为了把这些新成果介绍给青年医生，我重新撰写了这本书。

此次修订将本书分为基础篇和实战篇两册，共八编四十三章。

基础篇的第一编，讲基本理念，是全书的精髓；第二编，讲学习方法，是全书的重点；第三编，讲工作方法，是全书又一重点；第四编，讲人文精神、实践精神和批判精神，是未来优秀人才的一个"生长点"；第五编，讲急诊管理，一方面使青年医生尽快适应急诊这个高度集约的诊疗工作，另一方面也为他们日后走上管理岗位做出铺垫，这是未来优秀人才的又一个"生长点"。

实战篇的第一编和第二编，讲十四类内科急症和三类非内科急症的急诊室诊断和急诊室处置，以此进一步具体地讲授怎么学急诊、怎么干急诊和怎么临床带教；第三编，讲急诊医生的自我保护，即怎么避免医患冲突、怎么化解医患冲突。这是本书的一大"热点"，也是本书对青年医生的一大"爱点"。

为了使那些基本理念、学习方法、工作方法和带教方法中所出现的大量的新观点能给青年医生留下深刻的印象，本书还讲了89个急诊病例和39个急诊事例。这些病例不是住院部医生写的那样的大病历，而只是针对其前面的某个观点给出的一个实例。限于篇幅，大多数病例的治疗部分，只简述治疗原则，不详述具体的治疗方法。

为了引起青年医生对学习和工作中很多要点的警觉和注意，本书还给出了很多"急诊警句"和"急诊格言"。

为了使青年医生掌握本书的精髓，本书还给出了很多急诊的"新理念"和"新概念"。

相较第一版，本书能够使新入职的青年医生更快地成为一个能够独立工作的、优秀的急诊医生。

当初本书第一版的主要目标，是使刚入职的急诊医生能够尽快地独立工作。而此次修订则增加了一个目标：对已经能够独立工作的急诊医生以后怎么进一步提高自己的诊疗水平、怎么尽早选择和决定自己专业发展的方向，从而尽早成为急诊领域某一方面的青年专家，做了很多启发和引导。

本书第一版已经在内科急诊临床带教的理念和方法上做了大量的阐述、传授和示范带教，此次修订在这三方面有了很大的加强、加深和提高。其中在阐述和传授时增加了一些师生间的问答、思辨和辩论。

本书还尝试了用中国传统的优秀文化以及哲学、逻辑学、系统论、运筹学、决策论、心理学和社会学，来培养青年医生的人文精神，为其将来能够成为急诊某一领域的杰出人物做出精神铺垫。

王津生

13821076505@163.com

2022 年 11 月于海南黄流

新理念　新概念

◎ 急诊之心

◎ 急诊的定义

◎ 急诊的本意

◎ 急诊的预防为主

◎ 小急诊 / 大急诊

◎ 急诊风暴

◎ 急诊警句

◎ 急诊闪击战

◎ 医警结合

◎ 急诊室里的医学

◎ 急诊室诊断

◎ 急诊室处置

◎ 急诊室处置的设计

◎ 急诊医生的"三快工作 十项注意"

◎ 急诊医生的"四能"

◎ 医源性急症

◎ "阴"性体征

◎ 急性中毒的互联网紧急咨询

◎ 急诊五字诀

◎ 急诊室工作法的一字真言

◎ 五字学习法

◎ 观察力磨炼法

◎ 急诊教育的"不正规内容"

◎ 认病的两条途径

◎ 抓练习操作机会的五个诀窍

◎ 追踪观察

◎ 旁观观察

◎ 急诊室的"三快工作法"

◎ 观察室工作法

◎ 抢救用品的应急管理法

◎ 人盯人带教法

◎ 同步查体法

◎ 快速身体检查法

◎ 心脏骤停"5 秒诊断法"

◎ 心脏骤停"第一复苏术"

◎ 颈总动脉的寻找方法

◎ 声门裂的寻找方法

◎ 救命三术

◎ 退热四法

◎ 危险意识

◎ 救援意识

◎ 意外意识

◎ 濒危意识

◎ 濒危状态

◎ 心脏濒停状态

◎ 濒休克状态

◎ 濒喉阻塞状态

◎ 急诊室怪现象 1

◎ 急诊室怪现象 2

◎ 急诊室怪现象 3

◎ 急诊室怪现象 4

◎ 急诊室怪现象 5

◎ 诊断法活的灵魂

◎ 诊断思维三步骤

◎ 急诊诊断思维的第一大特点

◎ 急诊诊断思维的第二大特点

◎ 诊断思维易犯的毛病

◎ 诊断思维狭窄症

◎ 直觉判断

◎ 推理判断

◎ 可供诊断时间

◎ 可供救治时间

◎ 心脏骤停可复苏时间窗

◎ "想到"的能力

◎ 一瞥而知式的诊断

◎ 一体论诊断

◎ 迟诊

◎ 失诊

◎ 慎诊

◎ 发现发热三步骤

◎ 老年感染查体五注意

◎ 急诊的警觉

◎ 急症警报

◎ 心脏骤停八警报

◎ 早期休克警报

◎ 老年感染五警报

◎ 输卵管妊娠破裂警报

◎ 急性青光眼警报

◎ 喉阻塞的窒息警报

◎ 喉癌警报

◎ 急性会厌炎警报

◎ 急诊处置思维的第一个特点

◎ 急诊处置思维的第二个特点

◎ 急诊处置思维的第三个特点

◎ 急诊处置思维的三重性

◎ 处置思维易犯的毛病

◎ "处置决断"迅速法

◎ "处置规模"简约法

◎ "处置实施"快捷法

◎ 诊室忍者

◎ 诊室闹者

◎ 诊室孤者

◎ 糖尿病面容

◎ 低血糖昏迷面容

◎ 心脏骤停面容

◎ 发热病容

◎ 面相

◎ 症征不称

◎ 症状夸张

◎ 四无昏迷

◎ 复合式自杀

◎ 查房就是"查变"

◎ 查房的三项工作

◎ 观察室查房五特点

◎ 自己查房六注意

◎ 零候诊

◎ "快接诊"的新内容

◎ 急诊室值班医生的最佳状态

◎ 三虚以待

◎ 慢病快看

◎ 单刀直入式的问诊

◎ 发现心肌梗死的法宝

◎ 诊断腹腔内出血的法宝

◎ 诘问自杀者用药史的法宝

◎ 诊断疑难病的法宝

◎ 发现医源性低血糖的法宝

◎ "初断导向"的检查程序

◎ "症征导向"的检查程序

◎ "常见病在先"原则

◎ "危险病在先"原则

◎ "急者先治"原则

◎ "全面铺开"原则

◎ "一步到位"原则

◎ "离观"四原则

◎ "重病先查"原则

◎ "不明先查"原则

◎ 急诊医生的心理障碍 1

◎ 急诊医生的心理障碍 2

◎ 急诊医生的心理障碍 3

◎ 急诊医生的厌恶心理

◎ 心不静和静心之法

◎ 腹式深呼吸镇静法

◎ 急诊医生的冲突情绪

◎ 掩盖不良情绪的秘诀

◎ 急症病家的反常心理

◎ 急性酒精中毒者的心理

◎ 健康马大哈

◎ 干事快捷的素质

◎ 优秀急诊医生的更高标准

◎ 化解医患冲突的预案

目录

第一编　内科急症

急诊不能纸上谈兵，救死扶伤需要与死神短兵相接的实战。而学习急诊的实战，必须得法，其法，就是你在本书基础篇里学的那些基本理念、学习方法和工作方法，也就是说，你要用这些东西指导你的实战。

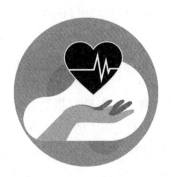

急诊医生们，病人在危急中！ ○

第一章 心脏骤停

在基础篇的第四章里，我提出了三个非常重要的观点：快捷是急诊的特征，要快接诊、快诊断、快处置（三快），而且还要以"三快"带领当前的学习和今后的工作。

而这一章，我要讲对心脏骤停怎么才能"三快"。这是一个全新的学习过程，其特点是，第一，它更为具体、更为临床、更为实战，然而也更为庞杂和更为琐碎；第二，它旗帜鲜明地以"三快"为纲，尖锐地针对着你在诊治急症时所容易出现的"三慢"问题，即接诊慢、诊断慢和处置慢。

第一节 急症的典型 三快的标本

在众多的内科急症里，心脏骤停因为发病最突然，病情最凶险，对"三快"的要求最"苛刻"（必须立即接诊！必须在几秒钟内做出诊断和处置！），所以它包含了急症病情的全部特点；而它的诊断和抢救，则充分体现了急诊工作的最高标准。

所以，心脏骤停，是急症的典型；心脏骤停的诊断和抢救，是"三快"的标本。所以学习内科急诊，应自心脏骤停始。

第二节 《心肺复苏指南》的缺陷和错误

心肺复苏应该怎么做，本来是有指南可循的，常用的有《美国心脏协会心肺复苏和心血管急救指南》（以下简称《心肺复苏指南》）。但是这个指南并不是完美无缺，它有时也有缺陷和错误。这些缺陷和错误妨碍着我们快捷地进行心肺复苏。所以对于科学文献，既要会学习它，还要会批判它。至于怎么批判，我已经在基础篇第十八章里专门讲过了，请大家复习一下，这一章其实就是"批判"的一个实例。

早在 2003 年本书的第一版讲心脏骤停时，我就指出了《心肺复苏指南 2000》存在的缺陷和错误：

1. 缺陷 对于怎么才能最快地发现心脏骤停，《心肺复苏指南 2000》语焉不详。

2. 错误 关于怎么开始心肺复苏，《心肺复苏指南 2000》主张先开通气道，后按压心脏 (ABC)，这个程序不正确。

对于这两个问题，当时我都做了解答：

在诊断上，我提出了"心脏骤停警报"；在检查上，我提出了"看拍呼摸同时进行"；在复苏程序上，我提出了"第一复苏术"（本章第十五节），并且明确提出"第一复苏术的第一组动作"不应该是"开通气道"，而应该是"立即进行第一次按压"和"立即开始呼叫求援"，而且只用四个字概而言之："一按二叫"。

七年之后，《心肺复苏指南 2010》终于改"ABC"为"CAB"，至于怎么才能最快地发现心脏骤停，仍然语焉不详。

但是"最快地发现心脏骤停"恰恰是心脏复苏成功的先决条件。现在我就再讲"怎么才能最快地发现心脏骤停"；并把心脏骤停的"快接诊，快诊断，快处置"，用简洁明了的汉字，概括成即使是中国普通民众都易懂、易记的几个字、几句话。

第三节 "心脏骤停诊断学"的缺陷

要想最快地发现心脏骤停，你必须能够"想到"面前的这个病人可能是心脏骤停。

重温"想到"最重要

我在基础篇第三章第二节里提出：诊断活动是一条有着三个环节的思维链条。这三个环节是：①想到可能是某病；②做能够确定是该病的检查；③根据检查结果判断是不是该病。其中，"想到"这一环节最重要。因为如果你没有想到某病，那你就不会去做与该病诊断有关的那些检查，也就做不出正确的诊断。

《心肺复苏指南》的第一个缺陷

但是在"心脏骤停诊断学"里，以及在《心肺复苏指南》里，却都只有"检查环节"（应该做什么检查）和"判断环节"（检查出现什么结果可以判断为心脏骤停），而没有"想到环节"（看到什么异常就应该想到可能是心脏骤停）。

这是"心脏骤停诊断学"和《心肺复苏指南》的一个共同缺陷。临床上发生的那些心脏骤停的"迟诊"，或多或少都与此有关。

看到这里，有人会说：既然是一个医生，那他看见了心脏骤停病人，就应该想到心脏骤停，《心肺复苏指南》和"心脏骤停诊断学"没有必要再费口舌来讲这些。

你说得不对。请问，医生的哪个诊疗技能，不需别人讲解，他就天生就知、天生就会呢？没有。不讲，他就不知、不会。请看：

 故事1　人死了还测血压

早上我来到急诊室接班，夜班医生指着诊床上躺着的一个病人对我说：

"这个病人刚到，实习生正给他做检查，我还没看。"说完之后他就下班走了。

我看见实习生正在给病人测血压，他的身子挡着病人，我看不见病人的脸，只见他一连测了三次。我问他血压是多少，他直起腰，转过身，沮丧地回答："测不出来。"他一转过身，我才看到病人的那张青灰色的、一动不动的脸——死了！

我立即查体，结果心跳、呼吸全无。马上开始复苏术，无效，死亡。

事后我问这个实习生病人就诊的经过。他说他从敞开的诊室大门看见一辆出租车开到诊室门前并从车上抬下一个人，就跑上去帮着把病人抬进来，并立即开始测量血压。这个同学的错误在哪呢？

没有"想到"

错误在于他看到了病人的异常情况之后，没有"想到"心脏骤停，因此也就没有去做确诊心脏骤停所必须做的那几项检查。他只知道病人危重，也知道对危重病人都必须测血压，于是就别的都不检查，先测血压。

事后我问这个同学，做哪些检查可以确定心脏骤停，他全知道。可见我一开始所说的那条有着三个环节的"诊断思维链条"，一旦缺了"想到"这一环，那么《心肺复苏指南》告诉我们的那两环——检查和判断就毫无用处。

第四节　"警报"能够使我们"想到"

既然"想到"如此重要，那诊断学就必须十分明确地告诉医生：在检查病人之前看到病人的哪些"异常情况"时，就应该想到心脏骤停。

请注意，我所说的能够使急诊医生"想到"心脏骤停的"异常情况"，不是我们早已熟知的这些心脏骤停的"体征"（心音、脉搏消失，血压测不出，意识丧失，全身抽搐，呼吸停止，昏迷和瞳孔散大）。"异常情况"和"体征"，在这里是两个不同的概念。如果我们从病人身上已经采集到了上面那些"体征"，那就不仅仅是能够"想到"心脏骤停，而是能够"确诊"心脏骤停了；而且这些体征都需要到病人身边查体才能获得，而"异常情况"不必到病人身边就能获得。

为有别于"心脏骤停体征"，我称这些"异常情况"为**"心脏骤停警报"**。

在这里插一句话：不仅是心脏骤停，还有很多其他急症也有它的"警报"（以后我会陆续讲到），那就把它们统称为**"急症警报"**吧。

书归正传：哪些"异常情况"可以入选"心脏骤停警报"呢？

入选的条件有二：

1. 这些"异常情况"必须是在心脏骤停发生过程中出现得最早的。因为只有最早，才最具有"警报"作用，才能使医生在心脏骤停刚刚发生的一刹那，就能想到心脏骤停。

2. 这些"异常情况"必须是医生不必到病人身边查体，只需在远处看病人一眼就能发现的。

那么哪些异常情况具备这两个条件呢？

我们先研究一下我们以前所熟知的那些心脏骤停的体征（表 1-1）（摘自《实用内科学》）。

表1-1　心脏骤停的体征及其出现的时间

体　征	从心脏骤停到出现体征所需要的时间
心音消失，脉搏消失，血压测不出	即刻
意识丧失	即刻
全身抽搐	10秒
呼吸停止	20~30秒
昏迷	30秒
瞳孔散大	30~60秒

从表1-1中可以发现，出现得最早的是"心音、脉搏消失，血压测不出"。但是它们都需要医生到病人身边检查才能发现，因此不能入选。

此外，还有一个出现得也最早，那就是"意识丧失"。但是按照《心肺复苏指南》所说，"意识丧失"需要我们在病人身上做一些检查（"拍打病人"和"呼唤病人"），才能做出判断；而我们需要的是"不必给病人做检查，只需看病人一眼就能够发现"。看来，它似乎也不能入选。

不过我想，"意识丧失"者除了对我们的拍打和呼唤无反应之外，他们身上是不是还有别的不必到他身边检查，只在远处一看就能发现的异常情况呢？

第五节　心脏骤停警报——被动体位

有，那就是病人的"被动体位"。

这个问题的解决受启发于我的一位"小老师"：

📖 故事2　我的小老师

我很不幸，上大学时就31周岁了，毕业实习时就已经35周岁了，而带我实习的医生竟然比我小10岁。不过这可不是基础篇〖故事19〗里的那个小老师，这是个男医生。

我的这个小老师是个很不错的医生，不苟言笑，认真负责，尤其是他在病房值夜班时十分认真负责。他跟我说，夜里容易发生心脏骤停，以前这个医院出过事——夜班大夫不巡视，早晨发现病人死了，尸体都硬了，还不知道什么时候死的。于是他就每一个小时领着我到病房里巡视一次。每进一个病房，就站在门口借着走廊上的灯光把病人逐个看一遍，然后退出。

我问他："就站在门口这么看看，能看出来吗？"

他说："能看出来，人死了躺着的姿态特殊。"

我想问他有什么特殊，但碍于他是一个"小老师"，终于没有开口；他可能也碍于我是一个"大学生"，终于没有主动对我讲。

心脏骤停警报——被动体位

死在床上的人比之睡在床上的人，其姿态到底有何不同呢？

过了很长时间我才弄明白：病人的姿态就是诊断学上的"体位"。一个活人可能有各种各样的体位，而死人则只有"被动体位"。这就是说，"被动体位"提示病人死亡。而"被动体位"第一出现得早，心跳一停，体位就从自动立即变成被动；第二不需要到病人身边检查，在远处看一眼就能发现，所以它符合入选"心脏骤停警报"的那两个条件。

所以"被动体位"是"心脏骤停警报"。

这就是说，不论何时何地，发现处于被动体位的人，都应该首先想到心脏骤停。

谢谢我的"小老师"！

"被动体位"是什么样

但是"被动体位"仍然是一个抽象的概念，而"心脏骤停警报"应该是非常具体的病人形象。那么被动体位是一个什么形象呢？

被动体位的形象在不同的病人身上，并不一样，但是它们都有一个共同的特征。

躲避困苦，追求舒适，是人的本能。在清醒时，只要条件允许，人们都会不加思考地把自己的肢体调整到最舒适的姿势；即使是在睡眠中，人们也会下意识地调整自己肢体的位置，以最舒适的姿势安睡。

因此睡在床上的人，看上去姿势都很舒适，都很自然；而死在床上的人，则看上去姿势都很不舒适、很不自然、很别扭。

这种看上去让人感到"很不舒适、很不自然、很别扭的姿势"，就是被动体位的特点。这就是说，不论何时何地，发现有人以"很不舒适、很不自然、很别扭的姿势"躺着，都应首先想到心脏骤停。

观察正常人

可是有人会说，心脏骤停的病人很少，我练习观察他们的机会就很少，我就难于达到这个水平。

这不对。因为人类认识一个特殊的事物，通常是通过与普通事物相比较来认识的。比如一个"眇一目"或"跛一足"的人进入你的诊室，你会立即发现他的异常。这是因为你见到的盲人和肢体残疾人很多了吗？不是。这是因为你一天到晚见到的都是健全的人，所以一旦残疾人出现，你就会立即发现他身上的异常情况。

所以心脏骤停的人虽然很少见，但是只要你仔细地、用心地、反复地观察那些正常人的睡相和卧姿，你就能达到"只看一眼就能发现异常"的水平。

有人会问，正常人的睡相和卧姿我看得不少，为什么我还是看不出来被动体位呢？

那是因为你并没有用心看。不用心与用心大不一样。因为**我们人有这样一个弱点：用心看了，就看到了；不用心看，就熟视无睹**（人有很多弱点，这些弱点妨碍我们看病，以后我会逐一讲给你们）。每天夜里，在每一个医院，医生们都在病房中巡视，可是很少有医生用心地观察过正常人的睡相和卧姿。

第六节 心脏骤停警报——背抱抬推

我先给大家一个新概念：

"心脏骤停可复苏时间窗"

心脏骤停在发生之后的一段时间里，是可以复苏的；这段时间，我称之为"心脏骤停可复苏时间窗"（简称"可复苏时间"）。这段时间非常短暂。

然而，就是这么短暂的时间，在大部分的病例里我们急诊医生也不能全部拥有。只有病人是在我们眼皮底下发生了心脏骤停，而且一发生，我们就看见了；一看见，我们就想到了，我们才能全部拥有。而如果不是这样，那我们手里的"可复苏时间"就将更其短暂！

其中最短的，是发生在院外的心脏骤停，他们被送到急诊室时，"可复苏时间"可以说所剩无几，所以我们就必须再快一点儿"想到"心脏骤停。

怎么才能再快一点儿呢？

心脏骤停警报——背抱抬推

经过长期观察，我发现院外发生的心脏骤停病人都是被人或背着、或抱着、或抬着、或推着进入诊室的。而且，我们总是先看到他们进入诊室的这四种特殊方式，而后经过我们的再观察，才发现他们的"被动体位"。这样，把进入诊室的这四种特殊方式列为院外心脏骤停的"心脏骤停警报"，就能再快一点儿想到心脏骤停。

我把这四种进入诊室的方式简化为四个字：

背、抱、抬、推。

当然，被"背抱抬推"着进入急诊室的，不全是心脏骤停，其中还有那些仅仅是极度衰竭或意识丧失的病人。但是根据"危险病在先原则"（基础篇第三章第四节），我们应该先想到心脏骤停。

扑向诺亚方舟！

急诊室的门被突然撞开，一个病人被人或背、或抱、或抬、或推地送进急诊室。这种场面，我见过不知凡几。

我反复观察过护送者背着、抱着、抬着、推着病人"扑"向诊床的一瞬间，也观察过护送者们那一双双因焦急而闪亮的眼睛。在他们眼里，我们这一张窄小的、白色的诊床，此刻就是他们生活苦海上的一叶诺亚方舟。

他们经过找人、找车、背下、抬上的筋骨之累，经过痛惜、追悔、自责、责人的精神之苦，此刻，这张洁白的诊床就成了他们的希望之床，求生之床。

急诊医生的职责

可是此刻，实习生们，往往已经被这突如其来的人群所震惊而茫然不知所措；而已经工作有年的急诊医生，则往往因为对这种场面早已司空见惯而反应迟缓。

但是此时，无论是"不知所措"还是"反应迟缓"都不允许！

你应该做到的是：立即"想到"心脏骤停！

第七节 心脏骤停警报——猝倒，下溜

"被动体位"和"背抱抬推"所报警的，仅仅是那些已经停跳了一段时间

的心脏，不是刚刚停跳的心脏；而刚刚停跳的心脏，才是最容易复苏的。于是，哪些异常情况能够报警刚刚停跳的心脏？就成了最重要的问题。

在心脏停跳之前，病人如果是站着，或走着，或坐在凳子上，那么一旦心脏停跳，他立即会跌倒；病人如果是背靠着椅背坐在椅子上，那他会立即从椅子上溜到地上。前者简称为"猝倒"，后者简称为"下溜"，它们就是在心脏刚刚停跳时就能报警的心脏骤停警报。

不仅如此，"猝倒"和"下溜"其实比心脏骤停发生得还早。因为众所周知，很多病人的心脏并没有骤停，只是由于有一个过长的心跳间歇（房室传导阻滞或窦性停搏），就会发生"猝倒"或"下溜"。也就是说"猝倒"或"下溜"在心脏骤停发生之前一两秒钟就会发生。

此外，人体这种突然发生的、轰然倒地的剧烈变化最显而易见。如果"被动体位"和"背抱抬推"还有可能引不起那些马大哈注意的话，那么"猝倒"和"下溜"就绝不会不引起在场的任何一个人的注意（除非他既盲又聋）。

但遗憾的是，既往的心脏骤停的诊断学对此没有给予重视，因此很多医生见到"猝倒"或"下溜"，常常想不到心脏骤停，而只想到"跌倒"或"脑血管意外"。

第八节　心脏骤停警报——全身抽搐

如果心脏骤停之前一个人是躺着的，那他就既不会"猝倒"，也不会"下溜"，你怎么才能在这个人心脏刚一停跳时就发现呢？

其实躺着的人心脏刚刚停跳时，也有一望可知的躯体变化，那就是"全身抽搐"。虽然抽搐不像"猝倒"和"下溜"那样轰然有声，但也是一种十分剧烈的躯体运动，因此也不会不引起在场者的注意。

而且抽搐发生得也很早。众所周知，很多病人仅仅因为一次过长的心跳间歇（房室传导阻滞或窦性停搏），就会发生全身抽搐（阿-斯综合征）。也就是说，在心脏骤停前几秒，就会抽搐。

第九节　心脏骤停八警报

被动体位（骤停发生之后），背抱抬推（骤停后被送进诊室时），猝倒下溜（骤停刚刚发生或即将发生时），全身抽搐（骤停刚刚发生或即将发生时），一共八个，概而言之：被动体位 + 背抱抬推倒溜抽。名之**"心脏骤停八警报"**。

每一个急诊医生，甚至每一个公民，都应该牢记这八个警报，不论何时何地，见其一，就要立即想到心脏骤停！

当然，表现为"被动体位"和"背抱抬推溜倒抽"的人，不一定就是心脏骤停。比如一个人在深昏迷或酗睡时也会出现"被动体位"；至于"猝倒"，就更常见于失足。但是在这一切的可能之中，心脏骤停最危急，根据"危险病在先原则"（基础篇第三章第四节），就必须先想到它。

第十节　"想到"之后做哪些检查

可是仅仅想到不行，还需要诊断。下面的问题就是做什么检查和怎么检查才能迅速地确诊心脏骤停？

由于我们必须尽快地做出诊断，所以检查的项目就不能太多，于是《心肺复苏指南》就把检查项目限制在一两个。可是检查项目一减少，又发现不准确了。比如《心肺复苏指南》就列举了一个调查显示：颈动脉搏动检查结果存在假阳性和假阴性，即检查者认为是骤停者，其实没停；认为是没停者，其实已停。于是《心肺复苏指南》近年对做什么检查这个问题做了多次斟酌和修改，但所选择的检查项目仍然难保诊断的准确。

其实这些修改，都存在着一个共同的毛病，那就是为了尽快做出诊断，片面地强调了某一种或某两种检查对诊断的决定性作用；而忽视了多种检查的互相参考、互相补充和互相印证的整体性作用，所以其诊断就不准确。

不仅不准确，而且这些已经极为精简了的检查，按照《心肺复苏指南》那样做其实仍然很慢：《心肺复苏指南 2010》主张"判断有无呼吸 5~10 秒"，再加上"判断有无动脉搏动 5~10 秒"。由于这两项是分别进行，所以加起来就是10~20 秒。《心肺复苏指南 2015》主张这两项检查同时进行，时间是 10 秒。虽然快了一点儿，可还有"十秒之巨"！因为心脏骤停一秒都不能延迟啊！

怎么办？

第十一节　解决的办法：决策论

请大家注意：医学的问题只靠医学是解决不了的。

我的办法是根据运筹学的决策论，增加检查的项目，加快检查的速度。

第一，限定"检查判断时间"，这个时间越短越好。所谓"**检查判断时间**"，就是想到心脏骤停后，做查体和判断是否是心脏骤停所需要的时间。

第二，在限定的时间里尽量多做几项检查。因为每一项检查都有其片面性，这样，为了尽量减少片面性，提高准确性，就应该多做几项检查。

第三，选择那些彼此有互补性的检查项目。有互补性非常重要，因为它既可以弥补对方的不足、纠正对方的片面性而使检查更准确；还可以使检查的项目再减少。

下面就具体地讲做什么检查和怎么检查。

第十二节　望诊　五看

其实，心脏骤停的检查首先应该是望诊。这是因为：

第一，不管是什么病人，我们总要先看一眼病人，才做检查，这一眼就是望诊。

第二，心脏一旦骤停，循环立即中断，神志立即丧失，呼吸立即停止；而这三个变化，立即会出现在脸上和颈前；而脸和颈前永远是我们一眼就能看到的地方。

第三，望诊是最能立即开始的检查，只要病人一进入我们的视野，哪怕离我们还有几步，甚至十几步之遥，就可以开始了。

第四，望诊是最简单的检查，只要向病人面部和颈前看一眼，即可完成。

《心肺复苏指南》的第二个缺陷

既然如此，望诊就应该是心脏骤停的一个检查项目，而且应该是第一个。但是各版的《心肺复苏指南》都没有望诊，这是《心肺复苏指南》和"心脏骤停诊断学"的第二个缺陷（第一个见本章第三节）。

可是我问过很多老急诊医生，他们都说只在病人脸上看一眼，就能知道病人是死是活。在这个问题上，请大家注意：**实践永远先于理论**。也就是说，老急诊医生用望诊来判断心脏骤停的实践，先于《心肺复苏指南》。所以这个缺陷应该弥补。

"五看"和"心脏骤停面容"

那么病人的面部和颈前有哪些具体的变化呢？

1. 脸色　或苍白，或青灰，或发绀。

2. 眼睛　双睑闭合；有些人虽然不闭，但双眼凝视，无瞬目，无注意力。不过，要注意，不必检查瞳孔，因为检查瞳孔太费时间。

3. 鼻子　无呼吸动作，或只有叹息样呼吸动作。

4. 口唇　无呼吸动作，或只有叹息样呼吸动作。唇色苍白或发绀。

5. 颈部　无呼吸动作，或只有叹息样呼吸动作。

我不知道在现在的《诊断学》教科书里有没有"心脏骤停面容"这个概念，我是把以上这些阳性体征称为**"心脏骤停面容"**。

我把这五个望诊简称**"五看"**（看面、眼、鼻、口、颈）。

这个检查的**要点**是："五看"不是逐一观看，而是一起观看，即基础篇第十五章第五节里讲的"同步查体法"。

人的视野很大，以上这些东西完全可以在一瞥之间一览无余。人在观察方面有着巨大的潜能，一个急诊医生只要用心磨炼，完全能够只在病人的面部和颈前投以一瞥，就能获得以上全部信息。

第十三节　拍呼摸

除了"五看"之外，还有三项检查：

1. 拍打病人的面颊——无反应。

2. 大声呼唤病人——无反应。

3. 触摸颈总动脉——无搏动。

这三项检查简称**"拍呼摸"**。这个检查的**要点**也是"同步查体"，即"拍、呼、摸"一起进行。

第十四节　八项检查："五看拍呼摸"

以上"五看"与"拍呼摸"合计共八项检查，简称：

"五看拍呼摸"。

这些检查都十分简单，稍加训练，每个急诊医生，甚至每个非专业人士都能迅速完成，并做出诊断。

"五看拍呼摸"的具体操作

站在病人右侧，眼睛从始至终盯在病人的面部和颈前，右手的食指、中指和无名指并拢触摸病人左颈总动脉，左手食指、中指、无名指和小指并拢用力拍打病人左面颊，同时大声呼唤病人。

如果病人颜面和口唇或苍白、或青灰、或紫绀；眼睑闭合，或不闭合但双眼凝视；口、鼻、颈无呼吸动作，或仅有叹息样呼吸动作；而且触摸颈总动脉"3秒"未触及搏动，就可以立即结束检查，确诊为呼吸心脏骤停。

当然，触摸颈总动脉也可以站在病人左侧，那所用的手和摸拍的部位，就应该左右互换了。

这八项检查的**要点**是：不仅"五看"要同时进行、"拍呼摸"要同时进行，而且"五看"与"拍呼摸"也要同时进行。因此，其中的"摸"，必须是"盲摸"，即做颈动脉触诊时，眼睛仍然要看着病人的面部和颈前，不能只看颈动脉的部位。

3秒够不够？

现在关键的问题是，触摸颈总动脉仅仅3秒未触及搏动就确诊心脏骤停，时间够不够？因为《心肺复苏指南2015》是主张触摸10秒啊。答案是：够。理由如下：

当你把手指放到病人的颈总动脉上时，有两种可能：

1. 恰好上一次心搏刚刚结束。

2. 上一次心搏已经结束了一段时间。

如果是前者，那你摸3秒没有搏动就确诊心脏骤停，显然不行。因为心脏有时会有3秒长的暂时性间歇，旋即，下一次心搏就来了。可是病人上一次心搏刚一结束你的手指就放到了他的颈总动脉上，这可能吗？

不可能，而且绝不可能。因为我们不会无缘无故就把手指放到病人的颈总动脉上。我们是在想到了心脏骤停之后，才会去检查病人的动脉搏动。从心脏发生了骤停，到病人身上出现了"心脏骤停警报"，到我们发现了警报，到我们想到心脏骤停，到我们来到病人身边，再到我们把手指放到病人的颈总动脉上，这四个阶段都需要时间。

所以当你把手指放到颈总动脉上时，上一次心搏肯定已经结束了一段时间了，甚至这段时间有时会有几分钟之长，院外发生后送到急诊室的，那就更长了。

所以如果你触诊 3 秒没有触到搏动，而且此时的"五看拍呼摸"又发现病人有了循环中断、意识丧失和呼吸停止的体征，那么这颗心脏就很难再有一次跳动了。所以别再等待了，摸 3 秒足够了，赶快心肺复苏吧！

长时间地触摸颈动脉而迟迟不下诊断，就是优柔寡断！

优柔寡断除了与你不正确的思维有关，还与你的冷漠麻木的心灵有关。"医者仁术，仁者爱人"，如果你是爱人的，那你就会为一个人的生死而揪心，当然也就会为一个人的生死而决断。

别怕误诊，立即按压！

关于颈总动脉的检查只需"3 秒"，我讲了这么多，可是还有人不敢这么做。他们生怕把一个有心跳的人误诊成心脏骤停而给他做了胸外心脏按压术，因为胸外心脏按压术并不安全，做不好，会造成骨折和心肺损伤呢。

这是一种心理障碍。其实把有心跳误诊成没有心跳，很少；而心跳停了，甚至停了很久仍然未被我们发现，却很多！何况即便我们误诊、误压了，我们在第一下按压之后就能立即发现、立即停止，不会给病人造成什么伤害。

所以别怕误诊，一经"五看拍呼摸"判断为心脏骤停，就要立即按压！

发现误诊心脏骤停的方法

按压时密切注意病人的反应。凡是你一按压，病人就挺胸与你向下按压的手掌相抵抗，就呻吟、喊叫、挣扎，四者有其一，就是误诊，就立即停止按压。

如果是在你按压了几下，或按压了一段时间之后，四者有其一，那就是心脏复跳了。你也应该立即停止按压，以免伤害病人。

总之，这样"边按压，边观察"，一方面可以及时发现误诊，另一方面还可以及时知道心脏已经复跳。所以一定要做到：

发现心脏骤停，一秒钟也别耽搁，马上按压！

发现心脏复跳，一下也别再按压，马上停止！

但是非常遗憾，很多医生是"王顾左右而按压"，一双眼睛哪都看，就是不看病人；有时病人都已经在他手下辗转反侧、挣扎呼痛了，他还给人家按压呢！最后按得了一身官司，还怨天尤人呢。

这次新冠肺炎疫情，使我有机会在电视新闻节目里看到了外国同行们的心脏按压术，非常遗憾，他们很多也都是"王顾左右不看病人"，原来这是全球性的问题呀！

心脏骤停 5 秒诊断法

历年的《心肺复苏指南》有一个共识，那就是"一要尽早识别骤停，二要尽早开始复苏"。但是如前所述，《心肺复苏指南 2010》仅仅是心脏骤停识别阶段用时就需要 10~20 秒，《心肺复苏指南 2015》短了一点儿，但还需要 10 秒。

可是用"五看拍呼摸"，只要心脏骤停病人进入了我们的视野，5 秒内我们就能够开始复苏。下面我们看看这 5 秒是怎么来的：

由于我们已经对"心脏骤停"保持了高度的警觉，所以我们能在第一时间看到身边的心脏骤停；由于我们牢记了"心脏骤停警报"，所以一看到心脏骤停病人，我们就能立即"想到"心脏骤停。这个"看到"和"想到"只是一刹那的事情，它们所占用的时间少得可以忽略不计。即使一定要计算，那至多也不过半秒。加上"想到"之后进行"看拍呼摸"所需要的 3 秒，那么 3.5 秒就完全能够开始复苏了。即使再延长一点儿，5 秒也足够了。故此，我称"五看拍呼摸"为**"心脏骤停 5 秒诊断法"**。

颈总动脉搏动的检查方法

颈总动脉触摸 3 秒就够了，但是这有一个前提，那就是颈总动脉搏动的检查方法必须做到"准，快，盲"：

"准"，就是食指、中指和无名指的指尖必须准确地放在颈总动脉上。"快"，就是这三个手指的指尖只需一下就能放在颈总动脉上。"盲，"就是不用眼睛，仅凭指尖的触觉，就能把这三个手指的指尖放在颈总动脉上，也就是"盲检"。之所以要盲检，是因为我们在检查颈总动脉搏动的同时还要"五看"呢。

"准快盲"中的"准"最重要。

因为只有你能确保手指每次都放在了颈总动脉上，那你没有摸到搏动时才能立即判断是心脏骤停。如果你不能确保，就不能立即判断，因为手指很可能没有放在颈总动脉上。那你就得再换个位置重新摸，这样，3 秒就不够了。怎么才能把手指准确地放在颈总动脉上呢？

颈总动脉的寻找方法

右手的食指、中指和无名指并拢，中指的指尖放在病人的喉结上，然后向前（检查者的前方）下方沿着喉的左侧壁（甲状软骨）下滑到中指指尖能够触到左胸锁乳突肌时止，这时，中指指尖的下面就是颈总动脉。然后用这三个手指的指尖用力向下按压，心脏跳动时，在这里就可以摸到明显的搏动。

要做到"准快盲"，必须在自己的喉部反复练习。

第十五节 第一复苏术："一按二叫"

确诊心脏骤停之后先用哪个复苏术（我称之为**"第一复苏术"**），非常重要！如果用得不对，那么我们在"诊断"上经过"争秒夺秒"所赢得的那些宝贵时间就将全部丧失。

早在本书的第一版（2003 年）我就明确地提出："第一复苏术"的第一组动作应该是：胸外心脏按压 + 大声呼叫求援。简称**"一按二叫"**。

之所以要求援，是因为还有很多其他后续的复苏术需要多人才能展开。

第十六节 单凭按压，就能复跳

我强调立即按压，除了因为按压能够立即恢复血液循环之外，还因为有时单凭按压，心脏就能复跳。

你不信？那就请看：

📖**病例1 心脏骤停（院外）**

急诊室。早晨。我处理完了一个休克病人之后，回到诊桌前刚要接诊下一个病人，突见四人徒手抬进一中年男子。我的脑子里马上出现了以下三个反应：

"背、抱、抬、推"！

"心脏骤停警报"！

马上起立！

四人一进诊室就把病人往诊床那边抬。我就跟着这四人一起往诊床走，同时，眼睛一直盯着病人的脸和颈前。只见这人仰面向上，面色苍白，口唇、面颊和胸部沾满呕吐物。

病人一被抬上诊床，我立即用左手把听诊器放在病人心前（那时我还习惯于听诊），用右手拍打病人面颊，并大声呼唤病人，同时继续注视病人的面部，结果是既无心音，也无反应，呼吸动作微弱且不规整。

我立即诊断：心脏骤停，呼吸濒停；并且马上把右手也放在病人胸部，与拿着听诊器的左手一叠加，立即开始胸外按压，同时大声呼叫护士把心电图机推过来（以便心脏复跳后做心电图）。

请注意：我没有询问发病经过和病史。因为心脏骤停无需这些，需要的是立即"按压"。而且这是院外心脏骤停，这颗心脏的"可复苏时间"已所剩无几！

按压了五六下后，突然感觉病人的胸部抵抗我的按压，并在我按压时轻轻呻吟了一声。我马上意识到心脏复跳了，并立即停止按压，听心音，有。

心电图机已经推到床边，导联已经接好，立即开始描记。结果是窦性心律。

心脏复苏成功！

接心电监护机，持续监测。补测血压：100/70 mmHg，血压尚可。马上让护士吸痰，给氧，静脉注射呼吸兴奋剂。少顷，呼吸较前有力、规整，但仍无意识。

心跳和呼吸一维持住，马上补问发病经过和既往史。

请注意：这时需要问了，目的是了解心脏骤停的原因。

原来病人既往有高血压。早晨到了工厂吃过早点后，突觉头疼，立即到工厂保健站就诊。测血压200/120 mmHg，肌内注射利血平。数分钟后病人突然跌倒、抽搐，旋即昏迷。工友们立即用汽车把病人送来，途中病人仰面平卧，呕吐过，而且一直有抽搐。

这是脑出血呀！

这时病人又发生剧烈抽搐，但心电监护仪显示心脏无严重异常，提示不是心脏骤停，也不是阿-斯综合征。

立即静脉注射地西泮，静脉滴注甘露醇，病人抽搐停止。

稍后，病人仅有的两个家人赶到，一位是体态丰腴的妇女，一位是豆蔻年华的姑娘。

从病史和发病经过看，这是一个脑血管意外，急需做脑CT检查。但是病人心跳、呼吸刚刚维持住，不敢移动。

一小时后，病人完全安静，不再抽搐，不再呕吐，呼吸比较平稳，心率和心律正常，血压降至 160/100 mmHg。马上做脑 CT 检查，显示额叶深部血肿，破入脑室和蛛网膜下腔。午后病人转入专科医院。

后来我做了"追踪观察"（基础篇第七章第十节），得知病人转院后，病情平稳，未再心脏骤停。一个月后做了脑部手术。又一月，病人在家人搀扶下已能下床行走。

发病仅半小时就心脏骤停，很可能是由于平卧位搬运使得呕吐物被病人吸入气管，再加上脑出血引起的惊厥，二者叠加，造成窒息，最终导致心脏骤停。

这个病人如果不经过上述及时而正确的诊断和处置，很可能就死在急诊室里了，后来的脑 CT 检查，脑内、外科治疗和康复治疗就都无从谈起了。

诚然，现在病人残废了；但是生命保住了，妻子还有个丈夫，女儿还有个父亲，这还是一个完整的家庭。

这就是我们内科急诊医生的价值！

这个病人从到达诊室，到做完心电图证实心脏复苏成功，不到 30 秒；而如果从病人的胸部第一次抵抗我的按压算复苏成功，那就不到 10 秒。在这 10 秒内，我只做了"五看拍呼听"和"一按二叫"。

看到这里有人会不以为然：你说得多好听啊，可是这个病人你按压之前没做心电图，他可能根本就不是心脏骤停！

好了，我不跟你争辩，请看：

📖 病例 2　心脏骤停（院内）

一位六十多岁的老太太，被急诊室医生诊断为急性心肌梗死，立即收观。入观后予心电监护，静脉给药治疗。夜里病情明显减轻。次晨静脉输液结束。观察室医生见病人一般情况很好，就让护士拔下输液器，等待晨间查房。

上午 8 点，主治医生和观察室医生正在做查房准备，突然病人家属跑进来说：

"人不行了！"

那些天我正在放射科实习，但每天早晨阅片（8:30）之前，我都要跑回急诊科观察室看看，做我的"旁观观察"（基础篇第七章第十二节），所以当时我在场。我就和主治医师、观察室医生一起跑进观察室。

只见病人仰面躺在床上，角弓反张，全身抽搐，马上"想到"："心脏骤停警报"！

再看病人，面色青灰，双眼紧闭，口吐白沫。由于心电监护仪还没有撤，从屏幕上看到是心室颤动，故此"拍呼摸"省略。

"心脏骤停"确诊。

主治医生立即做电击除颤。电击两次转为窦性心律，角弓反张消失，神志清醒。

大家都松了一口气，主治医生嘱咐护士配利多卡因药液立即做静脉滴注之后就走了。可是我却站在病人身边密切注视着监护仪的屏幕。因为我知道，只要利多卡因还没输进去，第二次室颤随时可能发生。

果然，药还没配好，第二次室颤就发生了。病人再次角弓反张、全身抽搐、意识丧失。由于我紧挨着病人站着，所以没等观察室医生去拿除颤电极板，就立即给病人做了胸外按压。仅仅按压了三下，就转为窦性心律了，角弓反张消失，意识恢复。

这时药已配好，护士一只手擎着病人的手，另一只手拿着输液针正寻找着病人手背上的静脉。我仍然站在病人身边，继续注视着监护仪的屏幕，而且双手叠加悬在病人胸前，准备随时再做胸外按压。

因为我知道，只要利多卡因还没有输进去，第三次室颤随时可能发生。

果然，针刚要扎进去，第三次室颤就发生了。又是三下按压，又转为窦性心律了。

针终于扎进去了，利多卡因终于输进去了，室颤再未发生。下午病人转入监护室，一个月后痊愈出院。

还怀疑吗？这可是真正的心脏骤停，有监护仪的屏幕作证啊！

所以，单凭胸外心脏按压，完全可以使心脏复跳。

只是按压必须及时、有力、正确。

此外，这个病例还告诉我们：急性心肌梗死在发病后的最初几天，一定要保留静脉通道！

因为在这几天里，病人随时可能发生恶性心律失常，甚至发生心脏骤停而需要静脉给药抢救。这个病人如果那天早晨观察室医生不让护士拔掉静脉输液针，那么除颤之后就可以立即输入利多卡因，这样，第二和第三次室颤就不会发生。

第十七节 概括：诊断和复苏的流程图

见图 1-1。

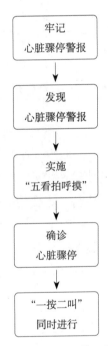

图 1-1 心脏骤停的诊断和第一复苏术流程图

第十八节 院外心脏骤停——神速！

按照上面那个流程做，你的诊断和施救就能迅速。但是对院外心脏骤停（发生在院外，但后来被送到急诊室），"迅速"还不够，要"神速"！也就是说，你得给病人从死神手里再抢出点儿时间来，哪怕 1 秒钟也行。

怎么抢呢？

这么抢：一见到"背抱抬推"进入急诊室的病人，要立即想到心脏骤停，立即盯住病人的面部和颈前开始"五看"，立即放下手中的工作（只要放下手中的工作不会造成你工作对象死亡），立即起立，跟着护送人员一起走向诊床，一边走一边继续"五看"，同时向护送人员简单询问发病时的情况。一俟病人被放到诊床上，就马上开始"拍呼摸"。也就是把"五看拍呼摸"再提前几秒钟。

此刻，我们就是跟死神赛跑！

世人都知道牙买加短跑运动员博尔特，当他率先跑到终点，并骄傲地做出一个拉弓射箭的动作时，千百万人为他起立、欢呼、雀跃甚至癫狂。可是他有什么了不起的？他不就是总能比对手快那么几秒钟到达终点吗？而我们比死神快了这几秒，就救了一条生命，救了一个家庭啊！（请大家回看【病例1】）

第十九节　抢救三部曲

多数心脏骤停都需要一系列的复苏措施，所以在你开始按压后，要一边按压，一边视你周围医护人员的多寡，吩咐开始其他抢救。

复苏术不仅要立即开始，还要迅速扩展、深化和加强。第一批抢救措施都已实施后，即应请上级医生前来主持。不要为锻炼自己的独立抢救能力而迟迟不请上级医生前来。

总之，一个真正的心脏骤停抢救，应该是：**立即开始，迅速扩展，及时求援**。我称之为"抢救三部曲"。它也适用于其他抢救。

第二十节　悲惨世界　冉阿让

雨果的《悲惨世界》这本书你看过吗？应该看一看。

医生有两只耳朵：

一只要监听医学发展的每一声足音，

一只要倾听劳苦大众的每一声嗟伤。

关心群众疾苦，是医生第一重要的品质，而《悲惨世界》就是关心群众疾苦的教科书。

当我在急诊室里整整工作了一年时，我目睹了几百次危重病人被亲人"背抱抬推"、十万火急地送进急诊室的场面，耳闻了几十次家属在医生宣布抢救无效、病人已经死亡，扑向病人尸体时的撕心裂肺的哭号。

每次我都痛感：

急诊室真是人间的"悲惨世界"呀！我们急诊医生真应该是《悲惨世界》里那个大慈大悲、救难拔苦，而又有超人膂力和过人快捷的救人英雄"冉阿让"！

每次我都反问：

我是不是"冉阿让"？

在没有医学和医生时，心脏骤停就是死亡，谁跌下这个深渊，谁就必死无疑；可是有了急诊医学和急诊医生，尤其是今天有了先进的心肺复苏术，当一个人刚从悬崖跌下时，你，年轻的急诊医生，可以把他拉上来，而且一把就能把他拉上来。

急诊医生们，病人在危急中！

第二章　胸外心脏按压术　气管内插管术

确诊心脏骤停后要立即按压心脏，同时大声呼叫求援（"一按二叫"）。那么援助者到场后干什么呢？

替你按压，你立即气管插管。

以上简言之：**一按，二叫，三插管**。

可见"胸外心脏按压术"和"气管内插管术"是抢救心脏骤停的两个最重要的技术，谁不会，谁不能上岗！

第一节　胸外心脏按压术

胸外心脏按压术是抢救心脏骤停最有效的方法，但这有一个条件，那就是按压必须正确。

怎么按压才正确呢？或者，胸外心脏按压术的要领是什么呢？其实这个要领问题，纯粹是一个力学问题，而力的三要素是大小、方向和作用点。所以要想抓住要领，就必须抓住这三个要素：

按压点

按压力的作用点（我称之为"按压点"）在胸骨的下半部。因为在这一点上，心脏恰好夹在胸骨和胸椎两者之间，只有在这一点向下施压，肌性的心脏才能同时受到上下两个骨性硬物的挤压。

大小和方向

力的大小和方向，应该合在一起讲。我的体会是：把你整个上半身的重力，通过你的双臂，垂直传达到按压点上就对了。

怎么才能做到呢？

一、双臂要伸直

在整个按压过程之中，双臂始终要保持伸直，即肘部始终不能曲折。但是很多初学者只是在向下按压时肘部才伸直，而在抬手时肘部就曲折。这样，心脏受到的只是医生前臂的力量，不是整个上半身的力量。

二、双臂要垂直

双臂要与胸骨垂直。只有这样，压力才能直贯胸骨、心脏和胸椎。但是很多初学者，甚至不少高年资医生都不是这样，而是与胸骨成一个小于90°的锐角斜交。

新冠肺炎疫情期间我有机会在电视的新闻节目里看到全世界的医生、护士怎么做心脏按压。非常遗憾，大多数人按压时，要么是肘部曲折，要么是不垂直，要么是二者兼有。这是全球性的问题呀！

为什么他们不垂直用力呢？

原因有三：

1. 不知道应该垂直用力。

2. 知道，但有意不垂直用力，因为垂直用力太累人。

3. 医生太矮和（或）诊床太高，和（或）病人太胖。这样，医生伸直了的双臂就无法垂直地放在病人的胸骨上，于是就只能斜着按压了。

心脏骤停是九死一生，你垂直按压都不一定能复苏，这样斜着按压能复苏吗？

你会说我长得就这么高，我有什么办法？

"活人就有活办法！"请看：

📖 故事3　急诊科的脊梁

因为我大学毕业时都35岁了，所以我有很多小老师。这个小老师，男性，小个子，他的头只有在抢救心脏骤停时，才突兀在众人之上，因为他总是站到凳子上给病人做胸外心脏按压。

有一次，我在楼下的急诊室值夜班，他在楼上观察室值二级班。我因为有一个问题跑到楼上向他请教（当时急诊室是两个医生值班，所以我不是脱岗）。一进观察室，只见观察室医生、实习医生和护士们一大群人正围着一张观察床，而我的老师的头又高高地突兀在众人之上，正一下一下地用力向下按压。我知道是有病人心脏骤停了。

那时急诊科里别说空调，就连一台电扇也没有，盛夏之夜，观察室里人满为患，热得像个蒸笼，他就这样一下一下地用力向下按压。他背朝着我，后背的衣裳全被汗水湿透了。面对这个脊背，我不禁肃然起敬，因为我想起了鲁迅说过的一句话。

鲁迅把中国历史上那些"埋头苦干"的人，称做"中国的脊梁"；那么这种不计个人得失，全力以赴抢救病人生命的急诊医生，就可以算是"急诊科的脊梁"了！

这家医院的诊床很高，我虽然身高 1.74 米，也感到身高不足。但是我比老师高，站到凳子上面又会太高，我的做法是：发现心跳骤停时除了立即开始按压之外，只要身边有凳子，立即用脚把它踢倒，再用脚尖儿把它勾到自己脚下，然后站上去，高度正合适；如果身边没有凳子，就让病人家属拿来。当然这都是从小老师上述的"身教"中得到启发的。

后来进修结束回到我们医院，我当了急诊科主任，在我的急诊室的诊床之下就总备有几块垫脚用的木块儿；而且是好几块儿，因为医生的身高不同，需要垫起的高度也不同。

四个注意事项

1. 按压要用力 要使出全身的力气。即在整个按压的过程中，双臂、双腿和腰都要始终挺直，不能弯曲。这很费力气，但是你不能怕累，因为这是在抢救一个人的生命。一定要把力气用足，累了可以换人，但是绝不可以装模作样。此刻我们手下的这个人，他的心脏能不能复跳，他还能不能回到我们这个世界上来，就看我们的劲儿使得足不足了。

2. 抬手要充分 很多初学者抬手不充分。其实，按压之后，只有让胸廓充分复原，心脏才能充分舒张，静脉血才能充分回流，所以抬手一定要充分。

3. 抬手不离胸 抬手时，手掌不要离开胸壁。否则，下次按压时，按压点就容易移位。

4. 抬手不屈肘 所谓"抬手"，其实是"抬身子"，是通过挺直躯干把双手抬起来，而不是通过曲折肘部把双手抬起来。所以抬手时，肘部仍然不能曲折。如果曲折，那么下次按压就很容易用前臂的力量，而不是用整个上半身的力量了。

第二节 气管内插管术

气管插管不是耳鼻喉科或麻醉科医生的事吗？我们急诊医生还要学吗？到时候把他们叫来不就行了吗？

不行。等他们来了，人早死了！你必须会插。再强调一遍：

不会插管，不得上岗！

难点：寻找声门裂

气管内插管有相当难度，因此应该认真研究。

其实，气管内插管的难点不在"插"上，而在"找"上。就是找"声门裂"。因为气管是通过声门裂与口咽相通的，所以只有通过声门裂才能把导管插到气管里去。插导管容易，只要找到了声门裂，谁都能插进去，难的是找声门裂。

要找声门裂，必须先学会"直接喉镜检查术"。但是这项技术在内科教科书上没有。耳鼻喉科教科书上虽有详细介绍，但是课堂上大多不讲，致使初学者们对此常常一无所知。请大家把耳鼻喉科教科书找出来，把这项技术好好看一看，我就不重复书上的东西了，在这里只讲几个关键问题：

喉的解剖

"不知有汉，无论魏晋。"（陶渊明《桃花源记》）我调查过我所带的实习生，其中有相当一部分连气管在前还是食管在前都不知道，甚至连会厌为何物都不知道，跟这些人我怎么讲解气管插管术呢？所以应该先复习一下喉的解剖。

喉的解剖复杂，在这里我只讲声门裂的位置。为便于理解，我为大家绘制了两张图。

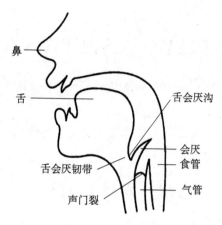

图 2-1　咽喉正中矢状剖面（直立位）

图 2-1 是病人直立时咽喉部的矢状剖面。一切都一目了然——舌体在下；气管在前，食管在后；会厌的茎部附着于前，游离缘朝向后上；声门裂在会厌之下。

可是当呼吸心跳骤停时，病人是以仰卧位接受气管插管的，结果体位一变，一切全变。

那么这时声门裂在哪儿呢？

请看图 2-2。

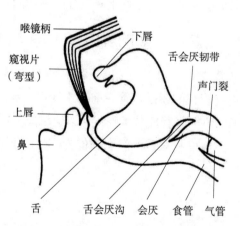

图 2-2　咽喉正中矢状剖面（仰卧位）

图 2-2 是仰卧时咽喉部的矢状剖面。确实，一切都变了：

舌根部这时跑到上边去了，而且由于病人意识丧失，加之地心引力的影响，以致舌体下垂把整个口腔的前部都遮住了；气管这时在上边，食管在下边；会厌的茎部附着于上，游离缘伸向前下；声门裂这时跑到会厌后边去了。

声门裂的寻找方法

既然仰卧时声门裂在舌体和会厌的后面，那么医生要想看到病人的声门裂，就必须先把舌体和会厌都抬起来。我常跟初学者们讲：声门裂是"门"，舌头和会厌是门前挂着的两层"门帘儿"；要想进门，就得先把这两层门帘儿掀起来。

把舌头抬起来并不难，只要按图 2-2 所示，把喉镜的窥视片插到舌体下边向上抬就可以抬起来。问题是怎么抬会厌？

如果窥视片是直的，那么当你把舌头抬起来后，再把窥视片往里伸一伸，窥视片的前端就可以接触到会厌，这时再向上抬，就可以把会厌也抬起来了。

可是我们常用的窥视片大多是弯的，这种窥视片无论你怎么往里伸也接触不到会厌。

怎么办呢？

要解决这个问题，我得再讲一讲解剖：

舌根与会厌的茎部通过一条韧带（舌骨会厌韧带）彼此相连。就是由于这条韧带的存在，会厌就可以与舌根做同向运动。这一点非常重要——虽然弯型窥视片的前端达不到会厌，但却可以达到舌根；这样，当你用窥视片的前端向上抬舌根时，会厌就能随之上抬。

"舌根"这个词还不专业，说得专业一点儿，应该是"舌会厌沟"（舌会厌襞）。这个位置请看图 2-1 和图 2-2。这个沟就是舌根与会厌茎部的连接处。舌骨会厌韧带就在这下边。

以上我是用矢状剖面图来讲怎么暴露声门裂的，这样讲便于理解。但是非常遗憾，我们在给病人插管时所看到的，并不是这个矢状剖面图，而是口腔的正面图。所以我必须用三个口腔的正面图，再把这个操作讲一讲：

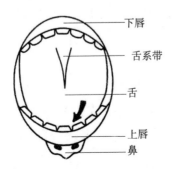

图 2-3　口腔正面观 1（仰卧位）

图 2-3 是病人仰卧在诊床上，你位于病人的头端，右手向下向后推病人的前额，左手向后扳开病人的下颌所见到的景象。此时整个口腔都被舌体所遮蔽。请注意，这时舌根不在下边，而是在上边。所以当你用喉镜的窥视片去抬舌体时，窥视片要沿着箭头所示方向从舌的下边插进口腔。

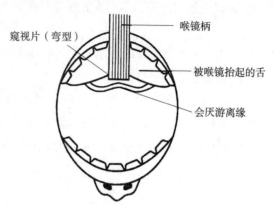

图 2-4　口腔正面观 2（仰卧位）

用喉镜抬起舌体，暴露出会厌

图 2-4 是你用窥视片把舌体抬起时所见到的景象。舌体下边那个形似"鞋拔子"边缘的东西就是会厌的游离缘。如果有人没有见过"鞋拔子"这个东西，那么请你注意，舌体下边一个与口腔黏膜颜色一致的、水平放置的弧形的（有时近似弓形）东西就是。

如果你所使用的是直型窥视片，你就可以再把窥视片往里伸，一直抵达会厌，然后就可以把会厌抬起。

如果你用的是弯型窥视片，你就得把窥视片的前端伸到舌会厌沟。但是在实际操作时，我们无法看到舌会厌沟，只能试探着到达那里。

那么，怎么试探着到达那里呢？

你把窥视片向里再伸一伸，然后再抬一抬，看看会厌能不能充分抬起；不能，就再伸、再抬，直到会厌充分抬起为止。

怎么叫"会厌充分抬起"呢？

能看到声门裂就是充分抬起了。

声门裂是什么样子呢？它在什么位置呢？

请看图 2-5。

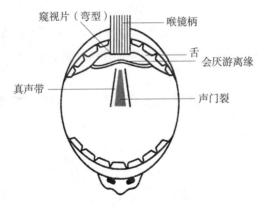

图 2-5　口腔正面观 3（仰卧位）

窥视片再向里伸，再向上抬，暴露出声门裂

声门裂是一个"裂缝"，这个"裂缝"是垂直的，形似一个顶角锐利的、狭长的等腰三角形。

这个三角形清晰可辨。因为你的整个视野都是病人的口腔黏膜，而黏膜在灯光照射之下是粉红色的，所以你的整个视野都是粉红色的，惟独这个狭长的等腰三角形裂缝是黑色的。这个三角形的两腰，也就是真声带，略显苍白。也就是说，在一片粉红色的背景上，出现了一个狭长的、上窄下宽的裂隙，裂隙是黑色的，裂隙的两腰是苍白的。

请注意：这个三角形的位置在视野的最上方，医生有时需要在病人头端弯下身采用低下头、眼球向上翻的方法才能看到它。

总而言之，你如果在这个位置上，在粉红色的背景上看到了这个尖端朝上的、黑色的、狭长的等腰三角形，声门裂就找到了。

注意事项

看起来怎么暴露声门裂已经讲得很清楚了，可是你按照这些步骤去操作时，仍然不能保证你每次都能顺利地找到它。

原因何在呢？

从理论上讲，医生的眼睛、窥视片的下缘和声门裂这三者必须在一条直线上，医生才能看到声门裂。所以，这三点中应该有两点，起码也应该有一点是固定的，才便于形成一条直线。但是实际上这三点都是可动的。这就是不能保证每次都能找到声门裂的根本原因。

耳鼻喉科教科书说得很清楚，检查时，第一，要使病人头颈处于诊床之外，肩与床缘相齐；第二，需要一个助手一手向后推前额使头后仰，一手从下边托颈部使头部高于床面 10~15 厘米。这样做，就把声门裂的位置固定了。

可是在急诊室里我们哪有助手啊？尤其是夜班，我们是单枪匹马、独当一面哪！

但是没有助手，我们也能迅速地把管插进去，这就是我们急诊医生的过人之处！

那怎么插呢？

让我来告诉你：

这时病人的头颈部不必移到床外。医生位于病人的头端，左手拇指按在病人前额上，左手其余四指伸至病人枕部。然后，拇指向后用力，可使头向后仰；其余四指向上用力，可使头高于床面。这样做同样可以使声门裂固定于合适的位置。

把声门裂的位置固定之后，右手用喉镜窥视片把舌体和会厌抬起。由于病人口腔的空间狭小，窥视片不可能无限抬高，所以窥视片很快也会固定。

这时如果医生的眼睛恰好与声门裂和窥视片的下缘在一条直线上，那医生就能够看见声门裂。

如果看不到，那这三点就不在一条直线上，那就还得调整。其调整有三：

或者医生再抬抬或低低自己的头，也就是变变医生眼睛的高度；

或者医生用左手拇指调整一下病人头部后仰的角度，用左手其余四指调整一下病人头部上抬的高度，也就是变变声门裂的高度；

或者医生用右手调整一下窥视片下缘的高度。

以上我是分别讲述这三个调整，其实在实际操作时，那些技术熟练的急诊医生这三个调整是同时进行的，所以他们常常能迅速地暴露出声门裂。

需要指出，在调整三点的高度时，容易犯的毛病是：

左手拇指推病人前额用力太大，致使病人头部过于后仰，颈部肌肉过于紧张，这样即便窥视片前端抵达舌会厌沟，会厌也抬不起来。所以左手拇指用力要适度。

以上我把气管内插管最大的难点——怎么暴露声门裂讲明白了。至于怎么插管，怎么固定，限于篇幅就不能讲了，大家找参考书、找视频，或请教带教老师吧。

急诊医生们，病人在危急中！

第三章　心脏濒停状态　急性心肌梗死

　　心脏骤停一旦发生了，就很难抢救成功。尽管抢救之前我们做到了"三快"，尽管抢救之中我们全力以赴，但是仍有一部分病人未能生还。

　　怎么办？

第一节　心脏濒停状态　急性心肌梗死

　　我思之再三，但苦无良策，最后只有求助于我们医疗卫生事业的那个"古老"的法宝——"预防为主"。

　　为此，请你重温基础篇第五章第五、六节的"濒危意识"和"濒危状态"。

心脏骤停的"急诊室预防"

　　心脏骤停以后，为什么及时抢救和全力抢救仍然还有很多人不能生还呢？

　　人们会罗列出很多深奥的医学的道理，但是我要说一个最简单、最浅显的道理——因为他们的心脏停跳了。

　　这乍一听，好像是诡辩。其实是切中了心脏骤停的基本属性：一旦停了，就不容易复苏。

　　从这个属性看，即使心肺复苏术再研究、再发展、再提高，心脏骤停者仍然会有相当一部分不能生还。所以我才求助于"预防"。院外的我们管不了，但院内的却大有可为，这就是我们要努力不让心脏骤停在我们的眼皮底下发生。我称之为**心脏骤停的"急诊室预防"**。

　　可以预防吗？

　　可以。心脏骤停不是"祸从天降"，它只是很多疾病发生、发展的最后阶段。在它即将发生时，可以制止，关键是能否预见。

　　可以预见吗？

　　可以。但是你必须有很强的"濒危意识"（基础篇第五章第五节），并且能够认识心脏骤停的"濒危状态"（基础篇第五章第六节）——心脏濒停状态。

心脏濒停状态

心脏濒停状态的定义是：各种疾病发展到即将发生心脏骤停的那个阶段。

之所以提出这个概念，是因为急诊医生有了这个概念，他就能对心脏濒停状态保有高度的警觉，从而能够及时发现、及时干预，不使心脏骤停发生。

最致命的问题　最重要的工作

一个急诊医生不上班便罢，一上班一大堆问题立刻就会把他包围起来，而且都是刻不容缓的问题。

这时并不是所有的急诊医生都能保持清醒，很多人只忙着招架，而忽略了一个最致命的问题——有人即将发生心跳骤停！

这就是我提出"心脏濒停状态"这个概念的原因。

作为一个急诊医生，当你面对一个病情重笃的病人时，不管有多少问题需要你去考虑，不管有多少事情需要你去做，你也应该清醒地知道：

他最致命的问题是，心跳随时可能停止！

你最重要的工作是，千万别让停跳发生！

哪些情况应视为"心脏濒停状态"

应该说"心脏濒停状态"是一个"模糊概念"，在做判断时并不存在一个严格的、明确的和可以量化的尺度。一般来说，有了以下这十个严重情况之一，就应该视为进入了濒停状态：

①严重的心力衰竭；②严重的呼吸衰竭；③严重的肾衰竭；④严重的脑功能衰竭；⑤严重的水、电解质紊乱和酸碱失衡；⑥严重的创伤；⑦严重的中毒；⑧恶性心律失常；⑨休克；⑩急性心肌梗死。

请注意，这十个情况中的**急性心肌梗死**（以下简称 AMI）与众不同：在很多病例中，它一开始看起来并不严重，一些青年急诊医生会因此而掉以轻心，甚至会误诊；而后，突发心脏骤停，又猝不及防，结果栽个大跟头。所以我常告诫年轻急诊医生们：

急性心肌梗死是年轻急诊医生的陷阱！

那么，青年急诊医生为什么会误诊呢？

第二节　误诊原因1：没想到

AMI发生时，心电图检查会有特殊的图形可见；而且心电图检查简便易行，所以AMI其实是最容易诊断的一个急症。

但是在实际工作中，AMI却最容易被误诊。其原因，首先就是没"想到"AMI，因此也就没做心电图。

"没想到"的第一个原因

因为我们对AMI临床症状的"多样性"和某些病例的"非典型性"不了解。请看：

> 📖 病例3　**急性胃炎**
>
> 　　男，27岁，送煤工人，体胖，嗜酒，每晚必饮。
>
> 　　这天晚餐饮酒后突觉上腹疼痛，不久又伴恶心、呕吐，立即到急诊室就医。医生根据病人酒后腹痛，上腹压痛，但无肌紧张，无反跳痛，未触及包块而诊为急性胃炎，给654-2肌内注射，未留观。
>
> 　　病人回家后仍然腹痛、呕吐，次晨返回急诊室复诊，做心电图检查，显示Ⅱ、Ⅲ、aVF导联ST段明显抬高，遂以AMI收入CCU。入院后连续三天心肌酶检查均支持AMI的诊断。

这个病例没有想到AMI的原因是：

1. AMI主要袭击中老年人，而这个病人太年轻。

2. 对AMI症状的"多样性"不了解。

青年医生大多知道AMI的临床症状是"胸骨后压榨性疼痛向左肩臂放射"，但不大知道AMI病人之中还有大约三分之一的人是以上腹疼痛和恶心、呕吐等症状来就诊的。

三分之一这可是一个不小的比例呀！

容易被忽略的症状

非但如此，除了上腹疼痛和恶心、呕吐之外，我还见过分别以"牙疼""脖子疼""两个肩膀疼"为主诉到急诊室就医的AMI病人。

还有些人则什么疼痛也没有，一到诊室就休克，甚至一发病就昏迷，真是五花八门，但都是 AMI。

所以一个急诊医生应该熟知 AMI 的所有症状。下边我把 AMI 常见的、但又容易被忽略的 9 组症状为初学者开列出来：

①上腹疼痛伴恶心、呕吐；②牙疼、颈疼、胳膊疼（包括右臂）、肩膀疼（包括右肩甚至双肩）；③喘息、呼吸困难；④心力衰竭；⑤休克；⑥血压明显下降；⑦心律失常；⑧意识障碍，甚至昏迷；⑨"心绞痛"长时间不缓解。

虽然上述 9 组症状并非 AMI 所独有，但 AMI 对病人的生命健康危害最大，所以遇到上述任何一种情况，根据"危险病在先原则"（基础篇第三章第四节），都要首先"想到" AMI，并一律做心电图检查。

"没想到"的第二个原因

本来，病人的主诉和症状，最能使我们准确地"想到"某一个急症。但这有一个条件，那就是病人的诉说和描述必须准确。

可是在急诊室里，很多病人的诉说和描述却偏偏不准确、不详尽，而你又没有时间详细讯问，于是你就被他不准确的诉说和描述牵引着误入歧途，"想到"别的病上去了。

甚至某些非常偶然的因素，也能干扰你的诊断思路。

这就使我想起了歌德的那句名言：

"理论是灰色的，而生活之树常青。"（《浮士德》）

这有两层含义：

第一，理论一经产生就僵死了，而产生了理论的生活，却永远生机勃勃，并且从中还将产生新的理论。

第二，理论永远是简单的，再深奥的理论一经说破，也就是那么一条或几条；但实际生活却极其丰富、极其复杂，简称**"理论简单，生活复杂"**。

AMI 的诊断，无论哪本书都是那么几条；但是来到急诊室的 AMI 病人，却各有各的具体情况。这些各具特点的情况，有的就会引你误入歧途。

请看：

📖 **病例 4　高血压**

晚上八点多钟，就诊高峰，急诊室里病人很多，我正在给一个人看病，忽然一个身穿军用棉大衣的老太太站在了我面前，一个身穿黑呢子大衣的老头儿手里拎着一个装 CT 片子的手提袋站在老太太身边。等病人看完病从凳子上一起来，老太太马上就坐了下来并对我说：

"我头晕、头疼。"

老头儿这时也凑了上来，显然这是一对夫妻。我看了一眼老头儿手里的那个 CT 袋，马上想到了脑血管意外，就问老太太以前有什么病。

老头儿把 CT 袋向上一举说：

"有高血压，得过一回脑梗死。"

我马上给老太太测血压，这时老太太抬了抬自己的左肩对我说：

"这膀子疼，像要掉下来一样。"

我没理会，继续测压，结果是 190/120 mmHg，心肺听诊未闻异常。

这时，候诊的病人更多了，我没有时间仔细推敲诊断了。既然病人主诉头疼、头晕，既往有脑梗死，那就应该想到脑卒中。可是病人神志和言语正常，肢体功能虽未检查但是看上去四肢活动自如，那么脑卒中就可以排除。这样，引起头疼、头晕的原因自然就是高血压了。我于是就拿过处方签给她开药。

老太太见我开药就问：

"开什么药啊？"

"打针降压针吧。"我回答。

"我这膀子像要掉下来一样。"老太太艰难地抬了抬左肩跟我说。

此刻我的笔已经在处方签上写上了硫酸镁，一听此话，我猛地"想到"了 AMI，马上扔下笔，扶老太太上床，让护士做心电图，结果Ⅱ、Ⅲ、aVF 导联 ST 段明显抬高。

"好险，差点儿误诊！"我心里说。马上把老太太以急性下壁心肌梗死收入病房。立即验心肌酶，结果支持 AMI 诊断。

这个病例险些误诊，原因是这个病人的一些"具体情况"把我的思路引向了歧途。

首先，她既往有脑梗死和高血压史，这次患病又有头痛、头晕，她和丈夫都认为这次又是脑梗死，所以就带着 CT 片子来就诊，所以叙述病史时就着重说头痛、头晕，而把肩痛放在了后边。

其次，她病情不重，不像 AMI。

那么这个病例最终没有误诊的原因是什么呢？

1. 我对 AMI 的高度警觉。

2. 我牢记了"遇见左肩痛的病人应该想到 AMI"。

3. 病人在最后一刻又重复了一遍左肩痛，引起了我的注意。

第三节　误诊原因 2：误读心电图

AMI 的心电图有两类，一类是具有病理性 Q 波、ST 段和 T 波改变的"典型"图形，另一类是"非典型"图形。"误读"大多发生于这些非典型图形。

对于实习生来说，我们不要求他们在短暂的实习期间就能够解读这些非典型图形，但是一定要能够解读典型图形。进修生和年轻急诊医生则应该尽快做到能够解读非典型图形。

第四节　误诊原因 3：心电图"正常"

AMI 心电图的"演变性"

"演变性"，就是 AMI 的图形一会儿是这样，一会儿是那样；现在"正常"，一会儿就不正常。我在前面所说的"典型图形"和"非典型图形"只是它的一时之变，不是它的全部之变。比如：

1. 有的 AMI 病人就诊时正处在 AMI 的早期，心电图尚未表现异常。

2. 有的就诊时已经抬高的 ST 段恰好回落到等电位线上，看上去完全正常。

3. 有的则一发病就是心律失常，既无上述典型心电图改变，又无非典型改变。

这仅仅是几个例子，实际上在急诊室里能够遇到的 AMI 心电图远比这复杂。还是那句话，"理论简单，生活复杂"（第三章第二节）。

心电图"正常"，不一定不是 AMI！

所以心电图"正常"，不一定不是 AMI！

这一点当学生的时候，老师就谆谆告诫过我们。可是在急诊工作中由于病人多、时间紧，所以我们往往愿意以心电图检查"正常"做一票否定。

下一步，就是"放人"——给点儿药打发病人走人。

再下一步，就是"回马枪"——或者病人自己又走着回来了，或者病人被家属"背抱抬推"着弄回来了，而且还拿着你刚才写的病历，病历上有你白纸黑字写着的某一个非 AMI 疾病的诊断。

最后一步，就是医疗纠纷。

留　观

怎么办？

请看这个病例：

> **病例5　胸痛，心电图正常**
>
> 　　晚饭时分，一个五十多岁的男子到急诊室就诊，我接诊。病人主诉与家人争吵之后突发胸痛半小时。一般情况尚好，但表情痛苦、精神紧张。
>
> 　　按照"危险病在先原则"，首先考虑 AMI。先听心肺：HR 75 次/分，律齐，心音纯正，两肺清晰。做心电图：窦性心律，正常心电图。本来要检查心肌酶，但病人不接受，未能检查（大家应该知道，书本上说的那些应该做的检查，在急诊科，可不一定都能实施；而且大家还应该知道，遇到这种情况时，应该怎么做）。测血压 190/105 mmHg。给硫酸镁肌内注射，硝酸甘油舌下含服，令其在诊床上卧床观察。
>
> 　　1 小时后病人胸痛不缓解，仍然精神紧张，表情痛苦，再测血压 150/75 mmHg。再做心电图，显示 V_3~V_5 导联 ST 段明显压低。稍后，Ⅱ、Ⅲ、aVF 导联 ST 段亦明显压低。拟诊为 AMI。

这个病例，我没有被心电图一时的正常所欺骗。所以遇到症状很像 AMI，但心电图不像的病人，切记一定要留观，而且要充分留观，直到真相大白，万万不可轻易放走！

第五节　怎么才能确保不误诊

1. 对 AMI 时刻保持高度警觉。

2. 对所有疑似 AMI 者，一律做心电图检查并审慎解读心电图。

3. 对所有疑似 AMI 而心电图正常者，一律留观，开始做心肌酶检查，并且反复做心电图，直到真相大白。

这三条归结为一句：

一个警觉，两个一律。

"高度警觉"不是一句空洞的口号，它要求一个内科急诊医生做到：值班时把 AMI 当作头号敌人时刻防范。我有这样一个习惯——在急诊室接班之后，首先提醒自己要警惕 AMI。有这样一个提醒比没有要好，因为我相信，这样一提醒，我大脑里的"AMI 识别系统"就会进入工作状态。

第六节　AMI 的三个"急诊室工作目标"

AMI 之特殊，在于它发病之初，既容易被误诊，又极容易出现心脏骤停。而此时，AMI 病人大多都在我们急诊室。这就要求你，除了要时刻警惕 AMI 之外，还要给自己制定一个很高的工作目标。

AMI 的"急诊室工作目标"

1. 一个不误　所有的 AMI 病人，要一个也不误诊地全部检出。

2. 一个不漏　所有的 AMI 病人，要一个也不漏诊地全部检出。

3. 一个不死　所有被检出的 AMI 病人，要一个也不死地全部转入相关科室。

第七节　急诊室处置

你说的处置不就是治疗吗？AMI 的治疗在《内科学》里都有啊，你还有什么可讲的？

什么是"急诊室处置"

《内科学》里讲的是一个疾病的全部治疗，这些治疗你全知道了，可是在急诊室这个特定的场所，在病人被转到下一个医疗单位之前这个特定的时段，对一个特定的急症，哪些事情必须做，哪些不必做；哪些应该先做，哪些应该后做，你知道吗？

你不知道，那你做出的处置就会有很大的盲目性。而这种盲目性有时就会危及急症病人的生命安全。

对此，我要提出一个新的概念——"**急诊室处置**"：

在得出初步诊断之后，为了支撑病人的生命，为了解除或缓解病人的痛苦，为了给病人到其他医疗单位进一步治疗创造有利条件，在急诊室里所做的初步治疗和分流转送。

"急诊室处置"的设计

一个急诊室医生应该熟知每一个急症的"急诊室处置"。但是非常遗憾，《急诊医学》里并没有给我们预备好。怎么办？等待哪一天有人给我们设计吗？

不行。我们现在就在急诊室里接诊，我们现在就急于知道我们面前这个急症的最佳"急诊室处置"是什么，怎么办？

自己动手，就由你，就由你这位名不见经传的小医生来给自己设计。

设计时要注意以下5点：

1. 要把一个内科急症放到内科急诊室这个特定环境之中去研究。

2. 要把一个内科急症放到从接诊到病人离开急诊室这个特定的时间段中去研究。

3. 要用确保病人生命安全的最高标准去研究。

4. 要针对我们实际工作中存在的问题、弱点、缺陷和错误去研究。

5. 研究工作的最终目的，是要设计出每种急症的急诊室处置的最佳处置项目和最佳处置顺序。

我之所以这样极力鼓励你自己动手给自己设计，一个原因固然是我们"等不起"，另一个则是希望你从这个设计起步，开始向着急诊专家的目标迈进。

不想当急诊专家的急诊医生，不是好急诊医生。

下面我们就来设计 AMI 的急诊室处置。

第八节　AMI 的急诊室处置——措施

七项一般处置

①立即安顿病人卧床。由于心衰而不能卧床者，安顿病人半卧；半卧也不行的，安顿病人坐椅。②开放静脉通道并给药。③心电监护。④吸氧。⑤肌内注射吗啡或哌替啶。⑥舌下含服硝酸甘油。⑦口服阿司匹林。

以下分别解说：

1. 安顿病人卧床　AMI 是 "心脏濒停状态"（本章第一节），所以尽管有些病人眼下还不严重，甚至表情自然、行动自如，那也必须马上卧床，因为他转瞬就可能死亡！一个 AMI 病人进了 ICU 或病房，医生、护士一定能够安顿他卧床。但是在急诊室，那就不一定了，有些急诊医生就是不安顿病人卧床。请大家注意看看下一节的【病例 8】，那个病人的猝死与他做完心电图后重新起床，回到诊桌旁，又坐了那么十几分钟不无关系吧？

不过有人会反问：医生没有安顿病人卧床，病人自己可以躺下呀，床不就在他身边放着了吗？

这有两种情况：

一种是有些病人比较自尊、自强，不到万不得已不愿意在众人面前躺下。

另一种是相当多的病人，尤其是老年病人和农村病人，不知道自己在医院里应该享有哪些权利，所以他们即使很不舒服，也不敢不经医生、护士许可就贸然在床上躺下。

"医生不仅要精通医术，也要通达人情"——要深知病人的弱点，从而对病人少一点官气，多一点仁义；少一点冷漠，多一点关心；少一点限制，多一点宽松。

对 AMI 病人，一经诊断，只要不是因为心力衰竭而不能卧床的，一律立即安顿卧床；甚至在做心电图时，只要一见有 AMI 的图形出现，就不要再让病人起床了。

2. 开放静脉通道并给药　这是因为：

（1）AMI 是 "心脏濒停状态"，病人随时都可能发生心脏骤停而需要通过静脉给药抢救。等到心脏停了再开通静脉，就晚了。关于这一点，请回看第一章第十六节的【病例 2】。

（2）即使尚未发生心脏骤停，治疗 AMI 的很多药物也都需要通过静脉给予。至于开通静脉后给什么药液，那就要看病人的具体情况。

3. 心电监护　这是 AMI 病人的生命保护神。要一经确诊，马上监护，直到病人被转送到导管室、ICU 或观察室。

4. 吸氧　这可以减轻心肌细胞缺氧。

5. 肌内注射吗啡或哌替啶　以前没有导管室时这是必给的。但现在不是了，因为现在有导管室了，很多急诊医生就认为：反正过一会儿就去下支架，下了支架马上就不疼了，并且永远不疼了；而给，虽然马上不疼了，但待会儿还得疼；于是就不给了，就让病人疼得龇牙咧嘴地走了。

这不行，必须得给！

6.舌下含服硝酸甘油　硝酸甘油当然是静脉滴注效果好，但即使不让家属从药房取药，而是从抢救车里取，从决定使用，经过配药、安装输液器，到扎针输入，也需要十几分钟，而硝酸甘油片，则唾手可得。

7.口服阿司匹林　这个看来应该没问题，又便宜，又易得，又易服。但其实不然，服用有时有困难，甚至有时药在手中，也不能服用。这事我就遇上过一次：

📖 **故事4　有药吃不了**

我的一个小学同学突患 AMI，人已经在一家医院的急诊室，打电话叫我支援。

到了急诊室，只见同学正疼得呲牙咧嘴地躺在诊床上，下身全裸，一个护士正在给他备皮，显然是要上导管室做冠脉造影。他的夫人肩挎背包站在一旁手足无措。一个年轻急诊医生正在接诊另外一个病人。

少顷，导管室来医生了，拿过心电图一看，不好，前壁、下壁、后壁、侧壁和右室，全部梗死！马上说：

"快走！随时可能停！"

旋即又问："药都吃了吗？"

"什么药？"夫人懵然不知。

"怎么还没开药？"导管室医生一脸怒容地问急诊室医生。

不料，急诊室医生不慌不忙地，而且有点儿嘲讽地回答："早开了。"然后扭过脸也是一脸怒容地问同学的夫人："你没取去？！"

夫人这才想起来，忙到背包里翻找。原来急诊室医生只让她去取药，但没有告诉她得马上吃，她以为是回家吃的药了，就装背包里了。

药找出来了。我看见是阿司匹林。但没有吗啡，也没有哌替啶。

"快吃！"我催。

"没带水！"她回答。

我忙找护士要，护士冷冰冰地说没有。

我说给钱买。护士冷冰冰地说给钱买也没有，急诊室根本就没有水。我忙跑出去找。最后在观察室总算看见水房了。又跑到护理站找护士要水杯。结果也是冷冰冰的"没有，给钱买也没有，根本就没有。"

嗨，我急中生智——干脆用手捧一捧水去，这离急诊室也不远。可跑进水房一看，糟糕，水正烧得滚开！

这个故事不仅告诉我们要为病人准备水和杯，还告诉我们：

完成这七项一般处置所需要的"一切"东西，急诊室里都要给病人准备好。

你要知道：在急诊室和抢救室的管理中，哪怕仅仅是一个缺陷，这个缺陷也不能有！因为，**有一个缺陷，就有一项处置不能实施；有一项处置不能实施，就可能置人死地**！

这就涉及"急诊管理"这个非常重要的领域了；关于这个领域，我其实已经为你们在基础篇第五编里面写好了，大家再复习一下吧。

七项一般处置，就是抢救！

有人看完这"七项一般处置"，会非常不屑：你说了半天"急诊室处置"，我还以为你有什么高招儿了，原来就是卧床，就是吸氧，就是给阿司匹林哪！

于是，这七项就给得"一不迅速，二不充分"。明明急诊室里有药，但是仍然先让家属去药房划价、缴费、取药，取回来才给用上，生怕钱跑了。

这可不行！请看下一节的【病例 8】，那位可敬的老先生是怎么死的。

这说到底，还是不把 AMI 看作是"心脏濒停状态"。

请记住：**心肌梗死无小事，勿以善小而不为**！

对此，我只好再强调：

AMI，就是"心脏濒停状态"！

七项一般处置，就是抢救！

第一要，立即给！

第二要，全都给！

第三要，先给后交钱！

关于"是先交钱，还是先用药"，我得说一说：

按照商品零售业的老规矩，历来是"先收钱，后给货"以免跑钱；起码也是"一手收钱，一手给货"。可我们这里不是杂货铺，我们这里是治病救人的急诊室！你怕钱跑了，那你就不怕病人的命没了吗？

四项特殊处置

1. 抗心律失常。

2. 抗心力衰竭。

3.抗休克。

4.抢救心跳骤停。

第九节　AMI 的急诊室处置——迅速！

知道应该采取哪些措施了还不够，下面三个具体问题你们还得注意，不注意，病人还是会猝死。

AMI 急诊室处置的三个问题

1. 磨蹭　拟诊 AMI，但不迅速处置。

2. 吝啬　给予处置，但不充分。

3. 骑墙　在分不清是心绞痛还是 AMI 时，不能按 AMI 处置。

这三个问题就是导致 AMI 病人在急诊室里猝死的三大主因。

问题 1——磨蹭

磨蹭就是处置迟缓。具体有二：

1.处置决断延迟（基础篇第二章第三节）：诊断了 AMI，但迟迟不下治疗医嘱。

2.处置实施延迟（同上）：开始处置了，但动作迟缓，手脚不利索。

处置迟缓大多发生在病情看上去并不严重的时候。比如只有胸痛，或只有胸痛和良性心律失常而无其他并发症时。

可是 AMI 是"心脏濒停状态"！病人随时可能猝死！甚至心绞痛我都见到过心脏骤停的。这方面的惨痛教训真是太多了！

请看：

胸痛＋心律失常→心脏骤停！

即只有胸痛和心律失常，心跳就骤停了，我讲两个病例，一个抢救失败，一个抢救成功。

> 📖 **病例6　胸痛，心律失常，猝死！**
>
> 晚。大雨。急诊室。一个病人也没有。十一点雨停。

雨刚停，我就听见诊室外有脚步声。抬头一看，一个头发花白的中年妇女穿着雨衣在一个十五六岁的男孩的陪伴下走进诊室。

那是二十世纪八十年代初的事了，可是我至今还清楚地记得那位妇女当时的样子：

她仿佛是经过了长途跋涉，历尽千难万险才勉强走到诊室，一脸精疲力尽的样子。她一进诊室，眼睛就盯住了诊桌和诊桌前的那张凳子，像是在茫茫的生活苦海之上看见了"渡人慈筏"，她伸出双手向诊桌跌跌撞撞地走来，在凳子上一坐下来，上身就趴在了诊桌上。

病情严重！

赶紧听心音，心律很乱，马上扶病人上诊床做心电图。可是导联还没接好，病人突然角弓反张、口吐白沫。

不好，阿-斯综合征！

赶紧抢救，但是没有抢救过来。

少顷，一个中年男子和一个小姑娘跑进诊室。男子一见病人脸上已经盖上了床单，就蹲在地上哭了起来，这是死者的丈夫，小姑娘是死者的女儿。

原来死者生前在一个工厂工作，平时工作任劳任怨，这几天觉得胸闷（AMI先兆期）也没休息，忍着上了几天班不见好，才到保健站就诊。可是医生只给了点儿药，没给开病假条，于是继续忍着带病上班，回家后还得忍着操持家务。这天下班后，胸闷加重，勉强忍着做了晚饭。晚饭后胸闷就变成了胸痛，想来医院，偏巧下了大雨（此后，每遇大雨值班，我都十分警惕地等待着那些被雨阻隔在家里的急症病人，因为他们很可能一到诊室就得抢救），就在家里继续忍着。后来实在忍不住了，才让儿子陪伴来医院。

这是本书继基础篇第十六章第五节【病例15】之后的第二位可敬的"忍者"。

转眼之间，儿女失去了母亲，丈夫失去了妻子，其悲惨可以想见。但是这还仅仅是这一出家庭悲剧的第一幕。几个月后又传来噩耗：

死者的丈夫自杀了！原来病人死后，丈夫一直自责对妻子的健康长期不关心，妻子这次发病后没有督促她及时就医，那天晚上妻子上医院时自己又没有陪伴，等等。长时间的自责，再加上妻子娘家人不依不饶的责备，终于使这个汉子的精神彻底崩溃。

应该说这对夫妻都从生活的重压下解脱了，而且可能已在那个"极乐世界"里团聚了，可是这对未成年的孩子可怎么办呢？

📖 病例7　胸痛，心律失常，心脏骤停

那是二十多年前的事了。急诊室。中班。晚饭时科主任替我值班，让我去吃晚饭。饭后返回诊室时，看见诊桌前的凳子上坐着一个男病人。他趴在诊桌上，看不见脸，从头发和衣着上看（从一个人的衣着能看出一个人的年龄）有六十多岁。主任正看着一张心电图，他见我回来了就把心电图递给我说：

"就是个心动过缓，但很可能是 AMI，就按 AMI 处理吧。"

主任安顿病人在诊床上躺下，再次嘱咐我快点儿下医嘱，说病人看样子像 AMI，随时可能出危险，然后就离去了。

我看了心电图，仅仅是个窦性心律不齐和窦性心动过缓，心率大约 50 次 / 分，并无病理性 Q 波，也无明显的 ST-T 改变，充其量是个心绞痛，因此我对主任的 AMI 诊断将信将疑，至于"病人随时可能发生危险"，我更没有认识到。但是在医院里下级要服从上级，于是马上按主任的嘱咐给病人开药，准备收入观察室。

方子才开了一半，突然听家属在诊床边一声惊呼：

"大夫，没气儿啦！"

我扔下笔就往诊床那里跑。诊床边围着一大群人。我分开围在诊床周围的人往里一看，只见病人面色青紫，角弓反张。

"抽"——心脏骤停警报！（第一章第八节）

马上摸颈动脉，无搏动。

阿 - 斯综合征！

心脏骤停！

立即做胸外心脏按压，同时大声呼叫（第一章第十五节"一按二叫"）护士推心电监护仪来。

一查是心室颤动，马上电击除颤。

可能主任离开诊室后不放心，过了一会儿又回来了。他一进诊室看见我正给病人做电击除颤，就一边指挥我给病人除颤，一边指挥护士开通静脉输入药品。电击了两次，心脏复跳了，而且是窦性心律，我扔下电极板就去给病人做气管插管。暴露出声门裂后，刚往里边插，病人就咳嗽，再插还咳嗽，插不进去。我突然意识到，病人可能已经恢复自主呼吸了，抬头往病人胸部一看，果然有自主呼吸了，而且双眼也睁开了，于是放弃插管，心肺复苏成功！

这时心电图仍然没有 AMI 的图形。

此刻，我完全知道，我的任务已经完成，我应该趁着病人尚未发生第二次心脏骤停和其他严重并发症，马上"脱手"，让病人或进 ICU，或进观察室。这样，于病人有利，于我也有利，我一可以免除责任，二可以休息休息。

但是病家没钱，进不了 ICU；观察室又在楼上，病人刚刚发生过一次心脏骤停，怕往楼上移动时，再发生骤停，所以只好把病人留在急诊室里，就在那张发生心跳骤停的诊床上监护治疗了一夜。

这一整夜我也没离开诊床，也没合眼。谢天谢地，病人未再发生心脏骤停，也没发生休克、心衰和恶性心律失常，总算坚守到了第二天早晨交班。这时心电图才显示出 $V_1 \sim V_5$ 导联深大 QS 波并有 ST 段明显抬高。

后来病人转入 CCU。当然，我也跟踪到 CCU，开始了每两三天一次的"追踪观察"（基础篇第七章第十节）。

经过"追踪观察"得知，当初我在急诊室给病人抽血验的心肌酶和后来 CCU 给病人抽血验的心肌酶都支持 AMI 的诊断。

📖 故事5 *家访和路遇*

【病例7】中的病人出院后，我到他家里做了一次家访，去实地考察一下中国病人的 AMI 是在怎样的生活环境中发生的，以及病人为什么会刚一到急诊室就心脏骤停。

这才知道他老伴去世了，他独居。那天中午就感觉胸闷（AMI 先兆期），想上医院，但是家里没人，也不愿意麻烦邻居，只好躺在床上忍着，直到傍晚家人回来，才把他弄到医院来。

这是本书第三位可敬的"忍者"（第一位在基础篇第十六章第五节）！

半年之后，我在一个露天市场买东西。一个男子骑着自行车飞快地从我身边驶过，旋即一个急刹闸从车上跳下来，转身推车向我走来。这人六十多岁，头发花白，体格硬朗。

这是谁呢？

他一边走一边咧着嘴朝我笑，上边的两颗门牙没有了。喔——我想起来了，这就是那个死里逃生的病人。因为我记得，当时我给他做气管插管把他的两颗镶着的门牙给碰掉了。

他一走到我面前，就向我道谢，谢我的救命之恩。

我真奇怪，他怎么只看到我的背影就能认出我来？

他说那天夜里，他虽然躺在诊床上，却完全知道我是怎么坐在他的床边寸步不离地守了他一夜；也完全记得在CCU里，我怎么一次一次地去"追踪观察"他，更记得我的家访。

"你别看你在市场里，你脱了白大衣，我看你背影儿也能认出你。"他不无得意地笑着说。他精神饱满，面色红润，根本看不出是曾经到地狱里走过一遭的人。

又过了十多年，我早已不在那家医院工作了，有一次我路过这家医院附近的一条街道，又遇上了这位病人，没想到他还活着。

上次他从我背后就能认出我来，可是这次走对面也没认出来，人已经是"步履蹒跚，垂垂老矣"了。我算了一下，他应该已经八十多岁了。

心脏骤停后还能活这么大岁数，得算是他们内科平诊医生和社区全科医生们的非凡之处了。

那么，我们急诊室医生的非凡之处是什么呢？

我们的非凡之处是，在那么短暂的几分钟里，我们能从死神的血盆大口里把他抢出来。

以上两例都是并发心律失常而心脏骤停者。那么心律正常的是否也会突然心脏骤停呢？

也会。

胸痛＋心律正常→心脏骤停

其实所谓心律正常，只是你听诊和做心电图那短暂的时间里正常，你千万不要因为这一时的正常而丧失警觉。请看：

病例8　胸痛，心律正常，猝死！

那天我和另一位医生在急诊室里值班，并带着几个实习生。一位中年男子扶着一位七十多岁的老先生走进诊室。老人端端正正地戴着一顶鸭舌帽，整整齐齐地穿着一件蓝色中山装，安安静静地坐在诊桌前，一看就知道是一位很自尊，很有自制力的老人。

请注意，这是本书第四位可敬的"忍者"。

老人主诉胸痛，那位医生接诊。做完心电图后，老人从诊床上起来，系好上衣的纽扣，从床上下来，穿好鞋，又坐回诊桌前，表情依然很安详，静静地看着那位医生和几个实习生研究那张心电图。

这张图只显示 II、III、aVL、aVF 导联 ST 段轻微下移，V_3~V_5 导联 T 波倒置。

几个实习生有的认为这就是一个心绞痛，有的则认为不能排除心内膜下心肌梗死。最后，那位医生说按 AMI 处理吧，于是给病人开了药，让那个中年男子去药房取药，准备在急诊室里输上液以后再收到观察室。

诊室里再也没有候诊的病人了，那位医生开过处方之后就拿出香烟和打火机漫步到走廊上吸烟（不顾禁止吸烟的禁令）休息去了。

可是那位中年男子刚走不多一会儿，老人突然身子一歪，倒伏在诊桌上，头和右臂还在桌面上，左臂则无力垂下，左手几乎碰到地面。

我一见，马上想到"心脏骤停警报"，并往病人身边跑。

那几个实习生就在病人身边，却连扶都不扶病人一下，只是大喊："家属呢？家属呢？"。

我赶紧对他们说："别喊了！你们不是让人家买药去了吗？快弄他起来上床！"

那位医生听见之后跑了进来，于是大家立即七手八脚把病人抬到诊床上。摸颈动脉，无搏动；查意识，无意识。马上做胸外按压。心电图示心室颤动，立即电击除颤，其他心肺复苏术也相继迅速展开。

这时，那个中年男子才拿着药回到诊室来了。他看见一群医生和护士围在诊床边忙碌，心电监护机、呼吸机、氧气瓶、抢救车摆了一地，可是诊桌前的父亲不见了，赶紧上前分开众人往里一看，接受抢救的正是父亲，就惊恐地大声问医生：

"我爸怎么啦？刚才还好好儿的！"

医生告诉他是心跳骤停，这个男子就一下愣住了。

抢救足足进行了两个小时，心跳一度恢复，但是不久再度停止，呼吸则始终没有，最后只得放弃抢救。

当医生向那位男子宣布病人死亡，医生、护士从诊床周围散开时，那位男子一下子扑到老人身上，扶尸嚎啕大哭。

"男儿有泪不轻弹"，可是一旦打开感情的闸门，那就犹如江河狂泻，整个诊室都被他的哭声震撼了。他影响了我们的工作，但是没有一个人制止他，这是骨肉亲情的倾泻，也是这位自尊、自制、自忍的老者应该享受的最后一次儿女报答，你能制止吗？

我默默地听着他的哭诉。这些哭诉除了是对父亲恩德的感激和对自己不孝的追悔之外，他反反复复哭喊着的一句话就是：

"您刚才还好好儿的，怎么这么会儿工夫就走啦？"

大家都静静地听着他的哭诉。我不知道此刻别的医生在想什么，我在想：

对于 AMI 的严重性，对于"AMI 是心脏颓停状态"，对于"AMI 随时都可能导致心脏骤停"，病人可以不知道，家属可以不知道，我们当急诊医生的可以不知道吗？

这位老者如果做完心电图之后不让他起来，就让他躺在诊床上；如果不让家属去药房取药，而是从抢救车里拿药先给他输上，他很可能不会死。

这个中年子足足哭了一个小时，才被闻讯赶来的其他亲友从尸体上拉开。等到尸体拉走，人们散去，急诊室里只剩下我们几个医生时，那位接诊这位老先生的急诊医生点燃了一支香烟，深深吸了一口，又缓缓吐了出来，然后神色愧疚地说："唉，这个老先生是我给送走的。"

我心里对他说：以后可别老这么送啦！

"急诊基本理念"的再强调

这个病例十分生动，但又十分残酷地折射出我们的一些急诊医生由于急诊基本理念不足甚至缺失，而给病人和家属造成的巨大伤害。

在此，我再强调一下，这些急诊基本理念是：

危险意识！濒危意识！救援意识！危险病在先原则！切实保障生命！迅速解除痛苦！对病人的生命和健康高度负责！对危险和危险的变化保持高度警觉！快接诊！快诊断！快处置！

这些理念本来已经明确地告诉我们：AMI 的急诊室处置必须"迅速"！AMI 的急诊室处置不能"磨蹭"！

可我们是怎么干的呢？

上面那位"自尊自制自忍"的老人，从做完心电图，到猝死，没有得到我们的任何处置！不过也不能说没有"任何处置"，严格地说，有"处置"，那就是老人的起床、下床、穿鞋、走到诊桌前和坐在诊桌前。

看到这，有人会替那个急诊医生鸣不平——这些活动都是老人自己做的，不是我们让他做的。

是老人自己做的。但是你急诊医生已经看见心电图异常了，已经想到 AMI 了，你不告诉老人不要动，不安排老人继续卧床，他可不就得起来、下来吗？他敢不起来吗？敢不下来吗？要知道，这是医院哪，这不是老人的家呀！如果在他家，他别说得了这么危险的病，就是个伤风感冒，这么大岁数，也是躺着的呀！

心绞痛→心脏骤停

心绞痛也能心脏骤停吗？

当然。

我们都知道"猝死"是冠心病的五大表现之一。这也就是说，一个患有冠心病的人即使什么病痛都没有，也会心脏骤停，何况正在发生着心绞痛呢？

请看：

> 📖 **病例 9 心绞痛，心脏骤停**
>
> 那天晚上我下了中班后照例没有马上离开急诊室，因为我不是一个"上班才来，下班就走"的进修医生，我要延长在急诊室的逗留时间以求看到更多的病例，这是我的一个学习方法——**"守株待兔"**（基础篇第七章第五节）。
>
> 我一边跟一个进修医生闲谈，一边从旁观察夜班医生的工作。
>
> 夜班医生正在给一个中年妇女看病。那个中年妇女自称胸闷好几天

了。我见医生给她测了血压，听了心肺，又做了心电图，然后让病人坐在氧气管前的一把椅子上吸氧，好像还含了硝酸甘油。我继续和进修医生谈话。

忽然，病人的丈夫走过来急切地跟我说：

"大夫，您给看看，不见好。"

我扭过头隔着诊桌看了病人一眼，只见病人双眼紧闭，而值班医生不知什么时候已经离开了，我心中一惊：怎么可以离开呀？应该"足不出户"（基础篇第十一章第五节）啊！就对他说：

"我下班儿了，值班儿大夫一会儿就回来，他走不远。"然后继续和那个进修医生谈话。顺便说一下，这个进修医生是观察室的，而且也已经下班了，也是来"守株待兔"的。

少顷，这个男子又走过来，急切而又谦卑地求我：

"您给看看，更厉害了。"

我第二次扭过头去看，只见病人双眼紧闭，脸色灰白，身子慢慢向右侧歪斜着往地上"溜"。

"背抱抬推溜倒抽"！

"心脏骤停警报"！

这两个念头马上在我的脑子里一闪，我二话没说，急步走上去，马上查颈动脉，无搏动。进修医生也查，也没查出。

"不好，停了！"我喊了一声，立即和进修医生一起把病人抬上诊床，同时大声呼唤护士把心电图机推过来，顺手把病人的上衣撩了起来。

此刻我犹豫了一下：先做心电图，还是先做胸外按压？

病人一开始很可能就是一个心绞痛，因为如果是 AMI 的话，值班医生不会离开诊室。那么心绞痛能使心脏停跳吗？是不是我们听错了？

说时迟那时快，我仅仅犹豫了一秒，旋即我的双手就叠加在一起放在了病人的胸骨下段开始了第一下按压。我的双眼紧盯着病人的脸，我按压得很有力，可是病人任我按压却毫无反应，我确定其心跳确实是停了。

诊床有点儿高，我一边按压一边喊人给我拿来个凳子，放倒，我站了上去，按压更有劲儿了。按压到第六下，我手下感到病人挺胸跟我抵抗，而且听到病人嘴里发出呻吟。

"心脏复跳了！"我心里想，于是马上停止按压，听心音，心音清晰可闻。

此刻心电图机已经推到面前，我急令护士快接导联、快做，结果是窦性心律，心率 65 次 / 分。随后接心电监护机。

这时值班医生回来了，我向他汇报了情况。他很惊讶，他说病人当时的心电图就是个心肌缺血。我们一起又看了病人的第一张心电图，就是有几个导联的 ST 段轻度压低。

我们给病人抽血去验心肌酶，然后护送病人入 CCU。以后就开始了我心爱的"追踪观察"：病人入院后胸痛持续了好几天才逐渐缓解，可是几次心肌酶结果却不支持 AMI，心电图也始终没有出现 AMI 的典型改变，一个多月以后病人痊愈出院。出院诊断为心绞痛。

看到这里有人会问：我们在这一章里是讨论 AMI，你怎么忽然讲起心绞痛了呢？

这是因为有的 AMI 很像心绞痛，而初学者常常认为心绞痛是安全的，于是急诊室的处置就迟缓，最终导致病人猝死。

现在你知道连心绞痛也能使心跳骤停，那么你遇到 AMI 时，处置就会更快。

一经诊断，立即处置！

上面四个病例一再向大家强调"AMI 一经诊断，就要立即处置"。这一方面是由于"AMI 是心脏濒停状态"，病人"随时可能发生心跳骤停"；另一方面是由于很多 AMI 病人到诊室就诊之前已经在院外耽误了很长时间，他们到达诊室时常常已经精疲力竭了。

年轻的急诊医生**不仅要了解疾病，还要了解病人，了解他们的弱点，了解他们的生活，知道他们的难处。**AMI 的病人里，有些人是不到万不得已不来急诊室，所以一到急诊室就已经十分危急了！

这就是"一经诊断，立即处置"的又一个主要原因。

第十节　AMI 的急诊室处置——充分！

初学者在"AMI 的急诊室处置"上的第一个问题——"磨蹭"，已经讲完了。现在我讲第二个问题：

问题 2——吝啬

"AMI 的急诊室处置"有七项（本章第八节），可是年轻急诊医生很少能全部给予。除了忽视"卧床"和"开通静脉"，还忽视"止痛"。一针吗啡或一针哌替啶，花不了几块钱，可是这几块钱的东西就是不给。

AMI 的治疗有高技术的，如冠脉支架；也有低技术的，如这七项急诊室处置。在急诊室里，我们做不了高技术的，固然遗憾；但是如果我们连那些低技术的也不好好做，那我们可就成了**"大病治不了，小病又不治"**的庸医了！

那么，忽视止痛会造成什么恶果呢？请看：

> **病例 10　AMI，胸痛，猝死！**
>
> 那天早晨我利用"业余时间"到观察室去"追踪观察"我昨天留观的一个病人。一进观察室的走廊，就看见医生、护士都往一个观察室里跑，我知道有抢救，就跟着进去了。
>
> 只见一个四十多岁身强力壮的男子正仰面躺在观察床上，他头向后仰，角弓反张，双手抽搐，口吐白沫，大汗淋漓。
>
> "抽搐"——"心脏骤停警报"！
>
> 病人身上连着心电监护仪，屏幕上显示心室颤动！
>
> 由于时间正值早晨查房，主治医生、观察室医生和进修医生都在，所以抢救很快就全面展开了。
>
> 我插不上手，就跟病人的陪伴者攀谈，想了解一下病人就诊时的情况。
>
> 原来病人是因为胸痛于早晨 6 点钟到达急诊室的，做心电图，发现是急性下壁心肌梗死，当即收入观察室。入观察室后胸痛一直不缓解，可是病人始终忍着不让陪伴者去找大夫，怕打扰医生休息。最后实在忍不住了，刚把大夫叫来，病人就抽了。

我到值班室去看病历，发现急诊室医生做的处置只有转入观察室、吸氧、心电监护、含服硝酸甘油和静脉滴注极化液。显然止痛被忽略了。

陪伴者告诉我，这个人非常内向，在工作上责任心很强。他承包了一个副食店的蔬菜组，兢兢业业地工作，惟恐经营不好保不住大家的工资和奖金。销售旺季时他自己的奖金一分钱也不领，留着淡季时分给职工。最近恰值淡季，他领着职工到外地拉了一卡车大葱回来，几天就卖了，可还是入不敷出，他的思想压力很大。昨天就胸闷了一天，但是没有看病，继续上班，夜里又在店里值班。半夜开始胸痛，一直忍着，直到天亮才把同事们从家里叫来送自己上医院。进入观察室后，仍然胸痛，还忍着，不让同事们叫医生；怕吓着妻子、女儿，一直没让通知妻子。

这是本书里的第五位可敬的"忍者"！

抢救还在进行，但是了无成效，9点钟抢救终止，压在这个男人身上的沉重的身心负担算是彻底放下了，死时身边没有一个亲人。

半小时后一个体态丰腴，烫着长发，穿着花衬衣和短裙子，看上去还很年轻的女人匆匆赶来，一进观察室就一头扑在了死者的尸体上，旋即就是抚尸嚎啕大哭。这是死者的妻子。

夫妻一夜不见，就成隔世，真是人生惨剧！他们的女儿此刻还在学校里，大概正上第二堂课，中午放学回家那又将是怎样的一幕？孤儿寡母今后又将怎么生活？

这是一个内向的、有忍耐力的、不愿意拖累别人的男子，自己的病痛，自己默默地忍受，不向医生诉说。

可是病人不向我们诉说，我们就可以不知道吗？就可以不给止痛治疗吗？

有人会说，这个人的死亡是因为医生没有为他开通绿色通道，没有直送导管室或ICU。

说得对。现在每个医院都有了绿色通道，病人只要有医保或有钱，都能被迅速送到导管室或ICU。但是再迅速也需要一段时间吧，你不给他止痛，他在到达导管室或ICU之前心脏骤停怎么办？

何况还有没医保或没钱的呢，这些人根本就到不了导管室或ICU。

当然，你止痛了，也不能保证他不心脏骤停。可是你不止痛，心脏骤停就更容易发生。因为AMI已经是"濒停状态"了，再加上剧烈的疼痛和濒死的恐惧，那就是把他从悬崖边儿上往下推。

绿色通道、导管室和 ICU 的出现和组合，是 AMI 急救的一大进步。但是这一大进步，却造成了 AMI 急诊室处置的一大退步，很多病人没有得到止痛，疼得呲牙咧嘴地就给送走了（本章第八节〖故事 4 〗）。

现代医学的"弃子"

这个病人病情的恶化，乃至死亡，除了没有止痛之外，还有很多原因，其中最重要的一个，是没有从急诊室立即转入导管室或 ICU。

从现代心脏急救医学的理论上讲，每一位急性心肌梗死病人一经诊断都应该立即转入导管室或 ICU。但是实际上做不到。他们中的个别人被迫要在观察室，甚至就在急诊室里滞留很久；甚至我还见过只在观察室里待了一天就因为钱没了而不得不回家的。这些病人可以说是现代心脏急救医学的"弃子"！

对这些可怜人，我们要多加关照。尽管我们急诊室医生和观察室医生已经够忙的了，可我们还是应该挤时间多到他们床边去几趟，尽我们所能，尽量多给他们一点关照，务使以上那幕惨剧不要再发生。

止痛缺如的原因

首先，吗啡和哌替啶是被严格管理的药品，而在急诊室里值班的医生大多是没有这种药物处方权的低年资医生。

但这是客观原因，主观原因还是对止痛的重要意义不了解，对病人的生命不够珍惜，而主观原因才是最重要的原因。

内科急诊室里都常规备有吗啡和哌替啶，遇到 AMI 病人一定要先使用，后找上级医生补方，而且应该是先使用，后让病家交款。

总而言之，不论实际工作中存在着多少障碍，对于 AMI 病人不给有效的止痛都是不允许的！

第十一节　AMI 的急诊室处置——宁可过之，而勿不及

AMI 急诊室处置的前两个问题"磨蹭"和"吝啬"都讲完了，下面讲第三个：

问题 3——骑墙

对那些一时分不清是 AMI 还是心绞痛的病人，不能果断地按 AMI 处置。这样处置看似稳妥，实则骑墙。这种骑墙的态度，这种貌似稳妥的处置，是导致 AMI 病人猝死的又一主因。

宁可过之，而勿不及

从理想上讲，无论哪种疾病的治疗都应该以恰到好处为最佳，"过之"与"不及"都不太好。但这仅仅是个理想，临床实践上很难做到。临床处置的实际情况往往不是"过之"，就是"不及"。

那么两相比较，哪一个好一点儿呢？

那要看是什么病。对于 AMI 来说，"过之"比"不及"好。也就是说，在分不清是 AMI 还是心绞痛时，果断地按 AMI 给予那"七项基本处置"比不给，或只给其中的几项要好。因为这样做，如果是 AMI，那我们的处置恰到好处；如果仅仅是心绞痛，我们的处置虽然"过了一点儿"，但对病人不会有多大害处，相反，会加速心绞痛的缓解。

📖 病例 5 的复习

为了加深大家对上述观点的理解，我们再来复习一下第四节里介绍的【病例 5】。

这个病例在诊断和处置上都采用了"宁可过之，而勿不及"的方法：

第一次是接诊时，病人仅有胸痛和高血压，而心电图正常。这时可以按高血压处置（血压突然升高时，也可以有胸闷或胸痛），也可以按心绞痛处置（心绞痛初起有时也可有短暂的心电图正常），但是我"宁可过之，而勿不及"，按心绞痛处置。

第二次是一个小时之后，胸痛不缓解，心电图仅有轻度的 ST 段下移。心电图 ST 段下移，可能是心绞痛，但也可能是心内膜下心肌梗死。含服硝酸甘油后胸痛不缓解，原因更多：硝酸甘油质量不好，硝酸甘油服用方法不正确，其他的抗心绞痛措施未给予；但是一个最具危险性的原因，就是这个病人一开始可能就是个 AMI。这时我第二次"宁可过之，而勿不及"，果断地按 AMI 处理。

两次"宁可过之，而勿不及"，保证了病人安全渡过急诊室里这一个多小时极其危险的时段，也为以后的治疗创造了条件。

反之，如果第一次仅按高血压处置，肌内注射硫酸镁后让病人回家；第二次如果仅按心绞痛处置，不移入观察室，不做抗 AMI 治疗，病人很可能出现严重的并发症，甚至死亡。

第十二节　最脆弱的人　八个不要

AMI 病人是最脆弱的人。有时一点儿芝麻粒大的小事就会引发猝死。年轻医生不知道，但老医生都知道。

我观察到一些老医生处置 AMI 时有两个看上去彼此矛盾的心态：

一个是十万火急的心态——恨不得 AMI 的那"七项急诊室处置"能在一分钟之内就全部落实到病人身上，以避免心脏骤停。

一个是战战兢兢的心态——惟恐自己的哪一项处置，甚至是自己的哪一言、哪一行不当，而引发心脏骤停。

请看：

病例 11　战战兢兢

看之前，请大家复习本章第九节的【病例 7】，因为这个病例是那个病例的续集。

当时那个老主任警告我病人很可能是心肌梗死，非常危险，让我快下医嘱。

这就是"十万火急的心态"。当时我还讲过，老主任安顿病人在诊床上躺下，再次嘱咐我快点儿下医嘱，说病人看样子像心肌梗死，随时可能出危险。

当时为了避免离题太远，没有具体讲述主任是怎么安顿病人卧床的，现在我讲一讲：

主任马上让病人躺到诊床上去，并且目不转睛地看着家属扶着病人走向诊床。可这时诊床上恰好有一个病人正在接受心电图检查。正在做心电图的护士见病人挤过来，就没好气儿地对他说：

"等会儿！"

主任急切地跑上前去对护士说："这是个急性心肌梗死，随时都可能出问题！"并随手拉过附近的一把椅子让病人坐下。等诊床上的病人一起来，主任马上就让家属把病人扶上诊床。

这就是"战战兢兢的心态"。

当时无论是我，还是护士，对老主任面对一个一般情况尚可、神清合作、步态正常、才六十几岁的病人这么战战兢兢，都觉得有点儿过分；可是几分钟后，心脏骤停终于发生时，我不由得感叹，还是"老马识途"啊！

既然 AMI 病人是最脆弱的人，那你就要牢记以下这**"八个不要"**：

1. 不要在病人面前谈论病情的危险。

2. 不要在病人面前谈论住院费和住院押金的问题。

3. 不要喝斥、责难和催促病人及其家属。

4. 自己不要，也让任何人不要在诊室里大声讲话。

5. 一经心电图诊断为 AMI，就不要再让病人起床，更不要让病人下床。

6. 不要轻易移动病人。

7. 不要在病情尚未稳定之前转送病人。

8. 即使病人能够，也不要让病人自己走到其他治疗单元。

这八个都是小事，但是劝君"勿以恶小而为之"。

第十三节　对死亡不能麻木

在这一章里我讲了三个猝死的病例。在讲述这三个病例时，我还讲述了这三个人的猝死给他们的亲人带来的巨大悲痛。我这样做，是想让青年急诊医生能够从病人的突然死亡和家人的悲痛欲绝中，感悟出一些有益的东西。

医生见惯浑闲事，断尽死者家人肠

但是很多急诊医生感悟不到。

因为，我们见到的猝死太多了，久之，我们就麻木了；而麻木，就不会有感悟。这让我想起了刘禹锡的两句诗："司空见惯浑闲事，断尽江南刺史肠。"说的是，面对一件事，一个人习以为常，而另一个人却肝肠寸断。

那么是不是也可以说："医生见惯浑闲事，断尽死者家人肠"呢？

如果医生对病人的死亡麻木了，那就是这样。

死亡本来可以避免！

死者家人为死亡无法挽回、为死者无法重生而肝肠寸断，而我们的职责恰恰是救人于死地；所以，一个人死在了我们手里，我们怎么会麻木不仁呢？

我从医五十余年了，死在我手上的病人不多，但至今他们每一个人死时的情景仍然历历在目。

病人的死，是医生的债，是永远偿还不了的心债！

医生对死麻木不仁，就会对死掉以轻心；对死掉以轻心，诊治就会马虎。古语说"医者仁术"，不说"医者技术"，原因就在于此。

确实，死亡无法挽回，死者无法重生，可是死亡本来可以避免！

诊治时，我们都尽心、尽力、尽职、尽责了吗？

最后的一搏　无声的呼救 ◯

第四章　休　克

　　上一章我提出了一个新概念——"心脏濒停状态"，并讲了它的一个急症——急性心肌梗死。

　　休克也是"心脏濒停状态"，但是很多人认为休克的严重性和紧急性不如心脏骤停。请注意：休克的严重性和紧急性有它自己的特点，如果你不注意这些特点，休克给病人造成的危害并不亚于心脏骤停。

第一节　休克三特性

特点1：发病的隐袭性

　　心脏一停，立即死相毕现，容易发现。但是休克在早期，其症征不显，青年医生往往不容易发现。等到他们发现了，已经发展到中晚期，很难救治。

特点2：发展的阶段性

　　心跳骤停的发展可以说没有阶段性，刚才还跳，而且跳得还挺不错，可一眨眼就停了。但是休克不然，一场休克从发生到病人死亡，可能要历经几小时，在这几小时里，休克从早期而中期，从中期而晚期。

　　不过你不要因此而认为休克的诊治可以拖延。休克的这三个时期经历的时间不均等，越往后越快，由一个点逐渐扩展成一个瀑布，然后轰然而下，不可收拾。早期和中期，病变可逆，救治得力，多可生还；而一旦进入晚期，则九死一生！

特点3：治疗的多样性

　　心跳停了，不管是什么原因，"第一复苏术"可以说是通用的。但是休克不然，不同原因引起的不同类型的休克，抢救使用的第一个药品就不同。综上所述：

"隐袭性"要求我们：明察秋毫，早下诊断；

"阶段性"要求我们：当机立断，早做处置；

"多样性"要求我们：找出病因，区别对待。

休克是"重症"，初学者需要学习的东西很多，而本章只讲三个：

1. 至今仍然常被我们遗漏的东西——早期休克。

2. 至今仍然不被我们认识的东西——濒休克状态。

3. 至今仍然困扰我们诊断的东西——病因不明的休克。

第二节　早期休克

休克在其早期容易救治。但休克发病隐袭，早期不容易发现，青年医生常常误诊、漏诊。这就要求我们警惕和发现早期休克。

早期休克警报

要想发现早期休克，必先知道早期休克的症状和体征。这些症状和体征我们都知道。但是仅仅知道还不行，还得知道其特点：

1. 卧位　病人站着和坐着都有困难。如果有床，他们会主动躺下。如果没床，他们会迫切要求躺下。所以早期休克病人几乎都是躺着的。

2. 无声　很少有大喊大叫的，一般都是沉默不语。

3. 苍白　面色苍白，甚至口唇发绀。

4. 不安　虽然沉默，但烦躁不安、辗转反侧。这个症状非常突出、非常抢眼！

这四个都是一望可知的，于是我称之为**"早期休克警报"**，见到这样的病人，要马上想到早期休克。当然这样的病人不一定都是休克，但是按照"危险病在先"的诊断原则，要先想到它，这可以确保它不被漏诊。

想到早期休克后，立即做休克的相关检查，第一个就是测血压。如果血压低于正常，即可初步诊为早期休克。

只见原发病，不见休克症

除了创伤性休克、过敏性休克和神经源性休克外，很多休克病人都有其原发病，他们的休克大多都是在其原发病的发展过程中"不知不觉"地产生的。

于是在急诊医生面前就有了两个东西：

一是病史清楚，症状和体征都很明显的原发病；

二是微露端倪的休克早期症状和体征。

可是很多急诊医生"只见原发病，不见休克症"。

加之很多休克病人的家属常常认为就是病人原有的那个病加重了，因此叙述现病史和既往史时都会侧重叙述，甚至仅仅叙述原发病。于是我们就沿着病人家属给我们"指点"的方向，更是"只见原发病，不见休克症"了。这是休克的急诊室诊治中的一大问题！

第三节　濒休克状态

早期休克我们能够发现了，而且一经我们的抢救，他们就都很容易地获救了。但是一个永不满足、永不骄傲、永远上进，而且"对病人的生命和健康高度负责"（基础篇第六章第二节）的急诊医生，他不会满足于此；相反，他会考虑如果还能及时发现那些尚未休克，但却即将休克的病人，然后立即遏制，不使他们发生休克，岂不更好？

什么是"濒休克状态"

在这本书里，我有一个重要的观点，那就是：在急诊工作中应该贯彻"预防为主"的方针。

为了贯彻这个方针，我在基础篇第五章提出了"濒危意识"和"濒危状态"两个概念，在上一章里我又提出了"心脏濒停状态"的概念。现在为了贯彻这个方针，我要再提出一个概念——"濒休克状态"，并把处于"濒休克状态"的病人称为"濒休克病人"。

所谓"濒休克状态"，就是病人已经具有足以引发休克的病因，而且病情已经向休克发展，但尚未发展成休克。

显然，与"心脏濒停状态"一样，这也是一个难以量化的"模糊概念"。但是一个有责任心的急诊医生不会轻视这个概念。因为有了这个概念，他就会把及时发现"濒休克病人"和解除其"濒休克状态"，当成自己的职责。请看：

📖 病例 12 是感冒，还是休克?

早晨我到急诊室接班，诊室里没有病人，候诊室里两个中年男子正扶着一个老太太坐在长椅上。老太太脸色不好，而且正在呻吟。夜班医生告诉我，就是个感冒，已经看过了，也做了处置，正等着打针呢。说完，他就下班走了。

我讲过：**交接班是最容易出事故的时候**（基础篇第十六章第二节）。

我还讲过：**永远不要轻信值班医生的话**（基础篇第十章第四节）。

尽管这个病人夜班医生已经看过了并做了处置，尽管这个病人有人陪伴，但是病人看上去病情较重，所以我还是走过去给病人听了听心肺。心肺都没有问题，我就进了急诊室。

过了一会儿一个刚下夜班的老护士临走时进急诊室提醒我注意那个病人，说病人情况不好，针还没打。

请注意：急诊与平诊不同，在平诊，一个病人由一个医生诊治；在急诊，一个病人由一个团队诊治。所以，你能不能算是一个**"急诊人"**，一个检验标准就是你有没有**团队精神**。这个老护士就有。她已经下班了还进来提醒我。

此外，再请注意：**老马识途！**

这是我第二次（第一次是在第三章第十二节【病例 11】）提"老马识途"了。我知道，你们青年人对老年人是有看法的；可是你要知道，老年人对你们青年人也有看法，只不过他们行将退休，对你们的所作所为即使很看不惯，也不会对你们说三道四，甚至有的还会三缄其口。但是如果他们有一天突然克制不住自己，突然对你或叮嘱、或提醒、或警告，那你可一定要重视！

天津有句俗话，叫作**"不听老人言，吃亏在眼前"**，这实在是青年人的警句呀。

听了老护士的提醒，我马上从急诊室出来看病人。病人脸色更不好了，而且烦躁不安（休克的早期症状）。

我从病人家属手里拿过来急诊病历，看到主诉是发热两天伴呕吐，就诊时血压是 105/60 mmHg。既往有冠心病。

我问病人呕吐了多少次，家属说仅昨天夜里就吐了十多次，每次呕吐量都很大。我立即让家属把病人扶回急诊室，扶上诊床，一测血压70/45 mmHg，做心电图显示 Ⅱ、Ⅲ、aVF 导联 ST 段下移，T 波倒置；V_1~V_5 导联 ST 段下移，T 波双向。再测体温为 39 ℃。

拟诊低血容量性休克、感染性休克，急性心肌梗死和心源性休克待排。没让病人从诊床上起来，立即开始抗休克和抗感染治疗。稍后，把病人移入观察室。

病人入观之后，我趁着中午上食堂吃午饭时跑到观察室做了一次"追踪观察"，以后在下班后和第二天上班前又跑到观察室做了两次。

病人血压一直波动于 70/40 mmHg 至 90/60 mmHg 之间，体温在39~40 ℃之间，仍呕吐，且无尿。持续静脉补液、静脉滴注抗生素和升压药，次日上午血压才稳定于 100/60 mmHg，体温接近正常，呕吐停止，尿量正常，心电图的 ST-T 改变减轻。

这个病人到底是什么休克，上述治疗是否恰当，都有可以推敲之处。但是在我见到这个病人时，她已进入休克状态是确定无疑的。

那么那位夜班医生给她看病时，她处于什么状态呢？

显然，那时她的血压还达不到诊断为休克的标准，但是由于她已经发热一天一夜，又频繁呕吐一夜，既有大量失液，又有入量不足，还有严重感染，既往又有冠心病，这个病人就不能只视为"感冒"，而应该视为"濒休克状态"，并应该给予积极救治。只给病人打一针青霉素和一针安痛定（复方氨林巴比妥），再带点儿口服药让病人回家就十分危险！

我们看到了，一个急诊医生有无"濒危意识"，他的工作质量截然不同。

那位夜班医生当时如果能看出病人即将进入休克状态，并立即安顿病人卧床，积极补液，给予强力的抗生素，病人的血压就不至于降低到 70/45 mmg，也不会有后来的休克状态了。

我的"濒休克状态"的概念就是从那一天开始在我的脑子里产生的。而四天之后，这个概念就在我的工作中发挥了作用。请看：

📖 病例 13 濒休克状态，首战告捷！

四天后我值中班，一个中年男子满头大汗、吁吁作喘地背进来一个十六七岁的女孩，一个中年妇女抱着被褥一脸惊慌地在后边紧跟着。

"背抱抬推"！

"心脏骤停警报"！

马上起立，拿起听诊器！

结果发现不是心脏骤停。

马上问病史。发热、腹泻、呕吐一天。可是看女孩的外观，一般情况尚好。查体，心肺未闻异常，惟独血压太低：90/60 mmHg。立即按"濒休克状态"处理，收留观察。但是女孩听说要输液，执意不从。于是先说服其父母，终于留观。

先肌内注射甲氧氯普胺一针，并给抗生素静脉滴注，再后以中速滴入液体 1500 ml。数小时后血压升至 110/70 mmHg，呕吐、腹泻停止。

次晨体温正常。三个人高高兴兴地走出观察室。中年妇女还是抱着被褥，中年男子跑到街上去雇出租车。

这与上个病例有很多不同，最重要的一条，是这个女孩没有经历休克。

之所以能这样，是因为我有了"濒休克状态"这个思想武器。显然，这是与休克斗争的一个利器，因为首次使用，就首战告捷。

休克十分险恶，我们决不可以眼睁睁地让病人在我们的眼皮底下跌入休克的深渊。

能在病人即将进入早期休克之前及时发现并强力遏止，这就是我提出"濒休克状态"概念的目的。

第四节　病因不明的休克

"濒休克状态"处置起来并不难；可是一旦发展成休克，处置就难了。

难在寻找病因

不同病因引起的休克，其治疗方法不同。所以要想彻底解除休克状态，必须依靠对因治疗。但是寻找病因有时非常困难！

为什么找不到病因

首先是现病史不详。病人因为病情重笃，意识模糊，现病史叙述不清，甚至因为昏迷而一言不发；而家属常常又一问三不知。

此时，如果引起休克的原发病的体征（不是休克的体征）又恰好不明显或被休克的体征所掩盖，而相应的辅助检查又因病人危重而不能实施，那么这个休克可以说简直就是个谜。

请注意：病情严重，而一时又找不到原因的休克病人，往往不是那些原有慢性疾病的人，而是平时身体"健康"的人。因为平时有慢性病的，家属就会告诉我们既往病史，这些既往病史就会成为我们寻找病因的重要线索。

所以，最难的就是那些平时"健康"的人。

找不到病因——体检！

病人一语不发，家属一问三不知，而血压越来越低，怎么办？

体检！但体检时要注意：

1. 边抢救，边体检。休克危险，瞬息万变，不能因为体检而迟迟不做处置。我在基础篇第十三章的第一节里提出了"处置第一原则"。根据这个原则，休克一确定，就应立即处置。虽然此时休克的原因尚不清楚，但是"平卧、吸氧、输液"等紧急处置是各种休克通用的，应该马上给予。

2. 检查项目要少。

体检——从常见病入手

1. 心脏泵衰竭。

2. 内脏感染。

3. 口入量不足。

4. 内出血。

下边分别讲述。

第五节　病因不明的休克——心脏泵衰竭

能造成心脏泵衰竭的，主要是急性心肌梗死。

急性心肌梗死病人，有的会拖延很久，直到发生了休克才来就诊；而有的，却一发病就休克了。所以这两类病人都会以休克为主症到达急诊室。

要想到"心肌梗死"！

有鉴于此，对原因不明的休克病人，尤其是中老年人，应该首先想到心肌梗死，要一律做心电图。而且除了常规的 12 导联之外，还要加做后壁导联和右室导联。

心电图典型，即能拟诊 AMI。不典型，但仍疑似心肌梗死时，就要加验心肌酶。总之，对于一个中老年人的原因不明休克，心脏病这个检查方向不要轻易放弃。在这方面有过教训，请看：

> **📖 病例 14　最后还是心源性休克**
>
> 男，70 岁，"憋气、无尿一天"就诊。既往高血压病，血压常不低于 200/120 mmHg。查体：血压 120/70 mmHg，心率 120 次 / 分，两肺底湿啰音，心电图 V_1~V_4 导联 R 波振幅较低。
>
> 血压虽在正常范围，但较平日大幅下降，加之一天无尿，诊断为休克。休克的原因被认为与心衰有关，即心源性休克。心衰的原因曾想到过急性心肌梗死，但心电图不典型，且病人又无既往心电图可供参考，因此未再朝这个方向深入检查，就留观了。
>
> 留观治疗后，血压一直在 120/70 mmHg 和 180/80 mmHg 之间波动，憋气未见明显缓解，而且又出现嗜睡和言语不清，于是开始考虑神经系统疾病，遂做脑 CT 检查，未见异常。
>
> 我利用工余时间到观察室做我心爱的"旁观观察"（基础篇第七章第十二节）时，偶然看到了这个病人。我看了观察病历和心电图后，觉得急性心肌梗死不能排除。于是提醒观察室医生验心肌酶，结果各项数值低者数倍于正常，高者十数倍于正常，最后诊断还是心源性休克，原因是急性心肌梗死。

休克的原因是这么发现的，那么当初休克是怎么发现的呢？因为当初血压并不低呀。主要是问出了他的高血压史，否则由于他血压"正常"，你就想不到休克。

这一点很重要，因为我们急诊医生有**"只顾现在，忽略既往"**的毛病（基础篇第三章第十二节），即只注意现病史，不注意既往史。但病因有时就藏在既往史里。

第六节　病因不明的休克——内脏感染

感染可以引起休克，尽人皆知。问题是：

哪些感染能引起休克而又让医生想不到它？

内脏感染。因为体表感染的体征一望可知，而内脏感染的体征则不易发现。

但是有人会问：能引起休克的感染必然严重；而严重的感染，即使是内脏感染，也会有明显的症状和体征，怎么会不易发现呢？

注意"老年人"！

老年人的感染就不易发现！

"隐匿性"是老年人感染的特点之一。即老年人感染可以没有感染的明显症状——发热，也可以没有该感染应有的其他典型症状。仅此一项，老年人感染就不容易被发现。再加上老人平时多无人看护，以致老人一旦感染常常不能及时就诊，直到并发休克后才慌忙送院，这时病人自己已不能叙述病史，而病人家属平时又大多不关心老人，那么这时医生就连现病史都问不清楚，老年人感染就更不容易被发现了。

有鉴于此，对原因不明的休克，应该把内脏感染作为另一个重要的检查方向，尤其是高龄老人、有慢性病的老人和有重度残障的老人，因为他们更容易感染。

关于老年感染，我将在第十三章专门讲述，在此就不深讲了。

寻找感染部位

想到内脏感染后，还要找到感染的部位。

根据"常见病在先"原则（基础篇第三章第三节），寻找感染部位要先从以下三个方向入手：

1. 呼吸系统。

2. 胆道系统。

3. 泌尿系统。

因为多数内脏感染不外乎这三个系统。

既然有严重感染，那就不会找不到阳性体征和阳性化验结果，所以要在这三个方向上做相应的体检和化验。

第七节　病因不明的休克——口入量不足

有些休克是由血容量不足引起的。

造成一个人血容量不足的原因，可以是呕吐和腹泻，也可以是创伤引起的外出血，这些情况因为有明确的病史和明显的体征，一般不会漏诊，所以不讲，要讲的是：

哪些情况下，血容量不足引起休克，会让医生想不到是血容量不足？

要想到"口入量不足"！

为此，我请初学者切记：

对于完全依赖别人照顾但又完全失去照顾或照顾不周的老人（这种人在第十三章会仔细讲）、慢性病人和残疾人，以及一切在摄食、摄饮方面有可能发生问题的人，都要想到"口入量不足"。

诚然，摄食和摄饮是人的基本欲望，而且也应该是每一个人的基本能力，一个人在这一点上似乎不应该发生问题。但是满足这个基本欲望，必须自己有这种能力，或者有别人的照顾，一个人如果失去了这二者，那就会出现严重的问题！

从总体上看，我们的社会生活可以说还可以，但是不能排除某些特殊的社会成员在特殊的情况下自己不能摄食、摄饮，别人又不给，或给得不充分。这就能导致休克。

你们要警惕！

这是尤利乌斯·伏契克（捷克记者、作家，作品《绞刑架下的报告》）慷慨赴死前留给世人的一句话。

面对这"无奇不有"的社会，面对这"人心惟危"（《尚书·大禹谟》）的人们，**你不要把人想得都那么好；不要轻信病人身边人的话；**不管他们说得多好听，多肯定，多"有根有梢、有鼻子有眼"，多信誓旦旦，你都要动脑子想一想"为什么"，想一想你眼前的这个可怜而又可悲的病人，他为什么会成为这个样子？仅仅是因为疾病吗？

这样，你才不会受骗；这样，你才能够找到真正的病因。

生活，在年轻人眼里总是美好的；人们，在年轻人眼里总是善良的。但是你到了急诊室，当了急诊医生，你就还得知道生活中的丑恶和人们中的丑恶；你就还得知道急诊室不仅是一个诊疗室，还是社会矛盾和人生矛盾的聚焦点（基础篇第三章第四节），还是人性丑恶的展览室，在这间斗室里出现的某个疾病或伤痛，其背后有时就是人们的一桩恶行，甚至就是病人家人的一桩恶行，是恶行造成的恶病，所以：

你们要警惕！

大众的卫士和保姆

此外，在警惕"口入量不足"这个休克原因上，还有一件事要讲一讲：

孟子说："西子蒙不洁，则人皆掩鼻而过之。"（《孟子·离娄章句下》）说的是一个人如果身上屎臭尿臊，那么她即使是美女，人们也会嫌恶。

美女尚如此，何况老年人！而且，在急诊室是鲜见美女，多见老人。

人都喜见年少，厌见衰老；喜见美丽，厌见丑陋；喜见清洁，厌见肮脏——此为人性。可是"口入量不足"的休克病人，恰好大多都是衰老、丑陋和肮脏的。你一个急诊医生如果对这些生活在苦难中的、衰老的、扭曲的、丑陋的、残缺不全的、孤苦无助的，因而也常常是肮脏龌龊、气味难闻的躯体"不忍卒读"，甚至"掩鼻而过之"，那么：

你怎么采集诊断信息？

你采集不到诊断信息，你怎么诊断？

你不诊断，你怎么救他们出苦海？

你马马虎虎地问问、查查，你怎么能不误诊、漏诊？

所以当你面对衰老、丑陋和肮脏，厌恶之情油然而生时，你一定要提醒自己：

我不是普通人，

我是大众的卫士和保姆！

第八节 病因不明的休克——内出血

能够引发休克，又能使休克"原因不明"，除了以上三个之外，还有一个，那就是"内出血"。

要想到"内出血"！

在这里，"内出血"指体表完整无损的内脏出血。

由于是"内脏出血"，所以我们看不见出血；由于"体表完整无损"，我们也想不到出血。结果：

外面完完整整，里面汩汩出血；

病人千钧一发，医生懵然无知！

所以我说：

"内出血"是无形而又无声的杀手！

很多急诊医生都曾做过"内出血"的手下败将，甚至有的因为败得太惨，败得太不应该，还受到了处分呢。请初学者切记：

对原因不明的休克，都要想到"内出血"！

六个注意事项

我曾多次强调：在诊断的思维链条上，"想到"最重要（基础篇第三章第二节）。现在我强调，要想发现内出血，"想到"仍然最重要！

在"想到"内出血这个问题上，要注意以下六点：

第一是它的**"多因性"**。很多疾病、很多情况都可能引起内出血，甚至"什么原因也没有"也能出现内出血。所以医生的思路要宽，不要轻易说"不可能是内出血"。

第二是它的**"跨科性"**。内出血多由外力撞击所致。按理说，这样的病人应该到外科就诊，但是他就到你内科来（急诊室怪现象2，基础篇第七章第四节），所以你要警惕！

第三是它的**"易发性"**。有些人，轻微撞击就能引发内出血（比如脾肿大的病人），所以发生休克时，他会想不起告诉你他那个轻微的被撞击史。

第四是它的**"迟发性"**。有的内出血来势凶猛，不容易漏诊；而有的则如涓涓细流，必得积以时日才能表现出来。比如一些实质性脏器的包膜下出血。

第五，正因为它的"迟发性"，所以在怀疑病人的休克是内出血所致时，一定要留观，而且**要充分留观**。

第六，正因为它的"迟发性"，所以在怀疑病人的休克是内出血所致时，**不要轻易排除内出血**，哪怕外伤史（打击/撞击）是十几天甚至几十天以前发生的，甚至哪怕病家根本就没有回忆起外伤史。

上消化道出血

内出血引起休克，而一时又让人想不到内出血的，常见的是消化性溃疡引起的上消化道出血。

病例 15 带病讲课的教师

一位中年女教师讲课时突然跌倒在讲台上。

病人被抬进诊室时我值班。

望诊：病人脸色苍白，冷汗；神志虽然清醒，但是沉默不语、表情淡漠；而且辗转反侧——早期休克警报（本章第二节）！

立即测血压：80/50 mmHg。心肺未闻异常。

诊为休克。

立即开通静脉，快速输入生理盐水。

寻找休克的原因：

想到心肌梗死，做心电图，但正常；问病史，病人已经说不清楚；好在校长跟着来了，校长说平常没有什么病。

那么休克的原因是什么呢？

这时盐水输入半小时，血压略升，病人说要解大便。立即让病人去解并嘱留便。（一定要留便！）结果是将近 300 ml 的柏油样稀便。

由于血压上升，这时病人能清楚回答问题了。原来病人胃痛断断续续有一年了，一直没就医。这两天疼痛加重，但是临近期末考试，怕耽误学生，就带病上班。

后来经过胃镜检查是十二指肠球部溃疡。

病例 16 临阵磨枪的学生

有些大学生的状况我知道一些：抽烟喝酒，晨昏颠倒，暴食暴饮。

一天早上，七八个神态惊慌的大学生呼啸而至，把一个瘦长的、双眼紧闭的男青年抬进诊室，抬上诊床。

"背抱抬推"！

"心脏骤停警报"！

立即接诊！

听诊：心肺正常，心脏骤停排除。

望诊：脸色苍白，意识模糊，沉默不语，辗转反侧——早期休克警报！

立即测血压：70/45 mmHg。

诊为休克。

立即开通静脉，快速输入生理盐水。

这些学生一听说是休克，大惊失色，举止失态，有几个立即跑出去打电话；剩下的，有的面对病人捶胸顿足，有的背朝病人掩面而泣，可是没有一个人注意和回答我的问诊，整个诊室被他们搅成了一锅粥。

好不容易才在这群人里找到了一个能够听我问话的人。其实我根据当今大学生的生活状况已经看出和推测出病人是消化道出血引起的休克，所以我的问诊就"单刀直入"（基础篇第十二章第三节）：

有没有吐血？有没有黑便？有没有溃疡病史？

全部否定。

"喝酒不喝酒？"

"喝。这几天没喝。"

这样，当前的"校园常见急症"——"急性酒精性胃出血"排除了。于是就剩下了消化性溃疡出血。

怎么确定它呢？

问发病经过。

请大家注意：我们急诊医生有一个毛病，那就是"只顾眼前，忽略经过"（基础篇第三章第十二节）。要知道，**诊断常常就隐藏在发病经过中**。

我问："怎么发病的？"

回答："早晨突然跌倒就起不来了。"

"一起床就跌倒了吗？"

"不是，根本就没睡。"

"夜里打牌了？"

"没打，这几天没打。快考试了，这几天天天开夜车复习。"

"平时胃痛过吗？"

"痛过，这几天就痛。"

诊断明确了。这时已经快速滴入了半瓶生理盐水，病情好转，学生们亢奋的神经也开始抑制，诊室趋向平静。

突然，诊床那边七八个学生又发一声喊：

"不好，吐啦！"

我挤进去一看，地上是一大摊咖啡色的粥状物。诊断确定——上消化道出血。后来这个病人经胃镜检查是十二指肠球部溃疡。

总结：一问二监视

消化性溃疡是个慢性病，而且起病隐袭，因此得了消化性溃疡而又不自知的病人很多。溃疡出血量少的，不引起休克；量多且猛的，血被迅速呕出或便出，医生一目了然；而既让病人休克，又让医生不知道为什么休克的，是中等量的、速度又适中的出血。因为这种出血既未吐出来，又未便出来，可是血容量已经下降了。所以对原因不明的休克，要想到消化性溃疡出血，要做到：

1. 问问有无消化性溃疡病史、胃痛史和近期黑便史。

2. 要密切监视呕吐物和大便。

输卵管妊娠破裂　肝破裂　脾破裂

内出血引起休克，而一时又让人想不到内出血的第二种常见情况是：腹腔和盆腔脏器出血，其中以输卵管妊娠破裂、肝破裂和脾破裂多见。

这三个病都不是内科急症，但是这三种急症，往往先到内科急诊室来。（急诊室怪现象2，基础篇第七章第四节）。

输卵管妊娠破裂，我在第十六章专门讲。

体表受到暴力撞击，立即造成闭合性肝或脾破裂，并立即引发严重内出血和休克，这种病人不会到内科急诊室来；即便来了，我们也不会漏诊、误诊，因此不讲。在此只讲以下两种：

1. 闭合性肝或脾破裂不是由外力撞击造成的，而是内因造成的。

2. 虽然是外力造成的闭合性肝或脾破裂，但破裂轻微，单位时间里的出血量少，多日之后才发生休克的。尤其是被膜完整的脾破裂，由于被膜的"绷带包扎效应"，出血常常需要3~5天，甚至一个月才能冲破被膜引起休克。这时，病人大多已经忘记了自己的受伤史。

这两种病人最容易到内科就诊，并让内科急诊医生"想不到"内出血。

可是有人马上会问：想不到肝、脾破裂有情可原，但是内出血怎么会想不到呢？因为出血既然已经引起休克了，其出血量必然不少，那病人就必有贫血貌，有了贫血貌，怎么还想不到呢？

因为此时贫血的体征（皮肤、黏膜苍白）已经被休克的体征（休克也有皮肤、黏膜苍白）掩盖了，加上内科医生又常常只想内科急症，误诊是常有的事。

📖 病例 17 感染性休克？

在观察室值班时我有一个习惯，那就是下班路过急诊室时，一定进去看看有什么自己没有见过的病人，这就是我在基础篇第七章第十二节里讲的"旁观观察"；由于这是我这一天的最后一次"观察"，所以我又戏称之为"临终观察"。

那天晚上我在观察室值过中班后下班回家，又顺便走进急诊室。

不巧，急诊室里没有病人，大为扫兴。我刚要离开急诊室，突然诊室的门被人撞开，只见四个人每人双手扯着同一条床单的一角，床单里兜着一个看上去体重一定很重的成年人，一阵风似地走进急诊室，后边紧跟着四五个衣着十分体面、看上去很有身份的男子。

"背抱抬推"！

"心脏骤停警报"！

病人一被抬进急诊室，我就想到了心脏骤停，就立即跟着这四个人一齐向诊床走去，一边走一边伸着脖子往床单里边看。床单里面兜着的是一个肥壮的中年男子，双眼半闭，一脸冷汗，头发都湿了粘在前额上，但看上去还不像心脏骤停。

四个人一到床边，其中一人喊了声"一，二，三！"，八只有力的大手一起向上用力一提，就把床单里这个体重足有 180 斤的大胖子连人带床单放在了诊床上。

病人一被放上诊床，我的听诊器就放在了病人的胸前（为了我的"临终观察"，下班时我的听诊器也带在手提包里）。有心音，心脏骤停排除。病人意识模糊，沉默不语，在床上时而平卧，时而辗转反侧，烦躁不

安——早期休克警报！

值班医生测血压 70/45 mmHg。

休克！

立即开通两根静脉输液。

询问病史，但病人已不能回答，那几个衣着体面的男子代述病史：

晚饭后病人到厂长家里打麻将牌。打牌过程中，病人突然从椅子上溜到地上，大家起来一看，人事不省，赶紧找人送院。

急诊医生既要懂医学，还得懂社会。打牌是中国人彼此友善的一种娱乐和交际，但因为多有赌博，所以也最容易引发龃龉和冲突。

我马上问：

"打架了没有？"

穿着体面的那四五个男子中，走出一位六十来岁的，衣着较其他人更体面，他十分恭敬而又略显谦卑地一欠身，微笑着回答：

"没有，绝对没有。关系都不错，凑一块儿玩儿玩儿，也没来钱的（没有赌博）。"

显然，这就是那位厂长喽。另外几位衣着体面的男子也异口同声地附和说没有，这些人显然都是病人的牌友。既然如此，那就"姑妄信之"吧。

那么为什么突然休克了呢？

这时内科值班医生已经给病人做完心电图，结果正常。查体：两肺少许湿啰音，腹部虽然膨隆，但未触及包块，亦无压痛，而且病人原来就肥胖，所以未当作阳性体征。

休克原因不明，请急诊内科科住院医生到场。

科住院把检查方向主要放在感染上。由于两肺有湿啰音，首先考虑肺部感染。拟行床旁 X 线检查，但因机器故障作罢。

这时病人妻子到场，没有呼叫，没有哭喊，非常平静地告诉我们病人晚餐进食正常，饮白酒少量，饭后就打牌去了。妻子面对垂死的丈夫竟然说得如此慢条斯理，心平气和，可见这个丈夫在妻子心里早已是个可以随时永别的陌路之人了。妻子又说病人平时健康，但今天不知何故排了三次大便，每次都不多。

似为"里急后重"。

当时正值初秋，内科科住院"想到"了细菌性痢疾，又做了直肠取便，但化验结果正常，而且大便潜血试验阴性。

休克原因仍然不明。

此时病人血压升至 90/60 mmHg，但症状不缓解，仍然烦躁、冷汗，而且开始呕吐咖啡色胃内容物。这时科住院才开始想到外科疾病，遂请外科急诊值班医生会诊。腹部没有查出阳性体征。又请外科科住院医生会诊。

有顷，外科科住院来了，后边跟着一个刚毕业的见习医生。

这位外科科住院刚刚做完一台急诊手术，未得喘息就被叫了下来，所以一进诊室就一脸的不悦。

医院里都知道外科医生脾气大，所以内科急诊室值班医生赶紧上前谦恭地介绍病情。

外科科住院听介绍时脸色阴沉，一言不发，双手叉在粗壮的腰上，可是那一双眼睛却一直盯着病人膨隆的肚子。

一俟介绍完毕，外科科住院就单刀直入地问：

"来的时候肚子就这么大吗？"

真是"语出惊人"，这一问，问得大家面面相觑，谁都没注意病人来时肚子有多大。

倒是病人的妻子平静地而又慢条斯理地回答：

"平时肚子就不小。"

外科科住院上前摸了摸病人的肚子，转身对自己带来的那个瘦弱的见习医生说：

"给我个注射器。"

见习医生赶忙跑去拿来，可是科住院一看，本来就不悦的脸上又勃然作色，厉声说：

"不行，换长针头！"

大家恍然大悟：喔——他是要做腹腔穿刺啊！他"想到"的是腹腔脏器出血呀！

这回见习生给他换了一根长针头。

大家都围上来观看。针头深深刺入腹腔之后，五六双眼都盯住了针管。只见他轻轻往上一提针柄，就抽上来满满一针管暗红色的血液。他把针管拿到灯下摇了摇——血液不凝固。

内科急诊医生们一见这管血，紧张了一个小时的身心马上松弛了下来——这是外科病，往下没他们的事儿了；可是这位外科科住院却马上眉头紧锁，本来就满是不悦的脸，又添了几分怒容。他没好气儿地向一直跟在身后的见习生"连珠炮"般地下着医嘱：

"通知手术室！准备手术！开腹探查！合血（交叉配血）！备皮！"

为了争取时间，备皮在急诊室里就进行了。

内科急诊医生们见到抽出血来了，就一哄而散，诊室里只剩下了那个值班的内科急诊医生，他点燃了一根香烟，轻松地靠在椅背上吐出了一个烟圈儿（诊室不准抽烟，他就抽）。

我看着他，心里说：没你的事儿了？不总结点儿教训？

看着正在病人身边忙碌着的外科科住院，我觉得脸上有点儿热：

为什么人家来了一眼就能看出问题之所在，一想就能想到问题之要害，一针就能把问题解开，而我们忙了一个小时也没找出个头绪呢？

一开始我就"想到"了外伤引起内出血的可能（牌桌和赌场是容易发生斗殴的地方），为什么不在这个方向上再搜寻（腹腔穿刺）一下呢？

"隔行如隔山"哪！我不由得感叹起来。

病人推走了，我的"临终观察"也做完了。虽然到家已经后半夜了，但是"旁观观察"到这么精彩的一幕，晚而无怨。

第二天是夜班，我提前到院，先上外科病房去做"追踪观察"（基础篇第七章第十节），得知：昨晚的手术一直持续到今天凌晨才结束，是脾破裂，腹腔积血 4000 ml，术后转入 ICU 监护，尚未脱离危险。

病人从 ICU 出来转到外科病房以后，我去做第二次"追踪观察"。

请注意："追踪观察"是急诊医生永远的"功课"。

这时病人仍然否认在牌桌上以及在那之前有过任何外伤史，只是回忆起近两周发现左上腹部有个包块，发病前几天开始觉上腹不适，发病当天"腹泻"过三次，但是每次大便量都很少，有排便不净的感觉。

病人痊愈出院之前，我去做第三次"追踪观察"，这时病人才回忆起来，发病前二十多天，推摩托车出门时，前轮碰在了门槛上（老房子门槛很高），左车把往后一坐，撞在了病人左上腹上。

至此，整个事件的过程就清楚了：

二十多天前由于车把的撞击，脾脏发生被膜下破裂。破裂小，出血少，逐渐形成被膜下积血，因此病人感到左上腹出了一个包块。发病之前被膜有小的破损，被膜下的积血流出，流入腹膜腔，在重力的作用下，先流到腹膜腔的最低点，刺激了直肠，引起了里急后重式的排便。以后在脾桌上被膜破裂，破裂的脾脏失去被膜的"绷带包扎效应"而大出血，引起休克。

这个休克的急诊室诊断，总的说是成功的，病人一个月后痊愈出院。只是从接诊到腹腔内出血的检出，这段时间长了一点儿。这主要是由于内科医生的视野过于集中在内科疾病上了。

那么外科医生为什么这么快就诊断出来呢？

第一是他们对"内出血"时刻保有高度的警觉，因而能够"想到"；

第二是他们在想到内出血后知道应该做什么检查，知道病人会有什么体征。

我一开始想到了内出血，但是不知道应该做什么检查，结果也是白搭。

可是我又想：不就是腹腔穿刺吗？我会呀！下次我也穿！

病例18 腹胀，第四次就诊

夜里 12 点，一男一女搀扶着一位五十多岁的妇女走进诊室。

诊室里没有病人，所以她一进来，我就得以开始了我的"初观"（基础篇第十二章第二节）。

我第一眼就发现病人脸色苍白。我密切注视病人的一举一动。病人虽然脸色不好，但是一般情况尚可，自己走到诊桌前。结果，直到病人坐下，我也没看出病人因为什么深更半夜前来就诊。

病人就座后，很有条理地陈述了发病经过和病史：腹胀半年，加重两周，这两周在这个医院看了三次；今天夜里腹胀更重，不能入睡；十年前得过肝硬化腹水，已经治疗多年。

我接过病历本，原来，病人一周前第一次就诊，当时血压 90/60 mmHg，下腹压痛（＋），给 50 % 葡萄糖 40 ml+ 维生素 B_6 100 mg 静脉注射后回家。当天晚上腹胀不缓解第二次就诊，血压仍为 90/60 mmHg，留观，给予一般性内科治疗。次日上午离观到肝胆内科门诊就诊。门诊医生给病人抽血验肝功能，病人回家等候化验结果，腹胀仍不缓解。今晚腹胀加重不能入睡。

我测了病人的血压为 105/70 mmHg，HR 90 次 / 分。检查腹部发现，病人很瘦但腹部却十分膨隆，而且脐下皮肤有一小块暗红色瘀斑，叩诊有明显的移动性浊音。

至此，病人给我的印象是腹腔积液。

考虑到病人这已是第四次因为腹胀就诊了，因此尽管已是深夜，也一定要弄个明白，就给病人做了腹腔穿刺。

可是万万没有想到，轻而易举抽出来的不是腹腔积液，竟是一针管暗红色的不凝血！反复询问也问不出外伤史。验血常规：Hb 99 g/L，WBC 10.4×10^9/L。

毫无疑问，这是内出血！

马上请外科急诊医生会诊。他当时已经躺下睡了，被我叫起来不大高兴。听说我给病人做了腹腔穿刺并抽出了血，就表示不相信。我知道他是不相信一个进修医生自己能做腹腔穿刺。我就把那一针管血拿给他让他看了。没想到他还不相信，认为我是误刺血管从血管里抽出来的。

他的这种想法真是"匪夷所思"！如果是从血管里抽出来的血，那血很快就会凝固，这是每一个医生都知道的，而我抽出来的血直到他拿在手里看时还是不凝固啊。

我没争辩，就当着他的面换了一个部位进针，又轻而易举地抽出来一管不凝血。他还是不相信，于是自己亲自抽，结果也是轻而易举地抽出来一管血。

他把针管拿到灯下摇晃了半天，血液也不凝固，到此，他一句话也没再说，马上走到诊桌前给病人开住院证，给病房的值班医生打电话。

早晨一下班，我就跑到外科病房去"追踪观察"。病人一般状况尚好，正在床上躺着等待主任来查房。可是我不能等了，就回家了。

第二天下班后到外科病房做第二次"追踪观察"。得知：主任昨天早晨看过病人后嘱做腹部 B 超检查，发现肝右叶有边界不清的包块，性质尚不确定。就在这时，病人血压突然下降，立即送进手术室做紧急开腹探查。

> 腹腔一打开，大量血液从刀口涌出，术后估计腹腔内积血约有5000 ml（包括腹腔积液）。检查肝脏发现右叶有大块菜花样改变，诊为肝癌出血，做部分肝切除后，病人痊愈出院。
>
> 这个病人的病情至此完全清楚了。她先是肝硬化，然后并发腹腔积液，再后并发肝癌，最后肝癌并发癌肿出血。
>
> 至于她脐下那个暗红色的瘀血斑，是腹腔里的积血由于腹内压过大从腹壁肌肉的微小间隙渗透出来的。以后要注意：此体征提示腹腔内出血。

这个病人一周之内四次因为腹胀就诊，每次都向医生说了腹腔积液病史，前三次可能是由于腹腔积液的体征不明显而漏诊。最后一次由于腹腔积液的体征已十分典型，所以引导我做了腹腔穿刺，明确了诊断，使得病人在发生休克之前就到达了外科病房并做好了手术准备，实为万幸。

可是如果病人当天夜里不来就医，等到次日上午发生休克以后再来，那就可能重演上一个病例——病人叙述不了病史，家属偏偏又忘记病人得过肝硬化，内科医生又忽略了腹部检查，那么这个内出血的诊断就又得费一番周折，然而那时病人很可能就承受不了这个周折了。

心理障碍 2：不相信别人

这个病例的诊断非常成功，但也有缺陷，那就是那位外科急诊医生已经亲眼看到了我抽出的不凝血，却还要迫使我再抽一次；我抽了，他还不相信，还得自己再抽一次才相信，既浪费了时间，又给病人增加了两次损伤。

这位医生当时的"我自己再穿刺一次"的做法完全多余。腹腔穿刺不是什么复杂的技术，我这么穿刺和抽吸，你不是也这么穿刺和抽吸吗？腹腔穿刺刺入血管并抽吸出血管内的血，这种机会极少，我有什么本事能隔着肚皮两次都能刺入血管并抽出血来？何况两次的进针部位还不是一个部位。而最具说服力的是我抽出来的血不凝固！难道这还不能说明这血不是从血管里抽出来的吗？

"相信自己，不相信别人"，这是人的共性。这种信念对保持一个人的个性和独立性，有积极意义。但是对于别人做出的显而易见是正确的结论，不相信，非得自己再做一遍，那就是心理障碍了。

急诊急救是需要多人参与的团队性工作，如果这个团队的每一个成员对于别人通过如此简单的工作所取得的如此确凿无疑的结果都不相信，都得自己再做一遍，那么且不要说我们努力追求的"三快"无法实现，恐怕就连这个团队也无法存在了。

心理障碍 3：不承认事实

这位医生的心理障碍除了"不相信别人"之外，还有一个是"不承认事实"。

急诊是"意外性"极强的工作。 在这个工作中经常会出现让人出乎意料、让人难以置信的事实。这就要求急诊医生必须有良好的心理素质：不管这些事实多可怕、多严重、多让自己丢面子，都要为了病人的生命安全而立即承认它们。

但是有些急诊医生却相反：他们只承认那些自己想到的、合乎常理的、对自己有利的事实。至于那些反之的事实，别说是经别人之手得出的，就是自己得出的也不能立即承认。比如有的医生听不到病人的心音，他还不承认这个事实，他还要一听再听，甚至还要听听自己的心脏，因为他怕是听诊器坏了。

到此，我一共讲了三个心理障碍了（第一个见基础篇第十五章第一节）。其实除此之外我们还有很多心理障碍，但是我无法全讲。希望大家能够举一反三，自己去发现它们、克服它们。

请记住：**急诊医生不能有心理障碍！**

腹腔穿刺——诊断腹腔内出血的法宝

腹腔穿刺是外科医生的法宝。他们很愿意做腹腔穿刺。但是内科医生就过于保守，扎一针就能明白的事，内科医生往往得忙活几小时，最后还是白忙活。

其实，腹腔穿刺第一安全，第二不难，它也应该是我们内科急诊医生的法宝。

第九节　别忘了少见病！

病因不明的休克，是休克的诊断难点；而少见病引起的病因不明的休克，则是难中之难，大家在遇到原因不明的休克时，要想到少见病。请看：

病例 19　休克，找不到原因

晚上我到观察室去"追踪观察"一个我在急诊室收观的病人。

一进观察室，就见主治医生、观察室医生和进修生正在一起讨论着什么，一张观察床边围着一大群神色紧张的家属。我忙挤进去看。

只见一个四十多岁的男子躺在床上，脸色苍白，浑身是汗，精神紧张，烦躁不安，在床上辗转反侧（早期休克警报，本章第二节），已经开通的两个静脉通路正在输着液体，我知道这是休克，赶紧挤出来，来到医生们这边。

医生们正在分析这个病人的病情，一个个都面带难色。

休克是肯定了，原因是什么呢？

心电图做了，完全正常，急性心肌梗死可以排除。

感染？

可是没有任何感染的阳性体征，床旁胸部 X 线检查也正常。

低血容量？

可是病人发病前进食、进水都无问题。

那么是内出血？

只有请外科会诊了。

外科科住院医生做了仔细的腹部检查，然后直起腰转身向围在身边的内科急诊医生们说，没有外科情况，腹部平坦、柔软，一无压痛，二无包块，三无移动性浊音。说完他就要走。

"做个腹穿吧！"大家跟他说。

但是他认为没有必要。

"做个吧！"大家又央求他，他才勉强答应做了。

五六双眼睛都盯住了他手里的注射器，非常遗憾，什么也没抽出来。

送走科住院医生后，内科急诊医生们又忙碌开了：加快输液速度，加用升压药，勉强使血压不再下降。但是休克一直不缓解，次日上午转入ICU。

本来我想到 ICU 去做"追踪观察"，但是畏于 ICU 门禁森严，作罢。

不久从 ICU 里传出来消息，说这个病人确诊了，是嗜铬细胞瘤。大家一听，瞠目结舌——嗜铬细胞瘤不是血压升高吗？

一查书才知道，虽然高血压是嗜铬细胞瘤的典型症状，但嗜铬细胞瘤还有一些特殊类型，其中有的就表现为低血压，有的是高血压与低血压交替出现，低血压严重时可以发展成休克。

那么 ICU 是怎么查出这个病的呢？

原来这个病人不是一开始就休克，他是因为突然血压升高而先到内科门诊就医，而后血压才下降。ICU 就是根据这个现病史"想到"了嗜铬细胞瘤，然后做了肾上腺的超声检查，发现一侧的肾上腺有占位性病变，最后经手术证实。

对于这个病例我做了反思：

反思 1：只顾眼前，忽略经过

我在基础篇第三章第十二节里讲过，我们急诊医生的诊断思维有一个毛病，那就是往往忽略"现病史"，我称之为"只顾眼前，忽略经过"。现在我们又犯这个毛病了。我在基础篇第三章第十二节里还讲过：诊断不明问病史，现病史里有诊断！可是事到临头，我们就忘了。

ICU 的医生不也是急诊医生吗，他们怎么就没忘呢？

严格地说，ICU 医生已经不算是急诊医生了，他们的工作条件和思维方法，与我们这些终日奋战在"急诊火线"（急诊室、抢救室和观察室）上，因而被这些"急诊之火"搞得心烦意乱，甚至焦头烂额的人们不同，他们更像是住院部的医生，而住院部的医生是不会忽视现病史的。

"人贵有自知之明"，我们急诊医生要知道自己的弱点。在急诊室、抢救室和观察室，即使是在十分拥挤，十分嘈杂，甚至十分"汹汹"的氛围中，也一定要记着问问现病史。

反思 2：知识不足

可是，如果我问出了血压先高后低这个现病史，我就能知道是嗜铬细胞瘤吗？

不能。因为我对嗜铬细胞瘤的了解，还停留在大学当学生时的水平，即我只知道嗜铬细胞瘤的血压是先低后高，不知道还有先高后低。

我在前边讲过，罕见病和少见病引起的原因不明的休克，是休克病因诊断的"难中之难"，说的就是这个，就是我们对罕见病和少见病，以及一些病的特殊类型和特殊表现知之甚少。

初学者当然首先应该把学习重点放在常见病和多发病上，但不能永远放在这上。

在求知的阶梯上，当你的一只脚已经踩稳了时，另一只脚就应该再上一阶。

总结：抓住两条

1. 提纲挈领 遇到休克一定要按休克的五大病因逐一考虑，做相应的问诊、查体和辅助检查。

2. 视野要宽 不仅要想到内科病，也要想到其他科的病；不仅要想到常见病，也要想到少见病；不仅要想到一个病的常见类型，也要想到这个病的特殊类型。

第十节　休克到底是什么

问这个问题似乎多余，因为每一个医生都知道休克的病理。但这不够。医学永远是人的科学，"人性"与"人道"永远是医学最深处的内核。所以一个**医生应该同时有两个追求：**

1. 永远追随着突飞猛进的科学技术，去不断探索人体里的一切奥秘。

2. 永远理解和尊重人性，永远恪守和实行人道。

所以只知道休克的病理不行，还要给休克急救学注入人性和人道。

休克是人在危难之际的自我保护，是人面对疾病的大举进攻，经过一系列反击、退守，再反击、再退守，直到山穷水尽、退无可退时的最后一搏。这是最后的一搏，也是最悲壮的一搏：它采取了"壮士断臂"的方法，"截断"了通向心、脑、肾以外的其他器官和组织的血流，来保住这三条生命线，而后就是等待，等待救援。

可是在没有现代急救医学的时代，休克者的等待完全是一场空。因为他们在等待，可是他们身上的这些症状和体征却被人们看作是死的征兆，是家人应该准备后事的信号。

所以休克是人最悲惨，也是最可怜的时刻。所以你学了休克学还不行，你还要知道，休克者的那些症状和体征是**一个濒死者向你发出的最后一次求救。**

这求救是无声的，但你要听到。

这求救是绝望的，但你要救他。

死亡诚可怕　昏迷更可悲 ○

第五章　昏　迷

昏迷是非常重要的内科急症，其重要在于：

1. 它最常见，在大型医院的急诊室里，昏迷几乎无日无之。

2. 与心脏骤停、急性心肌梗死和休克相比，其紧急性稍逊之；但是病人意识障碍，一不能叙述，二不能回答，会给诊断带来很大困难。

所以初学者应该把昏迷当作重点。

第一节　对具体的病人，做具体的分析

昏迷不是一个独立的疾病，它只是很多疾病的一个症状。能引起昏迷的病，不下几十种，所以昏迷的诊断不难，难的是寻找昏迷的原因，这一点与休克相似。

迷者，谜也

医生在寻找病因时，很大程度上需要依靠病人的叙述和回答。而昏迷病人恰好不能叙述和回答，这就给初学者带来困难。如果恰好病人家属也不了解情况，或根本没有家属可问，那就真是呼天不应，叫地不灵了。所以我常对实习生们讲："（昏）迷者，谜也。"

"诊断法"活的灵魂

那么，怎么解开这个谜团呢？

只有求助"诊断法"。

我们都知道这样一个哲学命题："具体问题，具体分析，是辩证法活的灵魂"。

其实，诊断法亦然。诊断法活的灵魂，就是**"对具体的病人，做具体的分析"**。

　　学过诊断学的人，在做诊断时，都会运用所学过的那些知识、理论和原则，这对；但需要提醒：医生此时常常会犯一个毛病，那就是只注意那些抽象的知识、理论和原则，不注意面前这个病人的具体情况，于是就把那些抽象的知识、理论或原则**"套用"**在眼前这个具体的病人身上，以至误诊。

　　所以"对具体的病人，做具体的分析"，就是用诊断学的知识、理论和原则来分析你面前这个病人的具体情况。

　　所以诊断其实就是两个工作：

　　1. 搜集病人的具体情况。

　　2. 分析病人的具体情况。

　　第一个工作一定要做足。但是初学者的毛病是稍做搜集，就遽做分析。诊断焉能不误？

寻找昏迷原因的四大线索

　　搜集和分析，搜集最重要。因为只有把情况都搜集来了，你才能分析。否则你分析什么？而且有经验的医生在搜集之中，有时诊断就出来了。

　　昏迷作为一个概念，是抽象的；但是作为一个病人，是具体的。每一个昏迷病人，除了意识障碍这个共同的表征之外，还有其他的具体情况可寻。其中重要的是以下四个情况：

　　1. 发病时的情况。

　　2. 既往史。

　　3. 伴随症状。

　　4. 伴随体征。

　　这些就是寻找昏迷原因的"四大线索"。

　　一个急诊医生脑子里有没有这些线索是大不一样的：有，你就知道从哪下手，就能很快找出病因；没有，你就"如坠五里雾中"。

第二节　诊断线索

　　下边我把昏迷的常见诊断线索简要地归纳一下，以后你们自己再补充和添加。

发病时情况

　　晨起发现昏迷——脑梗死，一氧化碳中毒，安眠药中毒，低血糖。

活动中出现昏迷——脑出血，蛛网膜下腔出血。

饮酒后昏迷——急性酒精中毒。

情感危机后昏迷——安眠药中毒，癔症。

突然昏迷——脑卒中。

渐进昏迷——代谢紊乱。

昏迷前有精神异常和行为怪异——低血糖，肝性脑病。

昏迷前有剧烈头疼、呕吐——脑出血，蛛网膜下腔出血。

既往史

高血压病——脑血管意外。

慢性阻塞性肺疾病——肺性脑病。

肝脏病——肝性脑病。

肾脏病——尿毒症。

糖尿病——低血糖，糖尿病酮症酸中毒，糖尿病高渗性昏迷。

伴随症状

发热——感染，脑血管意外。

血压升高——脑血管意外。

深大呼吸——酸中毒（糖尿病、肾衰竭）。

惊厥、大汗——低血糖。

伴随体征

脑膜刺激征——脑膜炎，蛛网膜下腔出血。

瞳孔缩小——安眠药中毒。

瞳孔小如针尖——吗啡中毒，海洛因中毒。

口唇、甲床樱桃红——一氧化碳中毒。

皮肤紫蓝——亚硝酸盐中毒。

化学品气味——相应的化学品中毒。

酒味——急性酒精中毒。

以上只是线索而已，还需要做相应的检查才能诊断。

第三节　四无昏迷

但是我们有时也会遇到没有任何线索可寻的病人。

什么是"四无昏迷"

比如一个独居的昏迷者，或一个被警察送来的倒在街头的昏迷者，"发病情况"和"既往史"无从询问，恰好又无特殊的"伴随症状"和"伴随体征"。

我把这种昏迷称为"四无昏迷"。这是急诊的难点。不仅对于初学者，就是对有经验的医生来说，这也是一个谜团。

怎么办？

当然还是"对具体的病人，做具体的分析"。每个病人都是具体的，所以每个病人都有他自己的特点。

那么"四无昏迷"有什么特点呢？

"四无昏迷"的病因

其实"四无昏迷"的特点，就是"四无"。这不是狡辩，这是说，"四无"本身，就提示了一些疾病：

1. 安眠药中毒。

2. 一氧化碳中毒。

3. 癔症。

4. 低血糖。

遇到"四无昏迷"，首先要看看是不是这四个病。

安眠药中毒，第八章讲。低血糖昏迷，第十章讲。本章只讲一氧化碳中毒和癔症。

"一氧化碳中毒"的三大线索

1. 烤火季节发病。

2. 室内有炉火。

3. 同室者同时发病。

"癔症昏迷"的线索——针刺"人中穴"即苏醒

癔症会引起昏迷。这种昏迷，你针刺或指掐人中穴，病人会完全苏醒，并完好如初。

由于施术简单，针刺或指掐人中穴应列为昏迷的第一个检查项目，原因不明的昏迷，都可一试，时有奇效。请看：

> 📖 病例20 一针苏醒
>
> 急诊室。夜班。一群人抬来一个昏迷不醒的男青年，说是在大街上骑自行车时被汽车挂倒了。外科急诊医生接诊。我喜欢做"旁观观察"（基础篇第七章第十二节），但我这边正忙而且听说是撞伤，就没过去看。
>
> 半小时后，脑系科的科住院医生来了。我知道是来会诊的。过了一会儿，病人被推出去了，我知道是做脑CT去了。少顷，病人又被推了回来，我看见外科医生和会诊医生围在阅片灯前看片子。看过之后，会诊医生坐下来写会诊记录，外科医生就走过来跟我说，脑CT未见异常；从外科看，既无严重外伤，又无内伤，可是病人来了一个多小时了就是不醒，打算让病人转到脑系科医院，让我给看看有无内科情况，没有的话就让病人走了。
>
> 我停了诊，过去给病人做了心肺和血压检查，都正常，顺便在病人人中穴上用拇指的指端用力掐了一下。病人扭头躲避，我立即把随身带着的针灸针取出来刺人中穴。经过强刺激，病人苏醒，并自己坐了起来，能正确回答问题，能正确识别身边的熟人。
>
> 本来正忙着打电话叫救护车转院的家属作罢，外科医生和会诊医生十分惊讶，赶忙收病人入观察室继续观察。

这个病人的昏迷，很可能是由于惊吓所致的癔症性昏迷，当然也不能排除脑震荡，甚至也不能排除诈病。但不管是哪种情况，病人是经针刺人中穴苏醒的，所以对于"原因不明的昏迷"，指掐或针刺人中穴可以列为常规检查。

第四节 昏迷的"急诊室处置"

每一种急症都有其特点，所以针对每一种急症的急诊室工作也有其重点。

昏迷的特点

心脏骤停的特点，是抢救时机稍纵即逝，所以医生必须在几秒钟之内完成接诊和做出诊断，并开始复苏。那真可以说是**"急诊闪击战"**！所以其工作重点就要放在"快"上。

急性心肌梗死的特点，是容易误诊、漏诊和猝死，所以其工作重点就是想方设法做到"一个不误，一个不漏，一个不死"。

休克的特点，是隐蔽性、阶段性和多样性，所以其工作重点就是发现和解救"濒休克"和早期休克病人，以及寻找病因、对因施治。

那么昏迷有什么特点呢？

昏迷的特点有二：

1. 原因众多，有时不易寻找。

2. 容易猝死，有时猝不及防。

昏迷的"急诊室工作目标"

在初学者看来，昏迷的紧急性远不及心脏骤停、急性心肌梗死和休克，很多昏迷病人在无任何照顾之下，也可以存活几小时、十几小时，甚至几天几夜。这就容易使初学者对昏迷病人的生命安全麻痹大意。

但是有些昏迷，尤其是脑血管意外引起的昏迷，也极容易猝死！

这样，昏迷就有了两个重要的急诊室工作目标：

1. 在诊断上，积极寻找昏迷原因。

2. 在处置上，确保一个不死，一个不残。

这一节我重点讲怎么确保昏迷病人不在急诊室里猝死。

昏迷猝死的常见原因

1. 脑疝。

2. 窒息。

有相当一部分昏迷是由脑血管意外或其他脑占位性病变引起的，这类昏迷随时可能发生脑疝而引起呼吸骤停，继而心脏骤停。

此外，又有相当一部分昏迷病人伴有呕吐。

"昏迷伴呕吐"，这是极其危险的情况！因为病人没有意识，极容易把呕吐物吸入呼吸道而窒息。

我国居民普遍缺乏急救知识，所以我们急诊医生就看到，昏迷伴呕吐的病人常常是以"仰卧"这种最危险，因而也是最禁忌的体位被送进急诊室。

仰卧就极易误吸，误吸就极易窒息，这方面的病例很多，请重温第一章第十六节的【病例1】。

那就是一个因仰卧和误吸而窒息的例子。事后我问护送病人来医院的那些人为什么采取这种体位，他们说觉得仰卧安全，侧卧怕压着心脏，所以在上汽车前、在汽车上、在下汽车往诊室里抬时都尽力保持仰卧。

这是病家无知造成的窒息。

那么有没有我们无知造成的呢？

有。请看：

📖 病例 21　画蛇添足

一个五十多岁的昏迷妇女被送进急诊室。听说病人是突然跌倒然后昏迷的，既往又有高血压，医生就说肯定是脑出血，做个心电图吧。

护士把心电图机推了过来，然后对家属说：

"躺好了，脸朝上躺好了！"

家属赶忙遵嘱把病人放平，头放正。天下的事就这么巧，就在此刻病人呕吐了。只见一大团胃内容物从张着的嘴里往外一冒，旋即随着一次吸气又缩了回去。于是病人的脸色陡然一变，成了灰白色。

心脏骤停！

推过来的心电图机正好派上用场。一做，是心室颤动，然后就是抢救，再后就是抢救无效，最后就是宣布死亡。

既然已经诊断是脑出血了，还做心电图干什么？这不是画蛇添足吗？

做心电图也不是不可以，为什么一定要仰卧呢？侧卧位就不能做吗？

说到这里我想起来，我们有的医生明知病人左心衰竭不能仰卧，还让病人仰卧做心电图，结果差一点把病人给憋死。

在医院里干什么都要以病人的安全为重，不能以医生、护士的方便为重。

仰卧做心电图那是一般情况下的做法，至于在急诊室采用什么体位做，一定要根据病人的情况，侧卧、半卧，甚至坐位都可以做，极特殊的情况下还有站着做的呢。

我就见过一份站着做的心电图，图形的干扰很大，我问病人这图是怎么做的，他说恰逢急诊高峰，诊床、诊椅全被占用，地上又挤满了人而几无立锥之地，护士就凑合着给他站着做了。

急诊室怪现象 5："哪没想到哪出事"现象

我们再来看看上面那个病例。

你说怪不怪？这个病人早也不吐，晚也不吐，偏偏在护士忘记了昏迷不能仰卧时吐！

其实急诊室常常就是这样，你有一点没想到或疏忽大意，病人偏偏就在这点上给你出个大问题。这是急诊室的第五个怪现象。

这个怪现象警告我们：

1. 一次也不能忘记做应该做的事。

2. 一次也不能因为忘记而做了不该做的事。

3. 一次也不能侥幸地去做自己明明知道不该做的事。

4. 一次也不能侥幸地不做自己明明知道应该做的事。

我已经讲了两个因为仰卧而窒息的昏迷。如果昏迷病人由于脑疝而死是疾病本身的自然发展的话，那么由于仰卧而死，则完全是家属的无知和医生、护士的失职！

医生、护士的失职，其实说到底也是无知。即他们不知道对一个昏迷病人应该做什么，不应该做什么。

这就又涉及了那个老问题——"急诊室处置"（第三章第七节）。

昏迷的"急诊室处置"

昏迷的"急诊室处置"的目的，是确保昏迷者不在急诊室猝死。为此，应该做到以下六点：

1. 在接诊顺序上，除了心脏骤停、急性心肌梗死和休克之外，要先接诊昏迷者。

2. 对已经发生或即将发生猝死的昏迷者，应立即接诊并抢救。

3. 昏迷者一到诊室，不论能否立即接诊，一律马上侧卧，并始终保持这个体位。

4. 如果呕吐频繁但又必须仰卧接受某种检查，如脑 CT，应先行气管内插管而后检查。人手充裕时，医生应护送病人去做 CT。

5. 在检查顺序上，第一步查生命体征，对呼吸、心脏即将骤停者，立即抢救；第二查瞳孔，对有脑疝迹象者，立即处置。其他检查，包括问诊在内，都应放在这两项检查之后，绝不可以本末倒置。

6. 如果需行气管内插管，要尽快施行。

这是因为，脑血管意外引起的昏迷，常伴有肌张力增高甚至痉挛而致病人牙关紧闭，使插管不能实施。所以对于这类昏迷者，一旦出现呼吸骤停先兆，应立即插管，不要迟疑观望，失去时机。

在这个问题上我有过教训：

📖 病例22　一念之差

急诊室。夜班。早晨五点来钟，一群人抬进来一个干瘦的老太太。

病人一被抬进诊室我就断定是昏迷，一上诊床又发现呼吸不规则。可是听心音，心跳尚好；查瞳孔，两侧等大，不像脑疝。马上让护士开通静脉，静脉注射尼可刹米，然后询问现病史。

原来病人早晨四点多钟起床，起床后就站在洗衣盆前洗昨天晚上换下来的脏衣服。感觉太矮，就站在小板凳上洗。这样洗了几下，突然大叫头疼，然后跌倒，再后昏迷。

显然是脑血管意外，而且可能是蛛网膜下腔出血。应该先做脑 CT 检查，可是病人呼吸不好，暂缓。此时病人呼吸出现较长时间的暂停，这是呼吸骤停的先兆。

要不要做气管内插管？

我犹豫了一下，考虑到刚刚静脉注射了尼可刹米，等等再说吧。果然，过了一会儿呼吸好了，我开始做其他检查。

不久，呼吸突然又不好，停顿时间更长。

插管！

可这时病人四肢强直性痉挛，牙关紧闭，插不了。

开口器！

用开口器也打不开。

不能拖延！马上命令护士再静脉注射尼可刹米并静脉滴注尼可刹米，再命令护士开第二根静脉快速滴入甘露醇和静脉注射地塞米松。

病人能不能闯过这一关就全凭这两根静脉和这点儿药了。看着已成无用之物的气管导管和喉镜，真后悔刚才那一念之差。

幸好尼可刹米及时发挥了作用，呼吸好了一点儿。可能甘露醇也发挥作用了，痉挛消失了。等到牙关一能打开，我马上把气管插了进去。

后来经脑 CT 检查是脑出血和蛛网膜下腔出血，病人安全转入 ICU。

这个病例的处置，除了气管插管不够果断，险失抢救机会外，还有问题吗？

还有。那就是对脑疝的处置不及时。病人一到诊室就表现出来了呼吸不规整，应该视为脑疝的表现而立即给予脱水剂和激素。

一防脑疝　二防窒息

看过这个病例后，我们回过头再看前边的那六条"急诊室处置"，就会有新的心得：

首先，这六条处置的目的就是一防脑疝，二防窒息。

其次，有生命功能紊乱就应该高度警惕脑疝的存在，即使没有瞳孔改变，也不能轻易排除脑疝。

当然，除了脑疝之外，还有很多疾病会引起生命功能紊乱，但是只要你认为病人是脑源性昏迷，那对他的生命功能紊乱就应"想到"脑疝。这就是我在基础篇第三章第四节里讲的"危险病在先原则"，它对急诊医生非常重要！

脑疝有的是逐渐地、缓慢地发生的，有的则非常迅速。急诊医生遇到的大多是后者，即病人一到诊室就呼吸不规整，这样，医生的注意力一下子就被吸引到病人极为危险的呼吸上来，却看不到呼吸不规整的背后隐藏着脑疝，这样，他的处置一定肤浅和无力。

诚然，很多昏迷者的病因寻找，尤其是治疗，不是急诊室医生所能完成的，它们需要由其他治疗单位完成。但是抢救那些一到急诊室就发生脑疝的病人，勿使其呼吸心脏骤停；保护那些昏迷而又有呕吐的病人，勿使其窒息；然后把它们安全地转送到应该去的地方，则完全是我们急诊室医生的职责。

第五节　沉默的生灵

死亡诚可怕，昏迷更可悲。

因为昏迷者失去了高级神经活动，却在人间留下了自己的躯壳任人摆布。

这个躯壳，你说是活的吗？

不，他无言语，无知觉，无记忆。

你说是死的吗？

不，他有呼吸，有心跳。

那么他到底是个什么呢？

他还是个活人，但他最软弱、最可欺、最可怠慢、最可轻贱，他的生还与否，完全依赖他人。如果他身边有亲人，并能善待他，那还好一点。可是如果没有，或虽有但不善待他，他会怎么样呢？

这时，就全靠我了！

因为急诊医生就是社会的化身。

我要快接、快诊、快处置；我要为他积极查找病因；我要照顾好他，不要仰卧以免窒息；我要照顾好他，不要躺出褥疮；我要密切监视脑疝的先兆，勿使脑疝发生；一旦不幸发生了脑疝，我要竭尽全力抢救。

我这样做了，如果他不幸死了，我问心无愧；如果他亲人来了，我敢正视他们的泪眼。

这些一无亲人，二无陪伴，甚至连姓名和身份都不知道的昏迷者，是**急诊医生的一面镜子**，这面镜子最能显示一个急诊医生到底有多少人道主义。

意外伤害是急诊医生的试金石　○

第六章　意外伤害

从这一章起，我们要进入内科急诊的一个新领域——"意外伤害"。

第一节　什么是意外伤害

"意外伤害"是疾病以外的一些有害的东西对人体所造成的"伤害"。这些有害的东西，有些是人所不知的；有些，人们虽然知道，但却被人们忽略或被误用；总之，是人们不经意中受到了伤害。此外，有时人们明知其有害，但故意用之，以自戕、自杀或杀人。虽然这种伤害对使用者来说是意中之事，但是对他人、对医生、对社会，则是意外之事，所以也被我划入"意外伤害"之内。

由于这本书讲的是内科急诊，所以下面我只讲内科的"意外伤害"。

第二节　特点和特殊意义

意外伤害与疾病相比，有如下**特点**：

1. 发生率很高。

2. 大多突然发生。

3. 大多发生于健康人。

4. 大多发生于青壮年。

5. 死亡率和致残率很高。

6. 可逆性强。因为意外伤害是急性过程，只要经过及时和正确的诊断和抢救，受害者大多都能生还，其中多数甚至能完好如初。

正是由于上述特点，意外伤害对急诊医生来说就有**特殊意义**：

1. 由于它具有意外性、突发性、紧急性和危险性，急诊医生就应对它保持高度警觉。

2. 由于它主要伤及健康人和青壮年，并常常危及生命，急诊医生如果诊断不出或处置不当，都会给受害人、受害人家庭和社会造成重大损失，所以急诊医生的责任就更为重大。

3. 由于只要经过正确、及时的诊断与抢救，受害人大多数都能生还，甚至能完好如初，因此与病人相比，尤其是与那些病人膏肓的慢性疾病病人相比，遭受意外伤害者的生死存亡，更取于医生医术之高低和责任心之有无。

第三节　急诊医生的试金石

我在本书基础篇的第一章里开宗明义就讲，急症的病情特点是"突发，痛苦，危险，易恶化"。而意外伤害完全符合这四个特点。所以我认为：意外伤害和心脏骤停、急性心肌梗死一样，也是"最典型的内科急症"；对它的迅速且准确的诊断、迅速且有效的抢救，是内科急诊医生"最典型的急诊能力"。是内科急诊医生"最重要的工作"。概言之：

意外伤害是内科急诊医生的试金石！

第四节　资料与提示

既然意外伤害如此重要，我们就应该了解它的各种具体情况，这样，我们才能对它有正确的认识。下面我们就来看一个急救中心的统计资料：

一、一般情况

见表6-1。

表6-1　某急救中心一年内抢救的内科意外伤害病人情况统计表

种类	发生例数（%）	抢救成功例数（%）	死亡例数（%）
中毒	241（97.6）	238（98.8）	3（1.2）
触电	5（2.0）	1（20.0）	4（80.0）
溺水	1（0.4）	0	1（100.0）
合计	247	239（96.8）	8（3.2）

一个急救中心一年之内抢救247例内科意外伤害，平均每10天接近7例，不可谓不多。如果再把它极大的危险性考虑进去，急诊医生确实应该把意外伤

害的诊治当做自己"最重要的工作"。

247 例内科意外伤害中，中毒占 97.6 %，亦不可谓不多。如果再把它极大的危险性考虑进去，急诊医生确实应该把中毒的诊治当作重中之重！

不过请注意：无论是全部的意外伤害，还是中毒这一项，其抢救成功率都极高。

原因何在？

不是意外伤害对人的危害不严重，原因在于：

遭受意外伤害者大多是青壮年；

遭受意外伤害者之前大多健康，甚至很健康；

意外伤害事件均为突发事件，伤害因子作用于人体为时不久，只要及时去除伤害因子，人体所受的损伤可逆性很强。

不过请注意：意外伤害极高的抢救成功率，并不说明意外伤害本身不是一个危险的病理过程。因此千万不可掉以轻心。

二、死亡情况

见表 6-2。

表 6-2　8 例死亡事件的情况

事件	性别	年龄	职业	抢救失败的原因
打赌：一口气喝一瓶白酒	男	39	摊贩	首诊医院抢救失当
初次饮酒，喝 6 两白酒	男	17	民工	发现和送院太迟，抢救不力
夫妻吵架，喝半瓶来苏	女	29	工人	呼吸心脏骤停，未做现场抢救
使用电驱蚊器不慎触电	男	19	学生	呼吸心脏骤停，未做现场抢救，送院太迟
修理电灯不慎触电	男	30	电工	呼吸心脏骤停，未做现场抢救
工地触电	男	35	民工	呼吸心脏骤停，未做现场抢救
工地触电	男	40	民工	呼吸心脏骤停，未做现场抢救
水边玩耍不慎落水	男	9	学生	呼吸心脏骤停，未做现场抢救

这 8 例死亡病例中 6 例是事件刚一发生就发生了呼吸心脏骤停，而且未做现场抢救。呼吸心脏骤停在现场不抢救，而是送到医院之后再抢救，在我国十分普遍。这提示：急诊室医生要坚守岗位，要时刻警惕院外呼吸心脏骤停。

但是另外两例（醉酒）到院时都是活人，这两个人的死，和我们的诊治不当就密切相关。

三、中毒情况

既然内科意外伤害事件的 97.6 % 是中毒，那我们就有必要对它做一个深入的分析（表6-3）。

表6-3　241 例中毒病人的一般情况

毒物种类	中毒原因	中毒例数（%）	死亡例数
安眠药	自杀	87（36.1）	
酒	过量	73（30.3）	2
不洁食物	误食	20（8.3）	
敌敌畏	自杀	16（6.6）	
格列本脲	过量	12（5.0）	
有机磷农药	皮肤接触	5（2.1）	
亚硝酸盐	误食	5（2.1）	
灭鼠药	自杀	5（2.1）	
来苏尔	自杀	3（1.2）	1
减肥药	过量	2（0.8）	
乐果	自杀	1（0.4）	
洁厕灵	自杀	1（0.4）	
除草醚	自杀	1（0.4）	
浓盐酸	自杀	1（0.4）	
甲烷	自杀	1（0.4）	
氨茶碱	自杀	1（0.4）	
氯丙嗪	自杀	1（0.4）	
卡托普利	自杀	1（0.4）	
马来酸氯苯那敏	自杀	1（0.4）	
地高辛	自杀	1（0.4）	

毒物种类	中毒原因	中毒例数（%）	死亡例数
复方降压片	自杀	1（0.4）	
胰岛素	过量	1（0.4）	
含汞软膏	错误使用	1（0.4）	

中毒的原因集中于自杀和"豪饮"，而且服用安眠药自杀和"豪饮"各占病例总数的三分之一强。不可谓不多。为此，我将用两章分别讲述安眠药中毒和酒精中毒。

造成伤害的毒物种类五花八门，一个成年人竟会用这些东西来结束自己的生命，真让常人难以相信！

但这都是活生生的事实，不容你不信。

有的人非常理智，决定自杀时，也非常理智，在选择自杀的时间、地点、方式和毒物的种类上，都经过精心策划。

我中学时的一位生物老师，以前是外科医生，后来因病摘去了一个肾脏，才离开了医院到了学校。她自杀时，在学校的生物实验室的各种药物里选择了一个对肾脏损害极大的"氯化汞"。她被送到医院后，急诊医生们一拥而上要救她，可她却非常冷静地对他们说："我是一个肾，吃的是氯化高汞。"令急诊医生们无计可施。

但是更多的自杀者，没有这种理智、知识和策划，在自杀时他们对毒物的选择，说得更准确和更生动一点，不如用时下流行的话，那真是"抓狂"：抓着什么，是什么。所以急诊医生在考虑是什么药物中毒时，不要以常理和常情为依据去判定哪个药不可能。

我的经验是：什么药都可能！

所以内科急诊医生要丰富自己的中毒学知识。

俗话说"病从口入"，可是从这个统计表（表6-4）看，又可以说"毒从口入"。

表6-4　241例中毒病人的中毒途径

中毒途径	例数（%）
经口	234（97.1）
经皮	6（2.5）

续表

中毒途径	例数（%）
皮下注射	1（0.4）

既然如此，紧急洗胃就成为最重要的抢救手段之一。因此，平时我们要时刻做好紧急洗胃的技术准备和物质准备。

关于紧急洗胃的物质准备，见基础篇第二十二章第四节提到的《抢救用品的应急管理法》中的"洗胃组合"。

四、其他情况

意外伤害远远不是一个单纯的急救医学问题，它还是一个极其复杂的社会学问题、心理学问题和行为学问题的混合体。对此，急诊医生要有充分的了解。

表6-5　药物性自杀事件和醉酒事件的性别分布

事件	例数	男（%）	女（%）
药物自杀	122	22（18）	100（82）
醉酒	73	54（74）	19（26）

胶东有句俗话，叫作"男愁唱，女愁哭"，说的是人在排遣忧愁时所采取的方式，男人与女人迥异。

而从上边这个统计表（表6-5）看，人在解决人生危机时所采取的方式，男人与女人亦迥异：女人是"一死了之"，男人是"一醉了之"。

这对急诊室医生的诊断工作有重要意义：

比如你遇到一个女性昏迷病人，你就更要想到"安眠药自杀"。

表6-6　247例意外伤害的行为分布

行为	例数（%）
自杀	122（49.4）
饮酒	73（29.6）
不洁饮食	20（8.1）
降糖药过量	13（5.3）
误食亚硝酸盐	5（2.0）

续表

行为	例数（%）
农田洒药	5（2.0）
触电	5（2.0）
减肥	2（0.8）
落水	1（0.4）
自己配药治疗皮肤病	1（0.4）

自杀和饮酒是造成意外伤害的主要行为（表6-6）。这两种行为的背后都有着极其复杂的社会问题、家庭问题、行为问题、心理问题和情感问题。而这些问题对急诊医生的诊断能否准确和治疗能否顺利，都有事先无法估计的影响。

这就提示：

急诊医生只懂医学还不够。

第七章　中毒的诊断

中毒既然占了内科意外伤害事件的百分之九十强，那它就应该成为本编的一个重点。

第一节　你要警惕！

看了上一章的那个资料，初学者会惊呼：这么多中毒啊！

可是你要知道，这还没有到顶呢，因为：

科学技术还在研制出越来越多的自然界前所未有的新东西，而这些新东西，有的对人有害，甚至有大害！

金钱还在诱惑人们生产和销售假冒伪劣产品，而这些，很多对人有害，甚至有大害！

人们还在追逐声色犬马，而忽视自身安全。

人们还在追逐经济效益，而忽视对有害物的监督管理。

人们还在很多人生问题和情感问题的泥沼之中不能自拔，于是就用酒精或毒品自我麻醉，甚至用毒药自我了断。

人们的身边还藏有一些毒如蛇蝎的人，他们会用毒物害人、杀人。而市场的发展和网络购物，会使这些种人更容易获得毒物。

怎么办？

对此，我们一个小小的急诊医生毫无办法，我们能做的只是：

睁大眼睛，时刻警惕着中毒者的到来！

第二节　你要"想到"！

中毒的抢救不难，难在诊断，而诊断难在"想到"。

因为急诊的诊断思维链条有三个环节：想到、检查和判断，"想到"是第一环（基础篇第三章第二节）。你想不到，正确的诊断就无从谈起。比如：

复旦大学黄洋医生被投毒后，虽然第一时间发病、第一时间就医、第一时间告知急诊医生是饮入异味水后发病，但急诊医生还是没有"想到"。

为什么想不到呢？

一个中毒的诊断，在教科书里，那是明明白白；可是一个中毒的病人，在急诊室里，那就不一定了。那些你熟知的而且症状、体征又典型的中毒，你能想到；那些你知之不多的，或症状、体征不典型的中毒，你就想不到了；至于那些你根本就不知道的中毒，你就更想不到了。

尤其是当他们被其他急症的"病人流"裹挟在一起从你的诊桌前匆匆"流过"，甚至汹涌"流过"时，你想不到，那就太可能了。

第三节　怎么才能"想到"

首先，你要知道各种中毒的症状和体征，起码也要知道常见中毒的症状和体征。

然后，你要对中毒保持高度警觉。

保持高度警觉不是一句空话，而是要做到一见到下面的这些情况，就能想到中毒。

发病情况

突然发病，且病情进展迅速的。

多人同时，或先后突发同一急症的。

进食或进水后，突发急症的。

服药、注射、输液时或后，突发急症的。

在情感危机时期，突发急症的。

有仇人时，突发急症的。

被仇人骚扰多日，突发急症的。

被昆虫或动物咬伤后，突发急症的。

在集体宿舍里，突发急症的。

在几人同室的旅馆里，突发急症的。

在下流娱乐场所或赌场里，突发急症的。

突然发病，且发病时或前，有陌生人在场的。

症状

突然发生，且病因不明的以下症状：

多脏器功能同时衰竭，尤其是肝、肾功能衰竭，但发病前健康。

昏迷，或昏睡，或惊厥。

闪击样猝死或昏厥。

严重精神错乱。

肌肉麻痹，或震颤。

呼吸加快、加深，或变慢、变浅，或不规则。

心动过速，或过缓，或暂停。

持续高热。

血压过高、过低。

失明。

黄视，绿视，虹视。

急性腹绞痛。

急性溶血。

急性呕吐，急性腹痛，急性腹泻。

急性结膜炎，羞明，流泪，眼痛。

急剧脱发。

体征

瞳孔扩大。

瞳孔缩小。

流涎。

口干。

皮肤红且干燥。

皮肤青紫。

皮肤、甲床、嘴唇樱桃红。

皮肤黄染。

大汗。

身体有蒜臭气味。

身体有化学品气味。

呼气有化学品气味。

大面积皮炎。

排泄物 呕吐物

呕吐物有某种化学品气味。

洗胃洗出液有某种化学品气味。

职业

可以接触到有毒物品的职业。

可以接触到电离辐射的职业。

住集体宿舍的。

理工类大学、综合性大学理科的学生和**教职员**。

物理、化学、生物类研究机构的工作人员。

下流行业的从业者。

第四节　怎么才能确诊

想到了还不够，还要确定到底是什么毒物。这是最难的。

调查

很多急诊室医生因为病人太多，就只重视查体和化验，连问诊都十分简略，调查一般不做。他们认为我是临床医生，我只管诊病和治病。

这不行！因为有些中毒的诊断，你不调查、不深入调查、不详尽调查是做不出来的。诊断不出，抢救何以出？

疑似中毒，必须调查，而且还要深入和详尽地调查，调查的目的是：

1. 寻找支持中毒的更多证据。

2. 寻找不支持中毒的证据。

3. 寻找到底是什么毒物。

要详尽地询问病人、家人、陪伴者、事发目击者、同事、密切接触者。一定要详尽询问，草草一问不行。

询问内容包括：发病时情况，发病前情况，既往健康情况和患病情况，近期有无情感危机，有无仇人，职业情况，居住情况，等等。

其实，需要询问的内容，远不止于此。下一个中毒将在什么情况下发生，谁也不能预知。如果不是已经发生，你能知道接收一双快递来的旅游鞋，鞋上有点儿异味，闻了闻，就会中毒身亡吗？

"理论简单，生活复杂"（第三章第二节），这句话你要永远记住。除了询问之外，必要时还要到发病现场实地调查，甚至实地勘察（第八章【病例23】和【病例24】）。

检查

要反复查体。看看第一次查体时有无遗漏的体征。

检查的内容要广。不仅要查体，还要查病人的衣服、用品、食物、饮水、饮料、药品。

化验

留取病人的呕吐物、排泄物、药物、食物、饮料、饮水、餐具、饮具，以及中毒现场一切不同寻常的东西，并送检。

会诊

有时寻找毒物非常困难，尤其是当毒物非常罕见时，更难，而急诊室医生的毒物学知识恰恰又不丰富，所以要及时请上级医生甚至请专家会诊。

互联网紧急咨询

可是有时请来专家，也找不到毒物；甚至专家有时还会"一言九鼎"地否定你的"想到"，认为不是中毒，而此时你却还认为是中毒。

怎么办？

那就"说大人则藐之，勿视其巍巍然"（《孟子·尽心章句下》），再坚持一下你的"想到"。请注意，黄洋中毒案，人们曾多次"想到"了中毒，但可惜都没有坚持。

那么要坚持，应该做什么呢？

要及时进行"互联网紧急咨询"：

把病人的一般情况、工作情况、学习情况、生活情况、发病情况，现在的病情、症状、体征、辅助检查和治疗，乃至病人的照片、视频、音频，可疑物的照片，等等，事无巨细，中文一份，英文一份，全部上传互联网。

"人多出韩信"。你不知道，他不知道，大家都不知道，甚至连请来的专家也不知道；但是你要相信，总会有人知道。

多年前，北京某大学女生铊中毒案，最后使急诊医生知道是铊中毒的，是互联网，告知者是外国人；几年前，复旦大学黄洋医生被同寝室另一医生投二甲基亚硝胺毒杀案，使急诊医生知道是二甲基亚硝胺中毒的，是手机短信，发信者匿名。

但非常可惜，咨询得都太晚了！

结果：一个残废，一个惨死，令人扼腕！

青年急诊医生们，信息技术是你们的强项，英语也是你们的强项，快拿起它们去救救那些可怜的、垂死的、惨不忍睹的中毒者吧！

黄洋医生中毒之前是一个帅哥，可是死前却是：

遍体皆黄，七窍出血呀！

构建"互联网紧急咨询平台"

为了拯救那些垂死的中毒者，需要构建一个中毒的"互联网紧急咨询平台"。

这个平台应该：

1. 只有医生能够发帖咨询，以免非专业人士占用资源。

2. 各界人士都能浏览，以增加咨询的成功率。

3. 与国内中毒医学专家和毒物学专家建立手机微信群，使他们能在第一时间知道有人在紧急求助。

这个平台一旦构建起来，那就功德无量！

谁来构建呢？

"此殆天所以资将军，将军岂有意乎？"（《三国志·蜀书·诸葛亮传》）

报警

一旦你怀疑投毒，就要及时报警，以便警方迅速捉拿凶犯。你一定要知道，医生是法定报告人；你知而不报，甚至疑而不报，都要负法律责任。当然，报警之前要先报告医院行政部门。

此外，报警还有一个目的，那就是借警方之手，查找毒物。

我们都知道，只有找到了毒物，找到了中毒途径，而且毒物的毒理与中毒者的症状和体征相符，中毒的诊断才能成立，中毒的救治才能有效。

可是毒物有时我们找不到，而警方有时能找到。比如黄洋被毒杀，就是警方介入才找到毒物、才确定投毒这个事实的。可惜太晚了！

医警结合

在查找毒物时，只报警还不行，因为警方对中毒常常也所知不多，所以还要向警方介绍病情，告诉警方你所怀疑的毒物和毒物进入体内的途径，以帮助警方侦查。

这还不行，还要追踪了解和深入分析警方初步的侦查结果。了解和分析的目的，还是找到毒物和毒物入体的途径，并向警方提供你的新看法。

所以报警后，要与警方互留手机号码和加入微信，以便警方传来图片和视频、音频。

看到这里，你会觉得这是多管闲事了。

不是多管闲事，这是**"医警结合"**。"医警结合"是本书提出的又一个新理念。

这个新理念发端于下面这个事件：

故事6 毒物找到，人已死亡！

农村。清晨。一家三口突发急症，症状相同，到达急诊室时，心、脑、肝、肾都已衰竭。疑似中毒，但不知毒为何物。

报警。

于是为了这三个垂死者，两场"战斗"就在两个地方热火朝天地，但又彼此隔绝地展开了：

ICU，急诊医生们使出浑身解数，抢救垂死者，但因不知毒为何物，而了无成效。

事发现场，警员们勘察现场，调取监控，询问目击者，走访知情人，除了在现场的地面上看到了一些死亡的蚂蚁和苍蝇，以及勘察现场的警员陆续感到身体不适之外，也是了无成效。

后来警方费尽周折，甚至请了专业机构到现场查找，最后才在隔壁的屋子里找到了毒物：磷化铝。

原来这家人把一间大房子用隔断分隔成两间，一间他们三人居住，一间租给他人做粮仓。为防生虫，粮食的主人在粮食上投放了超常规用量的磷化铝。恰巧是夜大雨，粮仓漏雨，磷化铝遇水迅速分解，释放大量磷化氢气体，气体透过密封性很差的隔断，致三人中毒。

结果是：毒物找到，人已死亡！

其实，昆虫死亡和警员不适，已经提示毒物是杀虫剂，中毒途径是空气吸入，循着这两个线索找下去，会很快找到毒物。但警方缺乏医学知识；医生有医学知识，但不知道这个情况。

所以，应该"医警结合"！

小急诊　大急诊

我总在想，急诊工作其实有两种做法：

一种，只在急诊部里做，只做急诊部里的这些工作，我们每天就是这么做的。我称之为"小急诊"。

而另一种，既做急诊部里的这些工作，还做急诊部外面的工作。那就是为了急症病人的获救，把我们的思维、目光、"触角"、手臂伸到急症病人所在的社区、家庭和现场。我称之为"大急诊"。

"医警结合"就是"大急诊"。此外，大急诊的工作内容还有很多，比如第八章的【病例 24】。

我在基础篇的第一章第八节就讲了"急诊之心"，说没有急人之危和急人之痛的"急诊之心"就做不好急诊工作，这是整个急诊工作的要害！急诊工作中的一些所谓的"没有做好"，其实与此有关。安于做"小急诊"，安于找不到毒物，安于中毒者惨死急诊室，究其根本，就是没有急人之危和急人之痛的"急诊之心"。

对此，有人会反驳：我们这么样全力以赴地抢救他，怎么还没有急人之危和急人之痛呢？

哦，也许有点冤枉你了。确实，你是在急人之危和急人之痛地全力抢救，可是中毒者的毒物找不着，你就不再找了，就这么盲目地、了无成效地"抢救"，最后眼睁睁地看着中毒者凄惨死去（很多中毒者死亡时是七窍出血呀），你起码是没有十分地、彻底地急人之危和急人之痛吧？

所以"小急诊"仅仅是"小慈悲"。而"大急诊"，则是"大慈悲"。因为它是十分的、彻底的急人之危和急人之痛。

那么谁能这样十分地、彻底地急人之危和急人之痛呢？是我们急诊医生吗？

不一定。一定的是中毒者的家人和挚友，他们会发疯一般地去寻找和求救。你去问问，那些第一个把中毒者的信息发到网上求救的都是谁。

对此，我们应该反思：

对这些垂死的，但是一旦找到了毒物就能霍然而愈的中毒者，我们为什么这么麻木，这么冷漠？！

好了，这个问题我们不再讨论了。下面让我来问问你，年轻的急诊医生：

你是干"小急诊"呢，还是干"大急诊"呢？

干"小急诊"：轻松一点，稳妥一点；但墨守成规者，从来都不会有大建树。

干"大急诊"：你本来已经十分沉重的担子会更沉重，而且你还会因为"第一个吃螃蟹"而惹来麻烦，但你很可能有大建树。

"大急诊"因为突破了急诊部的围墙而天地广阔，可干的事情很多，"医警结合"仅是其一。

你干吗？

你看，你还在犹豫，因为还没有人干？

那正好啊，你干了，你不就是首创者了吗？

"此殆天所以资将军，将军岂有意乎？"

第五节 中毒专家

新的毒物和新的中毒层出不穷，可是我们中毒的知识却仅有这么一点点。我们急诊科真应该有一个中毒专家，或者我们医院里应该有一个中毒专家，起码也应该有一个医生长于此道吧？

但是非常遗憾，都没有。

怎么办？

第一个办法是，在你所在的地区，或邻近地区，找一找，看看有没有。有的话，记下他的联系方法，加他的微信，届时请他会诊。

第二个办法是，如果你对中毒感兴趣，你就来当这个专家。你把这个想法跟科主任说说，把你的学术发展方向定在中毒上，这样，努力五年、十年，以你的年轻，以你的才华，你还成不了中毒专家吗？

我看能成。

届时，你们那个地区，因为有你，在中毒上，会有一方的平安。

一个医生，他的职业生涯算起来，不过区区三十几年，一晃就过去了，最后，很多医生碌碌一生而无为。

不要虚度年华，也不要好高骛远，你把这一件事做成了，那就不虚此生。

你们那个地区不是没有中毒专家吗？

那正好，"此殆天所以资将军"！

你决定了？

好，那我就告诉你**先从哪做起**：

先在你诊室的电脑上，或手机上，编制一个中毒的诊断检索。包括：从发病情况入手的、从症状入手的、从体征入手的和从排泄物和呕吐物性状入手的检索。

然后买一本关于"中毒治疗学"的书，放在诊室。

然后让药房购进你经常使用的解毒药品和抗毒药品。不常用的，要让药房与药品配送企业建立"紧急配送机制"。

让化验室开展相关的化验项目。

与邻近地区的中毒专家建立紧急现场会诊联系。

与远端地区的中毒专家建立紧急线上会诊联系。

然后把你的手机号和微信号给你的同事，给下级医院乃至社区医院的医生，让他们怀疑中毒时，就联系你。

这就算干起来了。

至于以后怎么样，那就全看你的了！

悲惨世界　苦难人生 ○

第八章　自杀性安眠药中毒

在急性经口中毒的病人中，自杀性安眠药中毒高居榜首，所以应该高度重视。

第一节　诊断难点：四无昏迷

自杀性安眠药中毒的诊断和治疗并不难。而且很多疾病的诊断，就大多数病例而言，也都不太难。于是初学者正确地诊断了几例之后，就会认为没有什么了不起，于是就松懈、就马虎、就草率。

但是我请初学者注意"普遍"与"个别"的关系。我常常对初学者说这样一句话：

"普遍不难，个别难。"

即少数病例由于种种特殊情况，能让你如坠"五里雾中"。

我说"普遍不难，个别难"，就是向初学者敲警钟：

不要故步自封！

不要浅尝辄止！

要不断磨炼自己的观察能力和思维能力。

那么自杀性安眠药中毒的"个别难"是什么呢？

是"四无昏迷"，即无法问到发病时的情况和既往史，无法检出特殊的症状和体征。

关于"四无昏迷"我在第五章的第三节里已经讲过，请大家复习一下。

那些决心离开我们这个世界，而且服药之后又"坚不反悔"的人们，当他们被人发现并送到我们的急诊室里时，往往已经陷入深昏迷。于是我们急诊医生做诊断的重要依据——发病时的情况和既往史，就无从问起；而自杀性安眠药中毒的症状和体征又恰恰没有什么特殊性，于是这个病人就成了"四无昏迷"。

第二节　"四无昏迷"的诊断线索

面对一个"四无昏迷"，我们该怎么办呢？

不要慌。我在第五章里曾经说过："四无"本身恰好是某些昏迷性疾病的诊断线索。现在我要说："四无"也是自杀性安眠药中毒的一个诊断线索。因为"四无昏迷"当中有相当一部分人就是自杀性安眠药中毒。所以遇到这样的病人，请试着向这个方向探索。

怎么探索呢？

用你的眼力、用你的思维、用你的生活。

听了我的回答，大家会有疑问：对病人的胃内容物或血液进行毒物检查就能知道是不是自杀性安眠药中毒，为什么还要用眼力和思维呢？

做毒物检查，那是因为你"想到"了中毒。那么你是怎么"想到"中毒的呢？

这就需要眼力和思维。

何况胃内容物或血液的毒物检查，目前就是在大型医院，也很少开展，所以在很多急诊室里，急诊医生还是得凭自己的眼力、思维和生活去做诊断。

有人会问：用眼力和思维我们明白了，可是"用生活"是什么意思呢？生活与诊断有什么关系呢？

这个问题请让我留在第六节"生活与诊断"中回答。

急症诊断是一个特殊的逻辑思维活动，这个思维活动有"想到""检查"和"判断"三个步骤，其中"想到"最重要。

现在我们就来看看"四无昏迷"病人的哪些"情况"应该使我们"想到"自杀性安眠药中毒。

请注意：在这里，我说的是"情况"，不是"症状"或"体征"。

"四无昏迷"病人如果有以下"情况"，我们就应该想到自杀性安眠药中毒：

一、早晨在床上发现的"四无昏迷"

如果室内没有炉火，或同室的其他人正常，就说明没有一氧化碳中毒，这时就应该想到自杀性安眠药中毒。因为很多用安眠药自杀的人愿意选择在晚间就寝时服药。这有两个好处：第一，这样可以由入睡而死，使死来得不那么痛苦。第二，这样不容易被别人发现，待到次日上午被发现，已经无法抢救了。

二、在人迹罕至的地方发现的"四无昏迷"

他们到这种地方去死，目的也是不让我们发现、不让我们救生。最近的一个例子，就是到可可西里无人区。

三、在远离居住地发现的"四无昏迷"

多年来我国大城市的房地产业十分火爆，城市土地寸土寸金，连原有的绿地、林地甚至公园都盖上房子了。于是这些可怜的自杀者们想找一个人迹罕至的地方也找不到了。怎么办？

为了不被家人和熟人发现，为了拖延家人和熟人的救生，于是就到远离自己居住社区的地方去死。

自杀不是一件容易决定的事，自杀者往往要经过几小时的抉择。于是他们就像一个幽灵在都市的街头徘徊、徘徊、再徘徊。这样，当他们最终倒下时，他们所在的位置往往令家人意想不到。因此，在急诊室，面对一个"四无昏迷"，如果你能确知他倒下的地点远离他居住的社区，就应该想到自杀性安眠药中毒。

四、经过刻意修饰打扮过的女性"四无昏迷"

这一条我将在本章的第六节专门解释。

五、老年"四无昏迷"

尤其是晚景凄凉、百病缠身的老人，不管其亲属如何否认，都要想到自杀性安眠药中毒。因为自杀已经是他们摆脱困境的唯一出路，而安眠药则是最佳的、也是手边常有的自杀工具。

六、有精神病的"四无昏迷"

如果经过观察，你发现病人很可能是一个精神病病人（观察的方法，我将在下一节里讲），你就应想到自杀性安眠药中毒。因为精神病病人常常拥有大量的安眠药，而且因为精神不正常，他们比常人更容易做出死的抉择。

以上一共是六个情况，我称之为**"六个想到"**。

第三节　怎么发现精神病病人

　　一个精神病病人的精神异常，主要表现在他的言行上。但他已经昏迷了，既无"言"，又无"行"，我怎么能知道他是精神病病人呢？

　　其实，精神病病人的精神异常不仅仅表现在言行上，在他的身上也能找到一些"蛛丝马迹"，病人的"服饰"就是其中的一个。请看：

📖 **故事 7　绿衣人**

　　二十世纪八十年代初。诊室里没病人，我正坐着看书。突然门被推开，走进来一个头戴绿色军便帽，身穿绿色军棉大衣的男子。他笑嘻嘻地向我走过来。

　　我认出来了，这是我的中学同学，我们已经有十多年没见了，听说他在一所学校里当职员。

　　他一进来我就看到他身上的一些异常：

　　首先是他的消瘦。他比中学时可瘦多了，几乎可以说是"瘦骨伶仃"（部分精神病病人会非常消瘦）。

　　第二就是他的着装。二十世纪八十年代初在天津这样一个历来只讲究吃喝，不讲究穿戴的城市，一个中学职员身穿军用棉大衣还不能说不正常，但是头戴军帽就很不正常了。

　　我给他让座，请他宽衣。等他笑嘻嘻地脱了军大衣，他里边的一身装束就让我大吃一惊了。一件草绿色的军上衣，外边腰上扎着一条紫红色的人造革军用腰带，下边是一条草绿色的军裤，如果再戴上一个红袖章，就是一副地道的"红卫兵"打扮了。

　　我们各自介绍了自己中学毕业以来这十多年的经历。他说他很幸运，由于是独生子，父母又很老了，所以没有下乡插队，而是留在天津就业了。就业也很幸运，进了学校，没有下工厂。然而"万幸中之不幸"，唐山地震天津受到波及，震感十分强烈，他受了惊吓，得了精神分裂，不过现在已经"好了"。

　　可是在后来的交谈中，我感到不仅他的服饰还停留在"文革"时代，他的精神兴趣也停留在"文革"时代，我看他的精神病还不容乐观。

故事8 旧衣人

二十世纪八十年代中期。急诊室。门被推开了，并排着走进来三个人。

我在基础篇第四章第三节里曾经主张：急诊医生的接诊，从病人进入诊室的一刹那就应该开始了。

我马上盯住这三个人：中间，二十七八岁的男子；右边，四十多岁的男子；左边，三十多岁的妇女。于是我知道中间的是病人，那两个是陪伴者。

我紧盯着中间的，揣测着他是什么病。

他步态正常地向我走来，然后在诊桌前就坐。那两个人则像卫兵一样一边一个紧挨着站在他身旁。就在这几秒钟之间，我发现了他身上的几处不正常：

1. 目光呆滞。

2. 举止拘谨。

3. 没有独立行为能力。

为什么说他没有独立行为能力呢？

因为通过这几秒钟的观察，我断定他没有重病（后来诊断为感冒）。于是病人与陪伴者的一个明显不正常的关系就呈现在我面前了：

一个年轻力壮的青年男子，得了一点儿小病，却需要两个人像卫兵一样地保护着他。原因何在？只有一个解释：他没有独立的行为能力。

4. 服装落伍。

他穿的是一件蓝色布料中山装，领扣扣着，衣服很干净，但很旧了。在二十世纪八十年代中期，天津的青年男子已很少有人穿这种衣服了。

我问他哪儿不舒服。他端坐着，眼看着正前方（我坐在他左前方），简单地回答了一句。他右边站着的男子马上抢过来替他陈述。至此，我断定他是个精神病病人，而且年深日久，已经有精神衰退了。

我抬头皱着眉头看着他身边的那个男子的双眼，右手食指指着我自己的右太阳穴，然后食指在太阳穴上划了几个圆圈儿（这是天津人暗示某人有精神病的手势）。那个男子会意地笑了，点了点头。

过了几天，我又在急诊室值班。门被推开，又并排着走进来三个人。两边的还是那天的那一对男女，中间的这次是一个六十多岁的老太太。我紧盯着老太太，揣测着她是什么病。

她头发全白了，面庞瘦削，目光呆滞，衣服很整洁，但是款式非常陈旧，上衣的衣领是"一字领"，二十世纪六十年代中国城市妇女的服装款式。

老太太在诊桌前拘谨地坐下，眼睛看着正前方，一言不发。那两个人一边一个站在她身旁。我抬头问那个男子：

"这是你母亲？"

他说是。

"那天那个是你弟弟？"

他说是。我皱着眉看着他的双眼，又把食指在我自己的太阳穴上划了几个圆圈儿。他会意地笑了，点了点头。

我在基础篇第九章第一节里强调：急诊医生应该有一双鹰的眼睛，这双眼睛要明察一切。那么再具体一点讲，要明察哪些东西呢？

不仅要明察病人身上的症状和体征，**还要明察病人身上的一切不正常、不寻常的东西**；不仅要明察病人身上的不正常、不寻常的东西，还**要明察病人与他的陪伴者的不正常、不寻常的关系**。

这最后一点，我在下面第六节的【病例 28】，还要更具体地讲解，届时请注意。

服饰是人自己加在身上的。穿戴什么，怎么穿戴，是经过三思的。因此，通过服饰，一个优秀的急诊医生不仅能够推知一个人的身份、职业、文化……也能够推知一个人的精神状态。

精神病病人的服饰有些特点，"落伍"只是其一。此外还有一个，那就是"不协调"。即或者与外界不协调——与时代、季节、时间和环境不协调；或者与自身不协调——与自己的身份、职业、年龄乃至自己身上的其他服饰不协调。

因此，一个急诊医生面对一个"四无昏迷"病人，要注意他的服饰。

第四节　怎么使用"六个想到"

"六个想到"（本章第二节）是诊断的线索。下面就来看看我是怎么使用这"六个想到"的。

病例23 老人的早晨（1）

初冬的上午。一个熟人来诊室找我，说她婆婆今天早晨昏迷了，经过初步检查，昏迷原因不清，请我去家里给看看。

大量的临床经验已经使我形成了一个条件反射：老年人原因不明的昏迷——立即想到自杀性安眠药中毒。

病人的家离我们医院很远，大概得45分钟的车程，这段时间恰好用来调查。

我在第七章第四节讲过，想到中毒之后，第一件事就是"调查"。

现在我再告诉大家：**有时仅凭一次细致入微的调查性询问，就能得出正确的诊断。**

一上车我就开始了询问，询问是详尽的：

先询问病人的一般情况。得知：病人89岁。此前一般状况尚好。生活可以自理。没有糖尿病，也尚未发现其他慢性病。丈夫早已去世。住在女儿家里。女儿家生活富裕，居室宽绰，病人独居一室。家中是集中供热取暖，室内无炉火。女儿是退休医生。应该说这位老人的晚景很不错了。

然后询问病人发病时的情况。

我在基础篇第三章第十二节里指出过，我们急诊医生在诊断思维上有一个毛病——"只顾眼前，忽略经过"。我现在再强调一次，要问"现病史"，要问发病经过，尤其是诊断不明的病例，一定要问。

请记住："现病史里有诊断"。

我再三询问是谁、何时、何地和怎样发现了病人的什么异常。

请注意：**询问一要过细，二要具体，三要反复。**

所谓"反复"，是一个问题即使得到了具体的、明确的回答，也不要轻信；过一会儿要再问一次，看看两次回答有无出入。

结果得知：病人早晨在正常时间起床。起床后下床正常活动。女儿出去晨练。晨练后买早点回家。到家后发现病人又盖着被躺在床上，呼之不应。

我就问吃药了没有。

回答是不知道。

我问今天晨起或者近日，病人与女儿是否有过龃龉。

回答是不知道。不过病人过去曾向人流露过，嫌女儿只顾外出晨练，对自己起床梳洗照顾不周。

我又问以前昏迷过没有。

回答是昏迷过，而且昏迷过好几次。我又问那几次昏迷的发病情况与这次是否一样。

回答是都差不多。

我不知道大家看过柯南·道尔的侦探小说没有。他笔下的那个私人侦探福尔摩斯曾说过一句十分精辟的话：**"世界上本来就没有什么新鲜事，都是前人做过的。"**

这句话有两层含义：第一，一个罪犯常常采用相同的方式反复作案。第二，众多罪犯常常不谋而合地采用同一方式作案。因此这位侦探平时就十分注意收集和阅读各种案例。这样，当他遇到一个案件，发现这个案件的已知部分与他熟知的某个案件相同，那他就能根据他熟知的那个案件推测出这个案件的未知部分。这对他破案起了重大作用。

其实，福尔摩斯的这句话还道出了**人类行为的一个普遍规律：模仿性和重复性**。

急诊医生应该知道：**人类的自杀行为的方式也有模仿性和重复性**。也就是一个自杀者会用同一种方式反复自杀。所以在你做诊断发生困难时，一定别忘了再问问"既往史"。

儿媳妇已经说了，婆婆那几次昏迷的发病情况与这次都差不多。可是我还嫌她说得太过笼统，于是就刨根问底地再问，终于问清楚了：

原来近十年来，病人曾三次不明原因昏迷，每次都是早晨，每次都未得到明确诊断，每次都是昏迷一两天后自行苏醒。最长一次昏迷了三天，找医生看过，诊断不明，家人丧失信心，连丧事都启动了，甚至连办丧事后的酬谢酒席都开始准备了。不料，病人次日自己苏醒；而且苏醒之后，神经系统未留任何残疾。

车停了，我细致入微的调查性询问也结束了。仅凭调查性询问，我就初步认为这是自杀性安眠药中毒。下面的工作就是到发病现场去寻找证据了。

进病人家中先看安没安暖气（永远不要轻信病人身边人的话，第四章第七节），确实安着暖气。病人正安卧在她寝室的床上。

查体：心搏、血压和呼吸均正常。双侧瞳孔大小正常，右瞳孔对光反射正常，但左瞳孔对光反射消失，经询问得知左眼患白内障。膝反射减弱，病理反射未引出。用拇指指端掐人中穴，表情痛苦，提示昏迷不深。我在第五章第三节里说过，掐人中穴应列为昏迷的常规检查项目。

向病人女儿询问发病时情况，以核对此前儿媳妇的回答。结果与儿媳妇的回答并无出入。反复询问，女儿都不能肯定病人是否吃过安眠药。又反复询问，女儿均否认与母亲发生过龃龉。对此只可姑妄听之，不可完全信之了。

我在第四章第七节里警告过你们：永远不要轻信病人身边那些人的话，请大家再看看那一节。

搜查病人的卧榻发现，病人枕旁有一纸盒，内盛病人日常所用的各种药品，其中有一个100片规格的安定（地西泮片）药瓶，瓶中仅有十几片药。病人女儿回忆这瓶药刚打开十几天。

请注意：我在基础篇第三章第十二节里指出过我们诊断思维中的一个毛病——"只看病人，不看其他"。现在我再强调一遍：不能只看病人的症状和体征，病人身上和周围的其他东西也要看。

到此，中止调查，拟诊安定中毒。

鉴于病人昏迷不深，估计服药量不大，又考虑到服药已有几个小时，而且病人年迈，故未行洗胃，亦未送院，仅在家中静脉滴注美解眠（贝美格）。两小时后病人苏醒，次日完全恢复正常。病人承认在女儿外出晨练时服安定"几十片"。服药原因不愿说出。

当然，对每个昏迷者都应先行脑CT检查以排除脑血管意外，但条件不允许时，不做这项检查，急诊医生也应该能够做出正确诊断。

通过这个事件，病人家属一致认为前三次昏迷也都是自杀性安眠药中毒。但是大家大惑不解：这位老人生活如此优裕，为什么却反复自杀呢？

我向他们解释：我们都是中年人，离死亡还很遥远，所以我们即使遇上很可悲的事，也不会想到一死了之，因为来日方长，总会有"柳暗花明又一村"之日。可是一个年近九十的老人则不然，稍不顺心，就一死了之，是可能的。

果然，不到两个月，老太太又昏迷了，而且又是在早晨。不过这次早晨没有起床，七点多钟了还在"睡"，呼之不醒。又把我找去了。

这次比上次重，频发早搏，二便失禁，呕吐出咖啡色液体，指掐人中穴无反应，所幸血压、呼吸尚正常，右瞳孔对光反射尚存在。

这次又是自杀性安眠药中毒吗？

虽然一个人会反复自杀，而且常常会用同一个方式反复自杀，但不能据此贸然类推这次还是自杀。因为**"对具体病人，做具体分析"**是诊断法活的灵魂（第五章第一节）。这次昏迷的原因是什么，还得具体分析：

首先，这次没有"起床之后又躺下"那个过程，而是根本就没起床。其次，这次呕吐的是咖啡色液体，提示脑血管意外应激性溃疡所致上消化道出血。最后，搜查病人枕旁那个药品盒，发现地西泮片是满满的一瓶。

所以，这次很有可能不是自杀性安眠药中毒，而是脑血管意外。

我提议送院做脑 CT 检查，但是家属不愿意。于是只好先按"自杀性安眠药中毒"做试验治疗，在家静脉滴注贝美格，密切注意变化，注意呕吐物颜色。

结果约两小时后老太太苏醒，其间又呕吐一次咖啡色液体，以后未再呕吐。约四小时后完全清醒，心律、肢体、言语均正常。

询问昏迷原因，回答"吃了三瓶复方罗布麻片和一瓶安定片"。服药数量显然夸张，但药名差不多，因为复方罗布麻片含有异丙嗪，而异丙嗪有镇静作用；而且复方罗布麻片是紫红色的（急诊医生不仅要知道一个药的药理，还要知道它的外观），与呕吐物颜色一致。

请注意：即使在急诊中，试验性治疗也是允许的。但要密切观察，一俟条件允许，即应补做应做而未做的检查以尽快确诊。

📖 病例 24　老人的早晨（2）

二十世纪九十年代的一个早晨，从另外一家医院转来一个病人，七十多岁的矮胖老头儿。病人是由儿子和女儿送来的，到达急诊室时已经深昏迷了。

我接诊。和以往一样，一见老年昏迷，马上想到"自杀性安眠药中毒"。虽然如此，但我还是全面地检查了身体和细致地询问了发病经过。而且为了"快诊断"，我采取了"边检边问"（基础篇第十二章第四节）的方式，即一边检查，一边询问。女儿说父亲患有多种慢性病，反复住院，花了很多钱，家里已经一贫如洗（我想这可能就是自杀的原因）。这次因为冠心病在那家医院住院多日，自己陪伴父亲住院。今天早晨父亲醒来后就让自己出去给他买早点。半小时后自己端着早点回来，发现父亲倒在床前的地上，呼之不应，赶紧叫来医生。

我看了那个医生写的转院病历：听诊心律不齐。做心电图发现频发室性早搏（简称"室早"），而且有几个导联的 ST 段下移。拟诊频发室早，急性心肌梗死待排。立即静脉注射利多卡因，室早消失后转来我院。

我的查体重点放在急性心肌梗死和脑血管意外上。心电图无急性心肌梗死的图形，室性早搏亦未捕到，血压稍高，瞳孔正常，无偏瘫和面瘫。

解开病人上衣时，在外衣与内衣之间发现了一粒体积很小的白色药片。我眼前一亮：

地西泮片？

自杀性安眠药中毒？

初学者应该记住：在昏迷者身上和（或）身边，发现形色与安眠药相似或相同的药片，是服安眠药自杀中毒的重要线索！

这是因为自杀者向自己嘴里一次倒入大量药片时，极易失手撒落。

我马上安排病人去做脑 CT 检查排除脑血管意外，同时让家属给之前住院的那家医院打电话，让那边仔细检查病人的病床，看看有无自杀性安眠药中毒的证据。

看到这，有人会说，急诊部里的这些工作就够你忙的了，你怎么还有心思管急诊部外面的事呢？

我在上一章提出了一个新概念"大急诊"，我这干的就是"大急诊"。而"大急诊"就是要把自己的目光、思维和"触角"，伸到急诊部的外边去探索诊断。

那你这么里里外外地干，你累不累呀？

我不累。因为第一，我对诊断不明的病例有着极大的兴趣；第二，我对病人的安危有着极大的责任。有兴趣，有责任，就不累。

脑 CT 检查未见异常。

不久，那家医院回电话了，说在床上发现了几粒白药片，在床下发现了一个盛地西泮片的空瓶，在床头柜里发现了遗书。稍后，药片、药瓶和遗书都送来了。

遗书的字体很大而且歪歪扭扭，文理也很不通顺，不过"要言不烦"，通篇不过几十字，说吃了安眠药，是自己吃的，与医生无关；说儿女待自己不错，与儿女无关；只是因为病太多、太重，无痊愈的希望，不愿再给儿女增加负担云云。

诊断明确，立即抢救，抢救成功。

这个病例一开始就被那个医院误诊了。

误诊的第一个原因

他们一发现室早，就只想到心脏病。室早是一种重要的心律失常，医生们对它都很重视，这是应该的。但是初学者要注意：**室早仅仅是一个症状，不是一个疾病**。有些非心脏性疾病在某一阶段也会出现室早，所以不要一见室性早搏就认为是心脏病而终止诊断思维。而要透过室早看看它的背后还藏着什么东西。上个病例中那个服药自杀的老太太的心律不齐，很可能也是室早。在这本书里的好几个病例中，都有医生被室早迷惑而误诊的情况，比如第十章第二节的【病例33】，请大家注意。

误诊的第二个原因

他们的大脑里缺少一个条件反射，这个条件反射是：见到不明原因的老年昏迷，马上就能"想到"自杀性安眠药中毒。我在基础篇第三章第二节里已经强调过，现在再强调一次：在诊断思维的链条中，"想到"这一环最重要！就因为他们没有"想到"自杀性安眠药中毒，所以病人留在他们眼皮底下那么多自杀的线索，他们都没有看到。

应该承认，**我们人就是这么一种奇怪的动物：想到了，就又能看见，又能听见，又能闻见；想不到，就视而不见，听而不闻，嗅而不知。**

误诊的第三个原因

他们没有分析病人发病时的情况。严格地说，这个病例已经不属于"四无昏迷"了。因为发病时的情况很明确：病人醒来时很正常，没有诉说什么不适，然后打发女儿出去，然后就昏迷了。

怎么这么巧呢？对此怎么不问个为什么呢？

最后我要告诉大家：这个为了我们的社会劳动了一生，晚年没有得到社会的很好照顾，但是自杀之前还要照顾好儿女、照顾好医生的老工人，半年之后因为同一个原因又服安眠药自杀了。自杀后被送到另一家医院，结果这次未能生还。

这两个老人自杀的病例讲完了。在这两个病例中，还有什么问题值得我们注意吗？

还有，那就是：

为什么他们都在早晨自杀？

尤其是那位老太太，五次自杀都在早晨，这就不是偶然了。

早晨对于我们这些正常的青壮年来说，是新一天的开始，是新希望的开始。即使我们的工作再艰辛，早上我们一睁眼，也会一骨碌爬起来，然后匆匆忙忙地赶去上班，因为对于新的一天，我们或多或少都还抱有一点儿希望。

可是这两位老人，他们还有什么希望呢？

这个苦日子昨天好不容易才熬过去了，可今天一睁眼它又开始了！

话剧《日出》（基础篇第二十章）里的陈白露，也是在早晨服安眠药自杀的，自杀前她说：

"太阳升起来了，黑暗留在后面。但是太阳不是我们的，我们要睡了。"

对生活已经完全绝望的人，他们不敢再开始新的一天，初升的太阳不是他们的，因此他们会在早晨自杀。

这个情况，我们应该知道，因为这有助于我们的诊断。

这就是我把这两个病例都命名为"老人的早晨"的用意。

第五节　复合式自杀

复合式自杀？这个概念好像以前没听说过。

别着急，请先看下面两个病例：

📋 病例 25　仅仅是安眠药中毒吗？（1）

冬夜。观察室。接班之后，我先浏览了一下观察病历——病人不多，病情也都不太重，最重的是一个自杀性安眠药中毒，现在也已经苏醒了。

我一贯主张，在观察室接班之后先看最重的病人，于是就先去看这个病人。

病人平躺在观察床上，正在输液，盖着被，只露出一张脸——女性，三十多岁，面庞瘦削，面容憔悴，双目紧闭。

我一贯主张，**不仅要观察病人，还要观察病人的陪伴者**。

我环顾病床四周，看见床边稀稀拉拉地坐着几个男女，正在欢快地交谈着。

据此，我知道这些人不是病人的至亲，否则不会如此欢快。

据此，我产生了一个疑问——既然是自杀，病人的至亲为什么不在她身边？

我带着这个疑问走到床前，向病人俯下身子，问她感觉好点儿没有（我这是要检查病人的神志是否清醒）。病人睁开眼小声地说："好点儿了。"这是一双呆滞和绝望的眼睛。通过这双眼睛、这副面容和这自杀的事实，以及都已经自杀了身边还无至亲，我断定这是一个家庭生活很不幸的女人。

通过询问证实，床边这群欢快的男女中，既没有她的丈夫，也没有她的儿女。

我要求检查一下她的身体，起码也要检查一下心肺和腹部。心肺可能不会有问题，但是腹部一定要检查。因为病人在抢救室洗过胃。

请初学者注意：洗胃不当，有时会造成急性胃扩张、胃出血甚至胃穿孔！所以对于从抢救室送来的洗过胃的病人，都要例行腹部检查。

病人同意了。我掀开被子，伸手去解她的衣扣。时值隆冬，衣服穿得真不少，衣扣解起来还真费事，她就伸手帮助我解。

她一伸手，我立刻感到很不正常——输液针扎在她的脚上，她的两只手都是自由的，可是她伸出的却是左手。

我在上一节强调过，现在再强调一次：**不仅要明察病人身上的症状和体征，还要明察病人身上的一切不正常、不寻常的东西。对于病人身上任何不正常、不寻常的现象，哪怕看起来与疾病无任何关系，你都应该问个为什么。**

"你那只手（右手）怎么了？"我马上问她。

"没怎么的。"她小声地回答，同时迅速地瞥了一眼自己的右手，旋即就紧紧地盯住我的双眼。

我感到病人盯着我的眼睛好像是想用她的眼睛挡住我的视线，不让我看她的右手。可是我还是朝她的右手上看了一眼。

只见她的右手动了一下，想往袖口里缩。

我立即掀起她的袖口，此时那几个正在欢快地交谈着的男女们都凑过来观看。这一看不要紧，几个人都惊叫了一声。

只见这干瘦的手腕上赫然平行并列着三条长长的刀伤。皮肤和皮下组织都被割开了，再深一点儿就是动脉了！

原来这个女人是先"割腕"自杀，没割开动脉，又不敢再割，于是转而吃安眠药自杀。待家人发现病人昏迷，腕上的刀口早已经停止出血，加之冬季的衣服袖子长，家属、医生和护士竟然都没发现！

我反复强调过，医生只懂医学不行，还要懂得社会和人生；我还反复强调过，急诊室是人生悲剧的舞台，人生苦难的展厅，人生问题和社会问题的聚焦点；所以你一个急诊医生就得知道：

幸福的女人都是相同的，

不幸的女人则各有各的不幸。

📋 病例 26　仅仅是安眠药中毒吗？（2）

也是女病人，也是口服安眠药自杀。经过洗胃和给予兴奋剂，病人在急诊室就苏醒了。急诊室医生高高兴兴地把病人送到观察室来，并把病历往我手里一塞，不无得意地说：

"自杀，安眠药，醒了！"

为了搞好同事之间的关系，在这种情况下，我当然得恭维他几句。可是把他一送走，转身我就进观察室去做我的"入观三件事"（基础篇第十章第五节）——接病人，评估病人的现状，核实急诊室医生的诊断。尤其是诊断，我可不信你的，我得重新诊断，因为我的座右铭是：**"怀疑一切"**（马克思）。

先看病历，诊断只有一个：自杀，自杀性安眠药中毒。

我不完全相信这个诊断，我要到病人身边询问发病经过，而且要评估病人的现状；你既然洗了胃，那我还要看看你是否把人家的胃给洗坏了。

一进观察室，我就发现了病人身上的一个"不寻常"——病人的左手腕上扎着一条手绢。这个问题暂且不管，先问发病经过。

病人清醒，回答清晰，确实是吃了安眠药，"自杀，自杀性安眠药中毒"诊断无误。

然后我的话锋一转，眼盯着她扎着手绢的手腕问：

"你手怎么了？"

她马上把俩眼闭上，闭口不答。

手绢我能解开，不怕你不答。解开手绢一看，手腕上一条新鲜的刀割伤口横着赫然出现在我眼前。

她是先割腕，还是先服毒呢？

不得而知。

她割腕之后，手绢是谁给她扎上的呢？

不得而知。

急诊室医生发现没发现割腕呢？

也不得而知。不过既然你一没告诉我，二没写在病历上，那就视为你没发现，诊断学上这叫**"漏诊"**！

看完这两个病例，大家就知道什么是"复合式自杀"了。

我在本章第二节里讲过，"自杀不是一件容易决定的事"。

其实对于自杀者来说，不仅自杀的决断是困难的，自杀的实施与实现，也殊非易事。所以他们惟恐死之不速，因此有的自杀者在一次自杀事件中就会试用两种甚至两种以上的自杀方法，比如：

先服安眠药，再触电；

先饮酒，再喝有机磷杀虫剂；

先饮酒，再吃安眠药（据信，酒可加速毒物的吸收）；

先服安眠药，再以头碰壁；

先服除草剂，再服安眠药；

先服安眠药，再喝来苏尔，

等等，不一而足。

我称这些自杀方式为"复合式自杀"。

以上"复合式自杀"的种种匪夷所思的组合形式，急诊医生不可不知。

人因为有了高级神经功能，而成为世间最理智的生物；然而也正是因为有了这种高级神经功能，人的行为有时也会变得"荒诞不经""不可思议"和"匪夷所思"。

人的这些反常行为，除了以上的"复合式自杀"之外，还有很多。这些反常行为有时会跟着某一个急症来到急诊室，来到我们面前，来迷惑我们，干扰我们，误导我们。

对此，急诊医生亦不可不知。

有些人自杀唯恐死之不速，所以他们会想出一些组合方式。今后人们还会创造出什么新的自杀组合方式，谁也不知道，现在你需要记住的只是，当你做出了自杀性安眠药中毒的诊断时，你不要忘了再想一想：

仅仅是安眠药中毒吗？

是否还有"复合式自杀"？

我是怎么发现的

再想一想是否还有"复合式自杀"固然重要，但是仅此一想，还不能保证你一定能够发现"复合式自杀"。要想发现，你的诊断思维还需要其他东西。下面我就讲一讲我是怎么发现的：

1. 我发现了病人身上的"不正常"。正常情况下，人要伸手干什么，都是伸右手，而她伸的是左手；正常情况下，人的手腕上不扎手绢，而她扎手绢。

有一个观点以前我讲过，现在再强调一遍（"重要观点，反复强调"，是教学的一个基本方法，对此，大家不要厌烦）：不要只注意病人的症状和体征，要注意病人身上一切不正常的东西和不寻常的东西。这些不正常、不寻常的东西，哪怕看起来与疾病无任何关系，你都应该问个为什么。

2. 我知道人间除了有"单一式自杀"之外，还有"复合式自杀"。

3. 我不仅知道"复合式自杀"，我在急诊室还对"复合式自杀"保持着高度的警觉（**虽然知道，但无警觉，还是枉然**），所以我看到了"伸左手"、看到了"手腕上扎手绢"，就"想到"了还有割腕。

第六节　生活与诊断

我在第二节里提出：要"用你的生活"去诊断疾病。有人就会问：生活与诊断有什么关系？

当时我没有回答，现在我来回答这个问题：

疾病来自生活

生活与诊断有密切的关系，因为疾病来自生活：

1. 人类千姿百态的疾病，是人类千姿百态的生活所引发的。

2. 人类千姿百态的生活，现在还在每日每时地发生着、发展着、创新着。

正因为如此，现存的医学文献，在其新鲜性、丰富性和生动性上与人们的生活相比，都相形见绌。

换言之，现存的医学教科书永远都不可能备述所有疾病的症状、体征和诊断；尤其不可能备述所有"意外伤害"的症状、体征和诊断；其中"意外伤害"发生的原因和发病时的情况，更不可能备述。

生活大于书本

我为什么说"生活大于书本"呢？

因为你们是刚刚走出校门的人，书在你们眼里是至高无上的。但是我要告诉你们：

书是可爱的，但不是万能的。

甚至连孟子这样的"顶级书生"也都指出过书的不可靠性："**尽信书，则不如无书。**"（《孟子·尽心章句下》）

我们手里的医学教科书中的病因学和流行病学，其实很多都是无数埋头苦干的医生在深入人们的生活、观察人们的生活之后，有所发现，才一点一滴写成的。也就是说，这些发现，大多不是发端于医学的"庙堂"（医学院、医学研究院和医学图书馆），而是发端于人们的生活，即发端于对人们生活的观察。远的不说，很多艾滋病是由吸毒者共用注射器传播的，这一传播途径就是医学工作者在吸毒者们群居和蜗居的肮脏现场对吸毒者的生活做了"抵近观察"才发现的。

所以我说：生活大于书本。

然而"生活大于书本"，还不能穷尽生活与书本的关系。"生活大于书本"，只说明了既往的生活与书本的关系，那么未来的生活呢？

书已经写成了、已经出版了，就是这个样子了。可是人们的生活之河还在奔流向前，不舍昼夜。千千万万从外表到内心都千差万别的人们，还在时时刻刻创造着千姿百态的"新生活"；而每一种"新生活"，荒唐的也罢，理智的也罢，腐朽堕落的也罢，积极向上的也罢，都可能引发新的、不为现有医学所知的疾病。

于是就有了一个让人激动的问题：

谁将有幸成为下一个新疾病病因的发现者和报告者而"青史垂名"？

谁呢？你们不知道？

就是你们，就是你们当中那个深入人们生活，并且睁大眼睛抵近观察人们在怎么生活的人。

诊断需要生活

其实不仅病因学和流行病学需要生活，诊断也需要生活。

我在第二节里讲过，见到"经过刻意修饰打扮过的女性'四无昏迷'"病人，要想到自杀性安眠药中毒，这就不是我从哪本书上学来的，而是我从人们的生活中观察到的。

请看：

 故事9　中秋之夜

那是五十多年前的事了。那时我们四十多人在内蒙古的一个村子里接受贫下中农的"再教育"。四十多人分成两户。第一年日子过得还不错，大家的情绪挺好。可是第二年就一落千丈，生活困难，心情悲观。

中秋之夜，男同学坐在院子里，在如水的月光之下弹着吉他歌唱；而有个女同学则躲在屋里暗自饮泣，真所谓"男愁唱，女愁哭"。稍后，一屋子的女同学就哭作一团（女人是悲伤的"易感"人群）。

突然，另一个集体户的同学跑来说，不好了，一个女同学失踪了。我们赶忙跑过去看。

原来那户的女同学也想家想哭了，其中一个女同学跟同学们哭了一阵之后，忽然点燃油灯，然后下炕翻箱倒柜找出漂亮衣服换上，然后对镜梳妆，然后走出屋子，消失在茫茫夜色之中，再也没回来

生产队长来了，一听就说不好，马上派人出去四处寻找。最后在一口井边找到了她。彼时，她正站在井栏前看着井水里的那一轮明月，做着跳下去还是不跳下去的抉择。

故事10　跳进黄河也洗不清！

又过了七八年，我参加了一个知识青年事件的调查工作。

这也是个女知识青年。她父亲是旗政府的一个干部。她下乡当年就当上了村子里合作医疗站的会计，不必下田劳动，很受同学们羡慕。可是她不太会巴结生产队的干部，生产队几次想通过她给队里弄点紧缺物资，她都没给办好，村里的干部对她就有了看法。

不久，合作医疗站惟一的医生得肠伤寒死了。干部来盘点医疗站的现金和药品，发现短款好几百元。在当时，"几百元"是一个很大的数字！干部问她，她说绝无贪污，但说不出短款原因。

其实原因并不难查，只是村干部本来对她就有不好的看法，于是不去查，并且把事情弄得满城风雨。

惟一的证人已经死了，死无对证，女青年认为自己"跳进黄河也洗不清"，于是想以一死证明自己的清白。

一天晚上，她忽然点燃油灯，下炕翻箱倒柜找出漂亮衣服换上，对镜梳妆，然后走出屋子，消失在茫茫夜色之中，再也没有回来。

后来人们在村外的湖泊边找到了她。彼时，她正看着清澈的湖水做着走下去还是不走下去的抉择。

后来旗里派我和另一个干部去调查这件事，费了好一番周折，总算把事情查清了，还她了一个清白。

晚上梳头鬼来揪

这两件事，当时都使我想起我母亲的一句话——晚上梳头鬼来揪！

我是家里唯一的男孩，我的姐妹很多。如果姐妹们早晨梳头，母亲不管；可是如果晚上她们有人突发奇想拿起梳子要梳头，母亲一定会立即制止，并严辞喝斥：

"晚上梳头鬼来揪！"

我那时不知道为什么"晚上梳头"会有"鬼来揪"。稍长，学了一些科学知识，就认为那是"无稽之谈"，是"封建迷信"，因为母亲是文盲。

可是经过这两件事，我的看法变了。我的母亲，乃至我的外祖母，甚至我外祖母的母亲，以至胶东地区千百年来的妇女，他们一定早已知道妇女晚上梳妆打扮是一个自杀事件的凶兆；类似以上两个事件的事，她们一定知道得很多，所以才祖辈流传下来这样一个恐怖的咒语和这样一个看似荒诞不经的预言。

现在母亲把这个咒语和预言又传给了我们。我的姐妹们是否记住了这句话，我不知道，我是记住了。

但是仅仅记住了不行。我有知识，又学了医，所以我的责任就不仅仅是把这句话记住并传下去，还应该对这句话的内涵做出科学的解释，使它不再是一个恐怖的咒语和荒诞的预言，而成为指导我们发现自杀和防范自杀的利器。

那么科学的解释是什么呢？

中国有一句古语——"士为知己者死，女为悦己者容"（《史记·刺客列传》）。这是说，仪容是妇女的第二条生命，这条生命有时甚至比第一条还重要，所以妇女历来对自己的容貌、服饰和发型十分珍视——活着时，得活个干净，活个整齐，活个漂亮；死，也得死个干净！死个整齐！死个漂亮！

这是妇女的人性，也是妇女的心理。不独胶东妇女如此，普天之下的妇女莫不如此；不独既往和当今的妇女如此，千百年后的妇女也将莫不如此。

那时我已经是"赤脚医生"了，我先把这两个事件与母亲的话联系在一起，又把它们与妇女的人性和心理联系在一起，最后又与诊断学联系在一起：

妇女既然在自杀前要梳妆打扮，那么是否可以反过来推断——只要见到一个妇女在非正常的时间（晚间）无缘无故地梳妆打扮，而且她此时正在经历着情感危机，就应该警惕她要自杀呢？

我以为可以。

救了一个女青年的命

此事又过去了七八年，我已经大学毕业在天津的一家医院当了医生，一天晚上，七八年前的这一推断帮助我救了一个女青年的命。

📖 病例 27　吕布与貂蝉

那是个深秋之夜，刮着冷风。十一点了，诊室里一个病人也没有。

突然，外面响起摩托车的声音，少顷，急匆匆走进来一个身强力壮的小伙子。

我认识他，做小买卖的，他父亲早逝，母亲守寡拉扯他们兄妹，日子很困难。他是长子，十七八岁时恰逢"改革开放"，就辍学上街领着妹妹做小买卖了，应该算是"改革开放"后的第一批个体经营者，到这时已经挣了不少钱，最近买了辆火红色的摩托车不时在街上骑着往来驰骋。

他请我出诊，说妹妹不好。

"怎么不好？"

"白天还好儿好儿的。晚上就洗头，洗完头就梳（'晚上梳头鬼来揪！'——我马上就想到了自杀），梳完就睡，睡一会儿就老说胡话。"

"说什么胡话？"

"老跟我妈说她钱放哪了，存折儿放哪了。"

"走，看看去！"我说。

小伙子用那辆火红的摩托车驮着我一阵风似地驶入一条黑暗的小街，又一阵风似地驶进一条更为黑暗的小胡同。下车之后，我跟着小伙子在一个搭满了各种违章建筑的院子里摸着黑儿拐来拐去，最后走进一间亮着灯的平房。

一进屋就见这屋里也搭满了"违章建筑"。原来小伙子有很多弟弟妹妹，现在都大了，大家挤在一间斗室之中，已觉十分不便。于是各人都为自己在屋里搭盖一个能遮掩一点隐私的"单元"。这些"单元"重重叠叠，于是这间斗室的四壁就有点儿像一座"鸽舍"了。

我一进屋，一些少男少女的头就从四壁上一个个重重叠叠的"鸽子窝"里探出来往下窥视。

他们稚气的、惶恐的目光都投向摆在斗室中央的一张双人床上。

斗室之中只有这张床没有遮拦。床上盖着一床红缎子棉被，缎子的质地很好，在灯光之下闪着柔和的反光，雪白的被头上露出一张十分俊俏的年轻姑娘的小脸儿。看来她就是病人了。

端详这张小脸儿：

脸白白的，两腮飞着两朵红晕。眼亮亮的，显得有点儿兴奋。新描的细眉弯弯的。新涂的双唇红红的。黑亮浓密的头发向上高高地梳起一个发髻并斜斜地别了一个亮闪闪的金钗。一对金耳环一左一右也在闪闪发光。

"查查吧。"我一边说一边掀被子。这时我发现这床被的被面和被里都十分干净，似乎从未盖过，心想这别不是姑娘准备结婚的嫁妆吧，怎么还没结就拿出来盖了？

掀开被子，只见她整整齐齐地穿着一件簇新的白绸子长袖上衣和一条同样簇新的粉红色西式长裤。

我曾经反复强调过："**不仅仅要明察病人身上的症状和体征，还要明察病人身上的一切不正常、不寻常的东西。**"

这个姑娘身上的这一切东西，在这个时候，都是不正常、不寻常的。

我稍稍听了听心脏，又测了血压。小伙子的母亲则在一旁絮叨着发病的经过。

我开始问病人感觉哪不舒服，可病人却"顾左右而言他"，而且言语已经不太连贯。

此刻，各个"鸽子窝"里探出来的头都睁大眼睛俯视着我，小伙子和母亲也急切想知道我的诊断。

"你吃什么了？"我突然单刀直入地问这姑娘。

一屋子人听了我的问话都面面相觑，没有想到我会问这么个"风马牛不相及"的问题。

姑娘听了我的问话马上把小脸儿扭向一边不回答。

"你吃什么药了？"我在"药"字上加重了语气又问，"说！说了我救你。不说可没救儿了！"

姑娘一听说"没救儿了"，两行泪水就泫然而下。看见了泪水，我就有了七成把握：她是吃了安眠药想自杀。果然，少顷，她说了实话——晚饭后偷偷吃了一瓶安定。

母亲听后，捶胸顿足。

哥哥听后，目瞪口呆。

"鸽子窝"里的弟弟妹妹们听后，面面相觑。

我问小伙子病人最近有没有不痛快的事。小伙子说有，妹妹这几天因为买彩票的事儿一直跟男朋友闹别扭。

我想起我母亲常常告诫我的一句话——"钱可不是好东西！"

假如还在他们兄妹刚刚走上街头艰苦创业的时候，他们一无存款、二无金货、三不买彩票，何至于此！

感慨之后，我更相信姑娘盖的被、头发上的金钗、耳朵上的金环、身上的衣裤，都是她预先准备下的结婚嫁妆，所以这不是一般的自杀，这是壮烈的殉情啊！

"赶紧上医院！"我让小伙子把妹妹送到一家有血液透析室的医院。

小伙子不愿去，怕这事张扬出去于妹妹的名誉不好，希望我在家里就地抢救。

我告诉小伙子，妹妹现在正处于安眠药中毒的兴奋期，虽然还没昏迷，但不赶快抢救，马上就会进入昏迷期。

小伙子终于同意了。他跨上摩托车的前座，让妹妹坐在后座上，又用一条又长又宽又结实的布带子把妹妹的柳腰绑在自己的熊腰上——显然是惯于用摩托车长途带人出去跑买卖的，然后一踩油门儿，就绝尘而去了。

看着这兄妹的背影和那辆火红色的摩托车，我忽然想起吕布用赤兔马驮着貂蝉突围的情景，心想但愿小伙子别像吕布那样突围失败再把貂蝉驮回来。

第二天传来消息，"貂蝉"一到急诊室就昏迷了，经过血液透析才抢救过来。

"想到"的线索　"预防"的线索

这是我第一次借助"女性梳妆打扮与自杀的关系"做出的正确诊断。此后它又帮助我正确地诊断了很多例女性药物性自杀。

按理论讲，诊断自杀性安眠药中毒应该依靠血液和胃液的毒物检查，但是临床上我们却主要依靠询问服药史；而询问服药史，又必须先"想到"自杀性安眠药中毒我们才会发问。

这样，"女性自杀之前常常梳妆打扮"这一生活现象，就成了我"想到"女性自杀性安眠药中毒的重要线索。在此，我提出一个新概念：

"想到"的线索，即能够使医生想到可能是某病的异常情况。

一个妇女在非正常的时间（晚间）无缘无故地梳妆打扮，而且她此时正在经历着情感危机，就是女性自杀性安眠药中毒的"想到线索"之一。

望君志之！

这是一个**"想到"**的线索，而同时又是一个**"预防"**的线索。因为这个线索如果能让更多的人知道，还可以帮助人们及时发现妇女的自杀企图而防患于未然。

不仅如此，我更希望青年急诊医生们看过这两个故事和这一个病例之后，能对生活与医学的关系有更深刻的了解，进而在将来的工作中能够深入人们的生活，观察人们的生活，体察人们的疾苦，为医学的发展做出你的贡献。

这就是我不惜用这么大篇幅讲这么简单的一条诊断线索的良苦用心！

世事洞明皆学问　人情练达即文章

人们生活之丰富，浩如烟海，"女性自杀之前大多梳妆打扮"只是沧海一粟。同学们在观察人们的生活时，应该尽量扩大自己的视野，去采集一切于诊断有用的东西。

请注意，我说的是"一切"。这个"一切"是有根据的，那就是：

"世事洞明皆学问，人情练达即文章。"（《红楼梦》第五回）

即举凡一切世事和一切人情，对我们的诊治都有助益。

请看：

病例28　表兄妹

下午三点多钟，我和一个实习生一起在急诊室值班。诊室的门忽然被推开。我马上向门口投去一瞥，开始了我的"初观"（基础篇第十二章第二节）：

一个三十多岁的男子搀扶着一个二十多岁的姑娘走了进来。女的东倒西歪，男的连拖带拽，两人直奔诊床而来。我和实习生马上起立，实习生抱起血压计，我拿出听诊器跟着这两个人一起走向诊床。女的一到床边，一头就倒在了床上。

至此，我的"初断"（基础篇第十二章第二节）出来了——我"想到"了一个内科急症。

这个病人显然不是心脏骤停，所以我让实习生先给她测血压。测血压时我问男的（边检边问）：

"怎么了？"

"虚脱，累的，昨天值了一个夜班儿。"男的回答。

我一边听男的回答，一边观察女的（边问边检）：

顶多二十岁，圆脸，未施粉黛，不怎么漂亮，肤色和五官都很一般。剪着很朴素的短发，没有烫，也没有任何头饰。穿着一件很朴素的黑呢子短大衣。

据此，我判断，这是一个规矩而内向的未婚女性。

我在本章第三节〖故事8〗里指出过："不仅仅要明察病人身上的不正常、不寻常的东西，还要明察病人与他的陪伴者的不正常、不寻常的关系。"

所以我一边观察女的，也一边观察这个男的（同步查体，望诊）。

男的很紧张、手足无措，起码也有三十七八岁了，从脸色和眉宇之间可以看出是个已有家口拖累的男人了（已婚者的面相与未婚者不同）。

我于是问发病时的情况。

再请大家注意：在诊断不明时，别忘了问问"发病时的情况"，有时那里就藏着诊断线索，我称之为**"诊断不明问发病"**。

男的结结巴巴、断断续续地说着发病经过。好像是上午十点多钟，女的给男的打了个电话说不舒服，男的就去了，后来看样子不好，就送来了。

"她累了，昨天夜班儿累了，她是护士。"男的强调了几次。

"血压多少？"我问实习生。

"95/50（mmHg）。"实习生回答。显然血压偏低。

"她在哪上班儿？"我问。

男的说出了离这里很远的一个医院的名字。

我又看了看这个男的，心想：他是这女的什么人呢？兄妹不像兄妹，父女不像父女，夫妻不像夫妻。

"你是她什么人？"我问。

"她是我表妹。"男的回答。

一般人听来，男的回答得还算流畅，但我却感到回答与我提问之间有半秒钟的延迟。

至此，我已有十足的把握，她得的就是我一开始就"想到"的那个急症。

那么，那个急症是什么呢？

我问实习生："你看出来是什么病了吗？"

实习生茫然不知。

我就俯下身盯着姑娘的双眼大声问（单刀直入）：

"你吃什么了？"

姑娘闭目不答。男的一听我开始问病人了，赶忙凑过来听，想知道病人到底是什么病。

"我问你吃什么药了？"我又问。

姑娘仍然闭目不答。

"快说，吃什么药了？"我在"药"字上加了重音大声问，"说！说了能救你，不说可没救儿了！"

请大家注意："**说！说了能救你，不说可没救儿了！**"是我向自杀者诘问用药史时的一个"法宝"，屡试不爽。

不过这可不是恐吓自杀者，这是抓住了自杀者求生的欲望。自杀者不是痛恨自己的生命，他们自杀是因为他们对生命所寄身的这个"悲惨世界"的绝望。可是他们一旦实施了自杀，但又迟迟不能毙命且神志尚清醒时，他们其实还是贪恋这个世界的；所以当我们俯身盯着他们的眼睛，告诉他们我能救你时，他们有几个能再拒绝生命呢？

记住这个法宝！

使用这个法宝！

男的听我认为她是服毒自杀，马上一惊。而姑娘先是脸上现出哭相，继而眼角湿润了。一看见泪水，我就有了七成把握——她是吃了安眠药想自杀。

这是继【病例27】之后我第二次提出**"看到泪水，想到自杀"**了。这次我讲一讲这是为什么。

这是因为，自杀者都有悲伤或委屈，而眼泪是悲伤或委屈情绪的表征，妇女尤其如此。

所以，**泪水是女性自杀的一个间接证据。**

"快说！"我紧追不舍地问，同时把耳朵凑到病人嘴边等待回答。

"什么药？"我又问，问完了赶忙又把耳朵凑到病人嘴边等待回答。

"复方降压片儿。"姑娘终于喃喃地说了出来，旋即泪水就从眼角淌了下来。我知道复方降压片里含有镇静剂。

"多少？"我问。

"一瓶儿。"姑娘回答。

男的一听，大惊，先是对女的捶胸顿足，旋即向我连连致谢和致敬：

"我也是干医的，口腔（科的医生）。不行，没看出来，半天儿了，没看出来。还是您有经验！"

以后是洗胃，然后是收观。

我是怎么看出来的

我和我的实习生忙完了这一切之后，实习生问我怎么看出来是服药自杀的。

我在基础篇第四章第三节里讲过，急症的接诊从病人一进入诊室就应该开始。这个病人一进来，我就盯上她了，等她走到诊床时我已经发现了三个异常现象：

1. 步态不稳。

2. 神态、体态和步态很像是镇静剂中毒。因为我脑子里已经贮存了大量的镇静剂中毒病人进入急诊室时的形象。

3. 与那个男人的关系不正常。

这三个异常，实习生都没发现，他只知道病人的病情重笃。但是这些异常却使我"想到"了安眠药或镇静药自杀。

至于后来男的说的那些发病经过，就进一步提示了这是自杀。

首先，服药之后立即给当事人打电话，是自杀者惯常的做法。

而后来男的说他们是"表兄妹"，就更清楚了。因为从一般的人情上看，"一表三千里"，表亲就是远亲。但是表兄妹不然，自古以来，这是一种极亲密、极神秘、极易产生男女私情的亲属关系。

当然，从男的回答"她是我表妹"之前的那半秒钟的延迟看，他们很可能根本就不是什么表兄妹，而是情侣，而且是那种不便公开的情侣。这是因为：

1. 大多数人当别人突然问自己一个十分敏感的问题而自己又不得不用谎言作答时，其回答都会有一点点延迟。

2. 不知为什么，很多人在此时都会愚蠢地以"表兄妹"来遮掩这种关系，但结果是"欲盖弥彰"。因为人们都知道，"表兄妹"自古以来就容易产生男女私情。

3. 即便真是"表妹"，那这个"表妹"她就没有父母和其他至亲了吗？有了病不叫至亲来，却叫你这个"表亲"来，不也说明了这个问题吗？

4. 以后男的说病人在医院工作，就更能说明问题了——既然在医院工作，发病后为什么不到自己工作的医院就医，偏偏跑这么远上来呢？显然是不愿意让同事们知晓呗。

傍晚下班后，我到观察室去做"追踪观察"，见两人坐在床上，"表妹"正偎依在"表哥"的怀中窃窃私语。

第二天早晨上班前，我第二次到观察室去做"追踪观察"，"表兄妹"都没了。我问护士，护士说半夜十二点多钟，女的没告诉护士，自己拔了输液针由男的搀着，在夜色之中悄然离去。

至此，我断定，这是一个年龄差距很大的婚外恋，已经产生危机，女的或者是想以死殉情，服药之后又反悔；或者是想以自杀逼男的就范，跟自己结婚。

急诊室里的"学问"和"文章"

这个镇静剂中毒病例的诊断非常成功，因为它充分符合了"快接"和"快诊"：

病人一进来，我就向她投去了第一瞥，开始了我的"初观"。当病人走到床前，我已经做出了"初断"。然后在"初断"的引导下，"单刀直入"，询问服药史，未做任何实验室检查，就做出了准确诊断，全程不过3分钟。

除了以上这些之外，帮助我做出诊断的，就是那些看起来与医学风马牛不相及的"世事"和"人情"了。大家在医学院里学了五年，有的还学了八年，对"医学院里的医学"很熟悉，但是对"急诊室里的医学"你还不大了解。**"急诊室里的医学"**与"医学院里的医学"有很多不同。其中一个就是，在急诊室里，那些看起来与医学风马牛不相及的"世事洞明"和"人情练达"，也是你必须做的"学问"和必须写的"文章"。

第七节　急诊医生不能没有怜悯之心

自杀性安眠药中毒的抢救，本来就不难；它诊断方面的难点——"四无昏迷"，现在也解决了，那么自杀性安眠药中毒是不是就没有问题了呢？

还有问题，那就是我们有些人对自杀者的**鄙视**和**冷漠**在导致抢救的延迟和失当。尤其是那些服药量不大的自杀者，常常被我们认为是"假自杀"，是"吓唬人"，是来给我们"添乱"，而得不到良好的救治。比如：用冷水，甚至在冬季也用冷水洗胃；洗胃时让自杀者自饮自吐，而医生、护士不做任何指导和护理；医生、护士对自杀者说话声色俱厉，自杀者根本得不到心灵上的温暖，等等。

鄙视和冷漠来源于我们缺乏怜悯之心。

这些自杀者，都是弱者，都很糊涂，他们就因为那么一点儿小事儿，就想不开，就过不去，就自杀了，他们真可怜！可是到了急诊室还要遭医生的慢待、白眼和恶言恶语。

急诊室是人生悲剧的舞台，人生苦难的展厅，人生问题和社会问题的聚焦点，每天有这么多人在这里受苦受难，可是我们看多了，看久了，就麻木不仁了，就冷若冰霜了。

急诊医生不能没有怜悯之心！

诊断草率！评估缺如！抢救马虎！

第九章　急性酒精中毒

急性酒精中毒发生率之高，仅次于安眠药中毒，所以也应该高度重视。急性酒精中毒的诊断并不难，治疗也不难，那么急性酒精中毒的诊治是否就不存在问题了呢？不是。正因为诊治不难，才存在问题，而且问题还不少呢。

第一节　诊断——不能草率！

其中一个最大的问题，是诊断草率。

饮酒是人类一个非常古老的娱乐行为、交际行为和心理减压行为。喝醉了历来就被人们认为是不正经、是荒唐、是"没出息"，甚至被认为是"酒鬼"。因此醉酒者从来不被人们重视，即使亲人喝醉了，家人常常也是把他拖到一边任其酣睡，待其自然苏醒。这是全社会对醉酒者的根深蒂固的看法和做法。即使是我们医生，对急性酒精中毒病人，也常常抱着轻视、蔑视甚至厌恶的态度。

有了这种心态之后，再加上急性酒精中毒的症状十分简单、明显，几乎可以说是"一望可知""一闻可知"，所以在急性酒精中毒的诊断上，草率行事十分普遍，由此而引起的、本来完全可以避免的死亡和残废，时有发生。

因此请大家注意：当你做出急性酒精中毒的诊断时，你一定要看看你的诊断是否下得有点草率。

怎么才能不草率呢？

那就是在你想到急性酒精中毒后，一定要向以下四个方面想一想：

第一，是不是急性酒精中毒？

确诊一个急性经口中毒事件，从理论上讲，应该搞清楚三个问题：

1.病人是否真的吃下了毒物？

2.这个毒物到底是什么？

3.病人的症状和体征与你认为的那个毒物的毒理作用是否吻合？

第二，是不是还有自杀？

饮酒与情感有密切关系。情感有两个极端，一个是"乐极"，一个是"悲极"，而此二者都能引发痛饮。"乐极痛饮致醉"，其背后不会隐藏着自杀；但"悲极痛饮致醉"，则可能隐藏着自杀。这就有点像安眠药中毒时的"复合式自杀"（第八章第五节）。因此我请大家注意：在你做出急性酒精中毒的诊断之后，还要再留心病人是否还有以下情况：

1. 还服用过安眠药。

2. 还喝过有机磷杀虫剂或其他毒物。

3. 还有割腕或其他自戕。

第三，是不是还有创伤？

人醉酒时，什么意外都可能发生。最容易发生的是创伤。比如跌倒所致，碰撞所致，殴打所致。其损伤有内、外之分。外伤为体表可见的挫伤、刺伤、割伤和击打伤。内伤为颅脑损伤、胸腹内脏损伤、内出血和闭合性骨折。而人在醉酒时，又多有意识障碍，对所受之伤害不能自知和自述；加之内科急诊医生对创伤又多忽视，所以创伤容易漏诊。而内在的创伤则极易漏诊，严重的会致人死亡！所以对昏迷的，要做全身检查；尤其是对醒酒无效的昏迷，要查颅脑和内脏。

第四，是不是还有其他疾病？

醉酒人在喝酒之前可能还患有其他疾病。这是非常重要的一点！一次豪饮可能还不至于使一个健康人死亡，但却足以使一个有病的人丧命。因此我请大家注意：在你做出急性酒精中毒的诊断之后，还要看看病人饮酒之前是否有以下疾病，看看这次急性酒精中毒是否引起了这个疾病的严重并发症：

1. 心脏病，并发心肌梗死、心衰和心律失常。

2. 高血压，并发脑血管意外。

3. 消化性溃疡，并发上消化道出血、胃穿孔。

4. 肝脏病，并发肝性脑病。

5. 慢性酒精中毒，并发低血糖、低血钾。要知道，一些嗜酒者平日进食就很少，因此这次急性酒精中毒很可能导致一次严重的低血糖和（或）低血钾。

6. 精神病，自杀性安眠药中毒。

总而言之，诊断不能草率！

请看：

病例 29　差点儿误诊

急诊室。突然门被推开。我照例还是马上投去一瞥，开始我的"初观"（基础篇第十二章第二节）。

男，六十来岁，干瘦，手握一个酒瓶，蹒跚着向我走来，一屁股坐在了诊椅上。我问：

"怎么了？"

他含糊不清地答应了一声，身子就朝一侧倾斜。我赶紧上前扶住他，只见他双眼已经闭上，脸色不好。我看了一眼他放在诊桌上的瓶子，瓶签儿上印的是"直沽高粱酒"，瓶子里大约还有 50 ml。我马上得出"初断"——急性酒精中毒！忙喊人把他抬进抢救室，放到抢救床上。简单查了查体，有心跳，浅昏迷，呼吸不规整。马上让护士开通静脉。

刚要让护士静脉注射纳洛酮，我突然发觉：病人嘴里、身上竟然都没有酒味儿。我赶快跑回诊室，把酒瓶打开一闻，不是酒味儿，而是一种不知名的化学品气味儿。我不知道瓶子里盛的这 50 ml 无色透明的液体是什么东西，但我知道"急性酒精中毒"是误诊了！

我推测病人发病是因为喝了这瓶子里的化学液体，他拿着这瓶液体来，是要告诉医生自己喝的是什么东西。

我赶快跑回抢救室，让护士静脉注射尼可刹米，下胃管，洗胃。因为病人没有家人陪伴，所以给派出所打了电话。警察来了一看，说这人是个惯犯，多次服刑，刚刚出狱。

尼可刹米用过后，病人越来越好。我就把那个酒瓶拿给周围的很多人闻，大家都闻不出是什么东西（几年之后，发生了快递来的鞋子上有异味，收货人闻了闻就中毒死亡的事，我曾非常后怕）。问病人，病人说不知道。问他从哪儿弄来的，他说是从洗衣房。问他喝了多少，他说喝了半瓶儿。这种人的话，你就没法相信了。病人的情况后来更好了。家人也被警察叫来了。我要做进一步的检查，以求弄清毒物到底是什么，但家人认为不必，就把他领走了，最后也不知道瓶子里是什么东西。

对这个病例，我做了反思：

反思一：为什么差一点儿误诊？

1. 我的"初断"（基础篇第十二章第二节）错了。我看到病人意识障碍，又看到他拿着酒瓶，这是"初观"（基础篇第十二章第二节）；于是想到酒精中毒，这是"初断"。

但是拿着酒瓶就说明他喝酒了吗？

我仔细回忆，我接诊过很多醉酒者，没有一个是拿着酒瓶来就诊的。其实病人只是在他怀疑中毒时，才会把他吃下或喝下的东西拿来给医生看。

这从反面说明，"初断"有时不准确。所以，急诊的诊断固然要快，但是也要准，这就是我以前提出过的"慎诊"（基础篇第四章第五节）。

2. "初断"之后，我没有做进一步的检查。本来我还应该询问病人是否喝过酒，以证实我的"初断"是否正确，但是他已经不能回答。我于是就拟诊酒精中毒。这看来情有可原。可是虽然他不能回答，但是我可以闻闻病人瓶子里的气味儿啊。我没闻，遗漏了一项重要检查——嗅诊！再退一步说，虽然我没有闻瓶子里的气味儿，但是我总应该闻到他身上没有酒味儿吧，我怎么没有闻到呢？

这就是我在基础篇第三章第十二节里指出的我们急诊医生诊断思维方面的一个毛病：只见"阳性体征"，不见"阴性体征"。意识障碍是提示酒精中毒的"阳性体征"；因为它是"阳性体征"，所以它一下子就抓住了我的眼球，使我立即想到了酒精中毒。身上没有酒味儿是否定酒精中毒的"阴性体征"；但因为它是"阴性体征"，所以没有引起我的注意，未能使我想到这不是酒精中毒。至于后来我注意到了，那是因为第一批抢救措施落实之后，我冷静了下来。这从一个侧面证明冷静于急诊医生之重要。关于"冷静"，我将在第十五章第二节中专门讲。

反思二：实践受理论指导，但不受理论限制。

我在前面讲过：从理论上讲，要确诊一个急性经口中毒事件，应该搞清楚三个东西：①病人是否真的吃下了毒物？②这个毒物到底是什么？③症状和体征与你认为的那个毒物的毒理作用是否吻合？但是这个病人到达诊室后就昏迷了，这三个东西哪个都不能确知。所以从理论上说，这个病例一不能确诊，二不能施救。

可是这个病人我既诊断了，也施救了，而且获救了。这就是实践与理论的矛盾。

这种矛盾在急诊工作中十分突出。而刚参加工作的青年医生，往往偏重理论，轻视实践，他们往往因为病人身上不具备理论上所要求的一两个条件，就不下诊断，不做治疗。这样做对于平诊病人或无大碍；但对急诊病人，有时就会死人!

请大家记住:**理论只能指导实践,不能限制实践。**急诊急救的临床实践尤其不能被理论所限制。而且从医学的发展史看,**总是先有实践,后有理论;如果实践总是受制于理论,医学就不能发展了。**

反思三:推理判断。

这个病人到底喝没喝毒物? 喝的是什么毒物? 最后也不得而知。但我还是做了中毒的诊断。我是从他手里的那个瓶子推想出来的。

福尔摩斯这位侦探说:"生活就是一个巨大的链条,只要见到其中的一环,整个链条的情况就能推想出来了。"

一个勉强走到急诊室的急症病人,手里却没有忘记拿着一个瓶子,那么这个瓶子必然与这个事件有关系。否则,他都快死了还拿着这个瓶子干什么?

这是什么关系呢? 我熟知这种关系,因为我曾无数次看到病人拿着瓶子前来就诊。瓶子里盛着或屎、或尿、或呕吐物,乃至一切他们认为与病因有关的东西。就是根据这个关系,以及病人的突然昏迷,我就能做出判断:病人是喝了瓶子里的液体发病的。我所欠缺的只是我没有闻闻瓶子里的气味儿。

这种只根据一个急诊事件中的一两个情节,推断出病因,就是我在基础篇第三章第七节里讲的"推理判断"。

反思四:急者先治。

我判断这个病人是喝了那个瓶子里的液体才发病的,但我不知道那个液体是什么,这个病人似乎因此就无法施救了。但是既然病人呼吸已经受到抑制,那就应该立即使用呼吸兴奋剂。这就是我在基础篇第三章第十节里讲的"急者先治"原则。

反思五:宁信其有,勿信其无。

我只是推想病人是经口急性中毒,但到底是不是,并不知道。可是鉴于经口急性中毒必须洗胃,不洗就容易死亡;而非经口急性中毒,如果误洗了胃,也并无大碍:所以我宁可相信他是经口急性中毒,还是洗一下为好。这就是我在基础篇第三章第五节里讲的"宁信其有,勿信其无"原则。

第二节　评估——不能缺如!

急性酒精中毒的可逆性很强,只要细心救治和护理,绝大多数都可生还。但是,它的死亡事件却时有发生。从第六章的表 6-3 中可以看到,全部急性中毒事件中，一共只死了三个，而死于酒精中毒的竟然就有两个！

两个还多吗？

当然多了。因为酒精对人毒性很小，中毒之后又极易救治，本来一个也不应该死啊！

那为什么死了这么多呢？

原因之一，就是中毒者的亲人、熟人，尤其是医生，在断定病人是喝醉了、是急性酒精中毒之后，对中毒的程度，对生命的安危，没有认真地评估。甚至不少急诊医生根本不评估，就按照一套"放之四海而皆准"的治疗方法草草一治了事。这还能不死人吗？

为了加深大家对"饮酒会死人"的认识，我来讲一讲第六章第四节里那两个饮酒而死的人是怎么死的：

📋 病例 30　壮汉之死

一个街头市场上卖鱼的壮汉，嗜酒。这天上午没有买卖，"穷极无聊"，壮汉就向旁边的摊贩吹嘘自己的酒量。

我在本章第一节里说过，饮酒是一种娱乐行为、交际行为和心理减压行为。而实际上饮酒的功能不止这三种，起码还有一种，那就是一些人可以用自己超乎常人的酒量，向别人显示自己非凡的能力。

壮汉吹嘘了一番之后，旁边的那位摊贩也不甘示弱。于是两人就"对吹"了起来。很快周围就聚集了一群摊贩。最后在众摊贩的公证之下，两人打了赌：要一口气喝下一瓶白酒。

那个摊贩喝了不到半瓶就倒下了，壮汉喝光了一瓶也倒下了。

急诊室是社会的橱窗，在这里，你会看到人原来会如此荒唐和混沌！

两人双双被送到市场附近的一家小医院。医生对中毒程度没有认真评估，因此没有洗胃，也没用纳洛酮，更没有昏迷护理。那个摊贩喝得少，后来苏醒了。可是壮汉可能是呼吸中枢受抑制，也可能是呕吐物吸入气管，最后呼吸停止，转到急救中心，进入ICU，但再也没有苏醒，呼吸一直靠呼吸机维持，几天后死亡。

那个首诊医生如果能对中毒程度做出评估，然后彻底洗胃，静脉注射足量纳洛酮和呼吸兴奋剂，做好昏迷护理，待病情稳定，转送急救中心，这个壮汉根本死不了！

📖 **病例 31** **少年之死**

二十世纪九十年代初。急诊室。值早班。

我在基础篇第七章第四节里说过，我有一个"接班问"的习惯。而要想"接班问"，必须早到院，于是我早早就来了，接班之前我照例向夜班医生询问了一下夜班来过"久违疾病"没有，他说来了一个严重的急性酒精中毒，已经收观了。我就趁着还没有接班马上跑到观察室去看，做我的"旁观观察"（基础篇第七章第十二节）。

走进走廊，我看到一群少男少女在一间观察室的门外或蹲或站。我走进去一看，只见一个少男仰面躺在床上，嘴上连着呼吸机，一双眼睛一动不动地望着天花板。

这是一个 17 岁的安徽打工仔，前天晚上跟几个伙伴在工棚里喝酒。这是他有生以来第一次喝酒，在同伴的诱惑、劝说、鼓励乃至强迫之下，喝了不少，事后估计大约有六七两，而且是高浓度白酒。少年很快就倒下了。伙伴们按照惯例把他拖到一边，任其酣睡。大家继续畅饮，兴尽之后，大家和衣而卧，一夜无话。

次日早晨少年还在酣睡。唉，喝多了，那就让他继续睡吧，大家都去上工吧。真荒唐！真混沌哪！

工地离工棚很远，晚上大家才回来。一进工棚发现少年还在睡，呼之、推之不醒，这才送院。

人未成年，不能离开父母！设若父母在侧，何至于此啊？

少年一到急诊室，呼吸就不规则了。

看到此处，大家要知道，急症病人在发病现场会耽搁很久！留给我们的"可供救治时间"（基础篇第三章第十一节）会很短！

抢救很快就开始了。可是你**别以为医学万能**，他没有医保！

彼时医院已被完全推向了市场，病人就是吃一片药你也得拿钱来；而钱昨天晚上都喝酒吃菜花光了；工友们出去借钱凑钱，也是杯水车薪，以致非常初级的治疗，也是时断时续。

没有医保，医学就是这么无能！

少年最后死亡。

一个壮汉，一个少年，就这么死了，这回你知道酒精中毒也会死人了吧？

但是只知道不行。我在基础篇第六章第五节里提出急诊工作的一个重要目标是"在治疗上要做到一个病人也不死亡"。而酒精中毒因其易诊性和易治性，则尤其应该"一个也不死亡"。

怎么才能"一个也不死亡"呢？

首先是对每一个急性酒精中毒病人，一定要"评估"！

怎么评估

要搞清以下问题：

喝的是什么酒？（浓度越高，越危险）

喝了多少？（越多，越危险）

平时一次的饮入量是多少？（超过平时饮入量越多，越危险）

多长时间喝下去的？（越快，越危险）

从喝酒结束到现在已经有多长时间了？（越短，越应该洗胃）

是边喝边吃，还是只喝没吃？（后者危险）

是多年饮酒者，还是初次饮酒者？（后者危险）

是成人，还是少年，还是儿童？（少年、儿童危险）

喝酒之后呕吐过没有，吐了多少？（没吐或吐得少危险）

搞清楚以上问题以后，就要评估这个人有无死亡危险！

酗酒已够荒唐，醉死太不应该，而醉死在我们急诊医生手里，则不可饶恕！

所以再强调一遍：

评估不能缺如！

第三节　抢救——不能马虎！

由于全社会（包括医生）都蔑视和厌恶急性酒精中毒者，都把急性酒精中毒仅仅看作是"喝醉了"，都认为"喝醉了"是可以自己缓解的，因此急性酒精中毒的抢救中，普遍存在的一个问题就是"马虎"。

一个也不能死！

我承认，在抢救急性酒精中毒时，即使医生马虎一点儿，多数中毒者也不至于死亡，至多不过是苏醒得迟一点儿罢了；但是中毒严重的醉酒者，无人陪伴的醉酒者，却可能因为我们的马虎而丧命！而实际上，有些醉酒者之死，完全是我们急诊医生的马虎造成的！

对醉酒者这个群体而言，从统计学的角度来看，在这么多的醉酒者中死这么几个人，似乎微不足道；但是对于每一个具体的死者而言，其死亡对他自己、对他的家庭、对他的至亲，都是一个绝对不能发生的惨剧！

在这个问题上，我希望大家知道"医疗"和"医学"的不同。"医学"是概念和概率，而"医疗"则是个体和个性。"医疗"需要概念和概率的指导；但是"医疗"不能用概念和概率来代替。

在这本书里，我反复强调要重视个体、拯救个体、关爱个体。我们是急诊医生，不是统计工作者和流行病学调查工作者，我们每天面对的都是一个个有血有肉、有情有感、有家有口、有老有小的急症个体，他们是：

一个也死不得！

一个也残不得！

可怜的群体

当然，醉酒者确实不讨人喜欢。但是我们当急诊医生的，应该比别人慈悲一点儿，应该感到这些醉酒者除了是一个荒唐的群体、糊涂的群体和混沌的群体之外，还是一个可怜的群体。

一个人早上从家里出来时，看上去多整洁、多自尊、多明智；可是晚上就被那点儿酒弄成这个样子！有的甚至被弄到死亡的断崖之上！

他们有的是自己挣扎着来的，有的是警察从马路上捡来的。

他们当中，尚在兴奋期的，正东倒西歪，满嘴呓语；早晨妻子或母亲给弄得干干净净、整整齐齐的一身衣裳，现在已经被吐得一塌糊涂，在地上被滚得一塌糊涂；原来是一个很体面的人，现在却成为被"看客"们围观的"乐子"，取笑的"笑料"和耍弄的"活宝"。以上说的这些被"看客"们围观、取笑和耍弄的，还仅仅是那些尚在兴奋期的醉酒者；至于那些昏迷的，则已经走到了高高的死亡断崖的边缘上了，再待一会儿就要掉下去了！

可是他们的父母、妻子、儿女，

此时却全然不知啊！

此刻，

我们急诊医生再不怜悯他，谁怜悯他？

我们急诊医生再不拯救他，谁拯救他？

急诊医生是社会的化身。

对这些可怜的、昏迷的醉酒者，

我们每一次都认真地救治了吗？

我们有没有冷漠、麻木和鄙视？

如果他死了，

他妻子闻讯赶来时，

你敢正视她的泪眼吗？

当她一头扑到丈夫的尸体上时，

你敢听听她的嚎哭吗？

抢救七注意

在这本书里，我反复强调了急诊工作要做到"一个不死，一个不残"（基础篇第六章第五节）。而对于这些平素健康，甚至身强力壮的醉酒者，则尤其应该做到"一个不死，一个不残"。

急性酒精中毒的抢救并不难，阻碍我们做到"一个不死，一个不残"的东西，主要不是我们的技术，而是我们的马虎。为此，要做到以下七点：

1. 对于一次饮入量接近致死量（乙醇 250~500 g，折合 60°白酒 400~800 ml，约半瓶到一瓶）者，要按危险性急症立即全力抢救！

2. 虽未接近致死量但已经大大超过平时饮入量者，尤其是其中未佐餐、未佐菜的"裸饮"者，初次饮酒者，少年、儿童醉酒者，慢性病病人醉酒者，也都要按危险性急症抢救！

3. 有条件者应立即移入 ICU，无条件者也要立即移入急诊抢救室。

4. 早期和足量使用促酒精代谢药和促醒药。

5. 中毒时间短，且未曾呕吐或呕吐次数少、呕吐量少者，怀疑还有服毒者，都要积极洗胃。

6. 中毒严重，有生命危险的，要早做血液净化。

7. 要密切监护呼吸、血压、脉搏和神志。不能移入 ICU 的，在急诊抢救室或观察室里也应该组织和指导其家人或陪伴者密切监护。

8. 对于昏迷者，要给予昏迷护理。不能移入 ICU 的，在急诊抢救室或观察室里也应该组织和指导其家人或陪伴者做昏迷护理。护理的要点是：要使中毒者保持侧卧位以免发生吸入性窒息。

总而言之，抢救不能马虎！

第四节　也要保护好我们自己

我反复强调醉酒者可怜，但这只说了醉酒者的一个方面；其实醉酒者对于他人，尤其是对急诊医生和护士，有时还是非常危险的。因为在急性酒精中毒的"兴奋期"，中毒者极易被激惹而扰乱急诊秩序、捣毁急诊设施，甚至袭击医生、护士。尤其是一群酒友护送一个醉酒者前来就医时，他们人多势众，上述情况更容易发生。

所以急诊医生只知道怜悯和救治还不行，还要有办法不使上述事件发生，从而保护自己，保护护士。因为医生和护士的人身安全、医生和护士意志和行动的自由，以及急诊秩序的保全，是急诊急救工作正常运转的起码条件，也是危险性急症病人得救生还的起码条件。

至于如何自我保护，我将在第二十章第四节"慎对醉者"里专门讲述，届时请注意阅读。

第五节　检点我们的工作

当今，饮酒的人越来越多，急性酒精中毒越来越多，初次饮酒的年龄越来越小，大学生甚至中、小学生急性酒精中毒越来越多。但是这个现象在很多急诊医生眼里却是"司空见惯浑闲事"。

不应该这样！

医学是为病人服务的，**医学应该永远关注人们的生活**。既然这么多人在饮酒、在醉酒，急诊医学就不应该轻视急性酒精中毒。

现在暂且不言急性酒精中毒的科学研究，当务之急是检点我们的急诊工作，看看在急性酒精中毒的诊断、评估和抢救中，有没有草率、缺如、马虎，有没有需要改进、需要完善的地方。

你可要警惕 医源性急症！

第十章 医源性急症

"医源性急症"？

这个概念你觉得很生疏，我们先不去管它，我们先来讲讲"医源性低血糖"。

第一节 糖尿病的新动向

糖尿病是一种慢性病，它与内科急诊有关的只是它的四大并发症：糖尿病酮症酸中毒及昏迷、糖尿病非酮症高渗性昏迷、糖尿病乳酸酸中毒、糖尿病并发感染。这四大并发症历来是内科的重点急症，所以急诊医生们对它们的警惕性、识别能力和处置能力都很高。

医源性低血糖的"崛起"

然而由于糖尿病病人的普遍就医和普遍用药，现在急诊室里已经很少见到糖尿病酮症酸中毒昏迷和糖尿病并发的严重感染了；但医源性低血糖，却从急诊室门外悄然而至并且要当主角了。而急诊第一线上的主要力量——青年急诊医生，对该病却一无警觉，二不认症，三不会正确处置。

第二节 医源性低血糖的"急诊室诊断"

我在第三章第七节提出过一个新概念——"急诊室处置"。现在我再提出一个新概念——"急诊室诊断"，因为一个疾病的诊断方法，在急诊室与在门诊或病房，不尽相同。**"急诊室诊断"**特指某种疾病在急诊室里的诊断方法。

医源性低血糖的"急诊室诊断"，对于初学者来说，有一定的难度。其难点在于：低血糖的症状很多，很复杂，有好几个症候群；而这些症状又都缺少特异性，也就是说，很多其他疾病也有这些症状。

虽然如此，但是面对病人只要你能够"想到"低血糖，那么只需问问病史和用药情况，就能做出初步诊断；再验一个血糖，即可确诊。

关键是，你能不能"想到"。

急症的诊断思维有三个步骤：①想到；②检查；③判断。其中"想到"最重要（基础篇第三章第二节）。诊断医源性低血糖也以"想到"为最重要。

那么见到什么样的病人就应该想到低血糖呢？

以下两种人：

1. 意识障碍者（包括意识模糊、浅昏迷和深昏迷）。

2. 精神异常者。

意识障碍—— 一个想到，两个一律

凡是意识障碍病人（包括深昏迷、浅昏迷和意识模糊）都要"想到"医源性低血糖。然后一律询问是否有糖尿病和是否用过降糖药。如果是，一律验血糖。即使病家否认近几天使用过降糖药，即使病家说服用的是"纯中药制剂"的降糖药，也一律验血糖。

以上简称"一个想到，两个一律"。

我应该举个例子了。请大家复习一下基础篇第十四章第三节的【病例14】。

那个昏迷病人的诊断之所以费了那么多周折，连脑CT都做了，也没弄出个结果，其原因，就是没有按照"一个想到，两个一律"去做。

精神异常——一个想到，两个一律

低血糖病人有些不是昏迷，而是精神异常，比如行为怪异、幻觉、夸大、恐慌和躁狂等，非常容易误诊。请看：

📋 **病例32　脑梗死　精神病**

早晨。观察室。刚接班，楼下急诊室就来了一个危重病人，我赶忙下去帮助抢救。下楼时在楼梯上遇见一个男青年背着一个六十多岁的老头儿走上来，我看了病人一眼，病人的眼睛半闭半睁且无注意力，好像有意识障碍，是"露眼睛"（基础篇第十四章第三节）？

大约一个小时之后，那个男青年惊慌失措地从观察室跑下来找我，说他父亲有糖尿病，不能输葡萄糖！

我赶紧回到观察室。只见老头儿躺在床上两眼大睁，惊恐地盯着挂在输液架上的那瓶液体，液体正在一滴一滴地输进他自己的血管里。我看了看液体，是 10% 葡萄糖，内含一种活血化瘀药。我问他：

"你有糖尿病吗？"

"有。"他马上回答。

"多少年了？"

"刚得。"他马上回答。

人显得非常清醒。可是我记得一个小时之前我们在楼梯上相遇时，他双眼微眍且无注意力，好像是意识不清。一个意识不清的人静脉输入葡萄糖之后就清醒了，我马上"想到"了低血糖。

我拿过病人的病历一看，上边的诊断却是"脑梗死？"，治疗是静脉滴注甘露醇，10% 葡萄糖加活血化瘀药。

诊断到底是什么呢？

"诊断不明问病史，现病史里有诊断"！（基础篇第三章第十二节）

我再强调一次，很多急诊医生都有"只顾眼前，忽略经过"的毛病（基础篇第三章第十二节），即只重视眼前的症状和体征，不重视现病史。

询问得知：病人 4 天前到一家小医院就诊。医生给他验了血糖，结果是 6.22 mmol/L，告诉他得的是糖尿病，给了格列本脲和苯乙双胍，让他每天吃 3 次，每次各 1 片。病人连服了 3 天。

我心中暗暗叫苦：6.22 mmol/L 就是糖尿病啊？！就给格列本脲这样的强力降糖药啊？！

昨天上午起，病人乏力，晚餐前在外边散步时乏力加重，而且有点恍惚，就赶紧回家。勉强上了楼，可是却不知道什么原因一头就钻进了邻居的屋里。邻居是个单身女青年。病人平时十分注意"男女有别"，从来不进邻居的屋，可是现在一头就钻了进去。时值盛夏，这位女青年穿得很少，突然钻进来一个老头儿，十分难堪，但念其平日规规矩矩，就原谅了他的胡来。

性是人的本能。清醒时，本能受理智的压抑；不大清醒时，本能就会胡来。

病人大为扫兴，回家后，倒在床上就睡了，也没吃晚饭。睡眠中病人开始间断狂躁，发作时又哭又喊。妻子上来劝慰，对妻子又打又骂。一家人都以为老头儿得了精神病，赶紧把病人送到医院的急诊室，这时是当晚

9 时。

奇怪的是病人一到诊室，发作就停止了。急诊医生一检查，判断是浅昏迷，就让病人到附近一家医院去做脑 CT 检查。两个多小时后病人回来了，脑 CT 检查未见异常。此时病人清醒一点儿了，要东西吃。吃了几块饼干，更清醒了，闹着要回家。正值就诊高峰，急诊室值班医生也就没再深究，放病人走了。

病人到家后又睡了，睡眠中又间断哭闹，到了凌晨，再次狂躁，又打又骂，几个人也按不住，妻子以为老伴是中了"魔怔"了，吓得直哭。早晨病人再次被送到急诊室。到了急诊室病人又安静了，仍然是浅昏迷。

这是什么病啊？又乏力，又恍惚，又胡来，又狂躁，又时而昏迷时而清醒的，急诊室医生"如坠五里雾中"，可是后边还有很多病人急着要看病呢！哎，找不着诊断，就随便来一个吧——脑梗死，为保险起见，后边再加一个问号；开瓶液体，再加点儿无关痛痒的、"输不好也输不死"的中药，观察室输液去吧！

开始输液时，病人又大吵大闹，拒绝输液，几个家属只好按住病人强行输入。甘露醇就这么按着、压着地好歹输完了，及至 10% 葡萄糖输入 10 分钟以后，病人突然安静了，稍后就完全苏醒了。病人一醒，发现自己躺在医院里，大惑不解。家属这才知道病人对自己从昨夜到此前的所作所为全然不知。

当病人得知正给自己输葡萄糖时，勃然大怒，厉声命令家属叫医生赶紧来。

听到这里，我的诊断完成了，这是医源性低血糖。

仅凭一个问诊，你就诊断了？

对，北京协和医学院张孝骞教授曾经说过，**有时仅凭详细的问诊就能得到正确的诊断**。

我马上让护士给病人抽血验血糖。

病人已经清醒了，这瓶葡萄糖还输不输完呢？

血糖结果很快就回报了，是 5.08 mmol/L。

考虑到这是正在输入高渗葡萄糖时抽的血，所以病人开始输液以前的血糖肯定远比这个数值低；又考虑到病人吃的是格列本脲，其降糖作用可以维持 10~24 小时，所以决定继续输入高渗葡萄糖。

傍晚病人完全正常，于是离观回家。离观时的诊断是医源性低血糖，我嘱咐病人不要再吃降糖药了。

不料，一个月后他又被儿子背进急诊室了，我值班。他一进急诊室，我就开始了我的"初观"，一看又是"露眼精"（双眼半睁半闭）——"低血糖昏迷病容"（基础篇第十四章第三节）。马上"想到"低血糖。问吃没吃降糖药。儿子说又吃了。因为他坚信自己有糖尿病。马上验血糖，2.13 mmol/L。

凡遇意识障碍或（和）精神异常，都要想到低血糖；然后一律询问是否有糖尿病和是否使用过降糖药；如果是，一律验血糖（一个想到，两个一律）。

可是如果在特殊情况下验不了血糖，只要症状、体征、病史和用药史高度提示低血糖，可以试行50％葡萄糖60 ml静脉注射。如果立即苏醒，也可确诊。不能看着病人昏迷，甚至惊厥而迟迟不诊断。

"一个想到，两个一律"是我们**发现医源性低血糖的法宝**。但是请注意：这个法宝仅仅是一个理论。在这本书里我反复指出："理论简单，生活复杂"（第三章第二节）。临床实践是复杂的，急诊则更复杂，一些你意想不到的因素会干扰我们使用这个法宝，最终使你误诊。

我戏称这些因素为"干扰素"。

干扰素1——室性早搏

室性早搏不是一个独立的疾病，它只是一种症状，心脏病可有；其他病，包括低血糖也可有。但是不少青年急诊医生认为室性早搏就是心脏病，而且是严重的心脏病。这个逻辑不知耽误了多少病人的诊断！

📖 病例33 惊厥＋昏迷＋室早

那几天轮到我去放射科进修，可是每天早晨我都要提前到医院，以便在去放射科之前先到急诊室或观察室去做我的"旁观观察"（基础篇第七章第十二节）。因为"旁观观察"是我的"至爱"。

早晨七点多钟我来到急诊室，只见一个六十多岁老太太在诊床上躺着输液，用着心电监护机，屏幕上显示频发多源性室性早搏。

"什么病？"我问急诊室的夜班值班医生。

"外院转来的，他们怀疑是急性心肌梗死。"他一边回答，一边把一张心电图递给我看。

Ⅱ、Ⅲ、aVF、V₃~V₅导联有病理性 Q 波，但是 ST 段和 T 波正常，这不能说明是急性心肌梗死，可能是陈旧性心肌梗死。

"以前得过急性心肌梗死吗？"我问。

"得过，还有糖尿病。"

我开始看急诊病历。病历都写好了，显然病人过一会儿就要转到观察室去了。病历显示：

病人是因为喘息性支气管炎住进一家医院。昨天夜里 12 点钟，病人突然四肢抽搐，双眼斜视，牙关紧闭，神志不清，心律不齐，做心电图是室性早搏，马上用 50％葡萄糖液 20 ml 稀释利多卡因 100 mg 静脉注射。抽搐立即停止，病人苏醒，早搏消失。凌晨 3 点，病人再次惊厥、昏迷，频发多源性室性早搏，Ⅱ、Ⅲ、aVF、V₃~V₅导联出现病理性 Q 波。再次静脉注射利多卡因（仍用 50％葡萄糖稀释）。因为考虑到病人既往有急性心肌梗死，所以不敢久留，给病人打了一针布桂嗪，静脉滴注硝酸甘油（用生理盐水稀释）转到急救中心来。病人到达急诊室时已无惊厥，但是神志仍不清醒。

急诊室医生给病人抽血验电解质、尿素氮和血糖。然后静脉注射利多卡因 100 mg，再静脉滴注利多卡因 300 mg+胰岛素 12 U+10％葡萄糖 300 ml。

虽然这位急诊室医生考虑到了低血糖，但到底是不是把握不大，而病人有糖尿病，所以液体里加了胰岛素。现在病人输的就是这组含有胰岛素的液体。

我继续往下看病历：第 2 组液体是 5％葡萄糖 500 ml+10％氯化钾 10 ml+胰岛素 12 U+10％硫酸镁 10 ml 静脉滴注；第 3 组液体是生理盐水 500 ml+利多卡因 500 mg 静脉滴注。这第 2 组和第 3 组液体都准备带到观察室里去输。

这时交接班的时间到了，急诊室的早班医生来了，恰好血糖结果也回来了：1.87 mmol/L。早班医生马上给病人静脉注射 50％葡萄糖 100 ml，病人马上苏醒。

我经过再三询问，得知病人在那家医院住院时每天都吃格列本脲和苯乙双胍，1 天 3 次，1 次各 1 片。显然剂量大了。昨天白天一整天病人就多汗，显然已经低血糖了，但没引起病房医生的注意。

至此，医源性低血糖确诊无疑。可是早班医生并没有修改夜班医生的治疗，就让病人带着这瓶含有胰岛素的液体转入观察室了。

病人入观后的情况我将在本章下面的【病例 36】中再接着讲，这里只分析病人现在的情况：

病人在那家医院里两次昏迷，医生都没有想到是低血糖。这一方面是因为对低血糖缺乏警觉，另一方面就是室性早搏的干扰。一看是室性早搏，马上想到心脏病，于是静脉注射利多卡因，凑巧是用高渗葡萄糖稀释的，病人马上苏醒，医生也就不再寻找昏迷的病因了。

干扰素 2——腔隙性脑梗死

很多糖尿病病人脑部都有腔隙性脑梗死的病灶。这样，年轻医生就又有了一个诊断误区：见到意识障碍，只想脑子里的病，于是就做脑 CT 检查，如果有腔隙性梗死灶，那就顺水推舟，把昏迷的病因完全归结于腔隙性脑梗死，终止检查，开始治疗。这个误区不知道耽误了多少病人！

请看：

📖 病例 34　昏迷＋腔隙性脑梗死

中午我到观察室去做我的"旁观观察"。我先到值班室去看观察病历，看看观察室里现在有什么让我感兴趣的病人。翻着翻着，一行字扑入眼帘——"昏迷，双侧腔隙性脑梗死"。

奇怪，腔隙性脑梗死即使是双侧，也很少能引起昏迷，于是我就去看这个病人。

这是一个七十多岁的老太太，但是脸上的皮肤却很"白嫩"。

"糖尿病面容"（基础篇第十四章第三节【病例 14】）？

我马上"想到"了糖尿病，一问其家人，果然有糖尿病。

我继续观察病人：

虽然人事不醒，但双眼微睁，就像是那些熟睡着的"露眼精"们（基础篇第十四章第三节）。

"低血糖昏迷病容"（基础篇第十四章第三节）？

我马上又"想到"了低血糖。

继续观察病人：

双侧上、下肢均有轻微的自主活动。

双眼虽无注意力，但对光反射良好。

我马上问用药史。回答是每天都吃格列本脲。而且家人说病人这几天因为"感冒"食欲很不好。昨晚十一时左右，病人无缘无故谵语。可是家属刚要张罗找人送老太太上医院，老太太谵语停止，安静"入睡"了，于是作罢。不过老太太这一睡就睡到今天早晨九点，怎么推也推不醒，家属才知道不好，慌忙送到医院。做脑 CT 是"双侧腔隙性脑梗死灶"。急诊医生于是不再寻找病因，顺水推舟，给病人开了一瓶甘露醇，一瓶 5% 葡萄糖＋胰岛素＋活血化瘀药把病人送进了观察室。

我马上把这个情况告诉观察室的值班医生让他验血糖。结果是 1.11 mmol/L。立即静脉注射高渗葡萄糖，病人旋即苏醒。

干扰素 3——偏瘫和（或）巴宾斯基征阳性

一般来说，昏迷而又有偏瘫和（或）巴宾斯基征阳性，就应该想到脑血管意外。但是非常遗憾，低血糖昏迷病人有时也有这些体征。我就见过好几例双侧巴宾斯基征阳性的低血糖昏迷病人。

请看：

📋 病例 35　昏迷 ＋ 偏瘫 ＋ 巴宾斯基征阳性

急诊室。昏迷，六十多岁，男性，高大强壮，面红，多汗，频繁呕吐，呼吸不规整。查体：心肺正常，血压 200/120 mmHg，左上、下肢软瘫，左侧巴宾斯基征阳性。初步诊断为"脑出血，脑疝？"。

可是病人有昏迷，我马上又"想到"了我的那个法宝——"一个想到，两个一律"，于是赶紧问其家人：

"有糖尿病吗？"

"有。"

我一愣，接着问：

"用降糖药吗？"

"用，优降糖。"

"今天吃药了吗？"

"吃了，早晨、中午都吃了。"

医源性低血糖？可是体征太像脑出血了。我迟疑了一秒，马上做出处置：

抽血验血糖，静脉滴注一瓶甘露醇，做脑 CT 检查。

病人频繁呕吐，做脑 CT 有风险，我就跟着病人去了。趁着病人不吐的时候，好歹把 CT 做了，结果是"未见异常"。马上把病人送进观察室。

甘露醇快输完时，病人开始抽搐，恰好血糖结果回来了：1.2 mmol/L。立即静脉注射 50 % 葡萄糖。注入到 60 ml，抽搐停止；注入到 120 ml，病人苏醒。

苏醒之后，偏瘫和巴宾斯基征全都消失。

上面只讲了三个"干扰素"。除此之外，低血糖病人还会有其他症状和体征能成为"干扰素"；所以你要警惕，不管病人同时还有什么其他症状、体征和特殊情况，只要有意识障碍和（或）精神异常，就要毫不动摇地执行"一个想到，两个一律"。

第三节　医源性低血糖的"急诊室处置"

1. 立即静脉注射高渗葡萄糖促醒、解痉。

2. 留观。

3. 持续静脉滴注等渗葡萄糖。

第一和第二条没问题。问题在第三条：葡萄糖输到什么时候为止？

有些医生一见病人苏醒就立即停止输入葡萄糖，或者改高渗葡萄糖为等渗葡萄糖，结果病人很快又发生惊厥和昏迷。甚至有的病人在治疗过程中反复昏迷几次，医生还不知其所以然。

有些医生比前者慎重，他们一般要在血糖超过正常值很高时才停止补糖。但是非常遗憾，即使如此，病人还是要再次昏迷。

请看：

病例36 又昏迷了三次

这个病例，其实是本章第二节【病例33】的"续集"，请大家再把【病例33】看一遍。

那时我讲，我在急诊室做我的"旁观观察"时，发现这个病人在一家医院住院时昏迷了两次，后来转到我们急诊室被发现是低血糖，并在急诊室静脉注射高渗葡萄糖后苏醒。

现在我讲这个病人到观察室以后又经历了什么：

病人转到观察室去以后，我就结束了我的"旁观观察"，到放射科去参加晨间阅片去了。十点多钟，晨间阅片结束，我又跑回观察室去继续"旁观观察"那个病人。

一进观察室，恰好碰上那个病人的家属往值班室跑，一边跑一喊：

"又抽啦！又抽啦！"

我跑进观察室里一看，病人还在输液，但是口吐白沫、大汗淋漓、四肢抽搐——惊厥！

值班医生来了，马上静脉注射了50%葡萄糖80 ml，病人苏醒，惊厥停止。

我看了看病人刚才输的那瓶液体，正是急诊室夜班医生开的那第二组液体——5％葡萄糖500 ml+10％氯化钾10 ml+胰岛素12 U+10％硫酸镁10 ml。当初急诊室医生开这组液体时，血糖报告（1.87 mmol/L）还没回来，所以他开了胰岛素。

我马上提醒观察室医生停了这组液体。

这是这个病人在10个小时里的第3次昏迷。前两次有情可原，那是在基层医院，而且当时诊断又不明确；现在是在急救中心，低血糖的诊断明确了，又让病人昏迷一次，就太不应该了，应该反省：

首先，那位急诊室早班医生有责任。他既然已经知道病人是低血糖了，就应该在向观察室转送病人之前修改夜班急诊医生的医嘱，把胰岛素去掉。

其次，观察室医生也有责任。我在基础篇第十章第五节里讲观察室的治疗工作时说，观察室的治疗工作有四件事，其中一件是"核对急诊室医生的医嘱"，另一件是"及时调整治疗方案"。这两件事这位观察室医生都没做，而是遵嘱执行。

　　这个病人我在当天下午和次日上午又各"旁观观察"了一次：

　　当天下午，观察室医生给这个病人又验了一次血糖，结果是6.31 mmol/L，他怕出现高血糖，就停止输等渗葡萄糖，改为生理盐水。下午3点钟，病人又发生惊厥和昏迷。验了血糖，结果是0.8 mmol/L！注入高渗葡萄糖后苏醒。以后葡萄糖就没敢再停，病人一夜很安静。次日晨，血糖又高了，尿糖也阳性了，观察室医生又把葡萄糖改为生理盐水，不久又发生昏迷和惊厥。

　　这是病人入观后的第3次昏迷，发病以来的第5次昏迷，距第一次昏迷约20小时，距最后一次服用格列本脲约24小时。

　　20小时里昏迷了5次，每次都是惊厥和频发室性早搏，对于一个有心肌梗死史的老人来说，这无异于是让她下了5次地狱！

　　这5次昏迷都是我们医生的过失！

　　第一次是给病人吃降糖药过量。第二次是没有想到低血糖。第三次是急诊室早班医生没有及时调整夜班医生的医嘱，观察室医生没有核实和调整急诊室医生的医嘱。第四、第五两次都是静脉补糖结束过早。

　　根本原因，在于医生不知道格列本脲的降糖作用如此强大，强大到可以维持10~24小时之久。但是这一点早在我们上大学时的《药理学》教科书上就已经写得清清楚楚了。

　　为了不使大家重蹈覆辙，请大家切记以下两条：

　　1. 医源性低血糖病人，即使在急诊室经抢救已经苏醒，也要一律留观。

　　2. 留观期间要持续输入葡萄糖液。输入的时长，应该长于"罪犯"降糖药的降糖作用维持时间。只有达到了这个时间后，方可试停。试停时还要密切监护。

双重工作目标

　　我在基础篇第六章第五节讲过：要想做好一项工作，除了要知道工作的宗旨之外，还要给自己制定出工作目标。

　　严重的和长时间的低血糖有两个严重危害：一个是死亡，一个是大脑皮层的高级神经功能永久缺失而致残废。

这样，抢救医源性低血糖就有了一个双重工作目标：**既要挽救生命，又要保护高级神经功能。**

为了达到这两个目标，急诊室医生就应该在拟诊低血糖后，立即静脉注射足够的高渗葡萄糖，以促醒；观察室医生则应持续输入葡萄糖，以防再昏迷，简言之：

急诊室——立即苏醒；

观察室——不再昏迷。

现在做一个总结：

诊断上，面对一个昏迷，或浅昏迷，或精神异常，或行为怪异的人，首先要做到"一个想到，两个一律"；其次要注意"排除三个干扰"（室性早搏，腔隙性脑梗死，偏瘫、巴宾斯基征阳性）。

抢救上，要做到"立即苏醒，不再昏迷"。

第四节　仍然要警惕格列本脲！

看到我讲了这么多吃格列本脲（优降糖）引起的低血糖病例，有人会说这个药已经快要淘汰了，没有必要讲它了。

这话不对。这个药会引起严重的低血糖，所以是要淘汰了，甚至很多医院的药房里已经没有这个药了。但是这个药在很多药店里还有，尤其是村镇的诊所和药店。而且很多地区的门诊用药，医保不能报销，所以那些地区的糖尿病病人日常用药都是到药店自费购买，加之格列本脲便宜且降糖效果好，所以很多人还在吃这个药。所以我们仍然要警惕格列本脲！

急诊医生永远都要面对全社会各个阶层的病人，所以急诊医生永远也不要轻言某个急症因为社会进步而不会出现了。比如一氧化碳中毒，即使是在北京、天津，你敢说因为有了暖气就不会有了吗？

急诊医生对社会，要既知上层，也知底层。

第五节　医源性急症

医源性低血糖讲完了。现在我们回过头来探讨我在这章开头时留下的那个问题：什么是"医源性急症"？

所谓**"医源性急症"**，就是医疗活动失当或错误所引起的急症。这种失当或错误在医生方面，包括诊断失误，治疗失误，治疗的副作用和检查的副作用，等等；在病人方面，包括用药不当，用药错误，自己诊治，自己请巫医神汉诊治，等等。

由于医药在利润的刺激下还在"过度"发展；由于医疗的"市场化"还没有根除；由于医生和病家都误认为"医学无所不能"，以致医生"过度"使用检查和治疗，病家"过度"要求检查和治疗，所以"医源性急症"将会增多。

收拾别人的"残局"

其实自从人类有了医和药之后，人类的疾病谱里就多了一类疾病——"医源性疾病"，而且医源性疾病里有些还很严重呢。

本来按理说，"解铃还待系铃人"，医源性疾病应该让它的责任医生去诊治。但是相反，这些病人却常常首先被送到我们急诊室里来。这就好像一盘棋被某人下成了残局，而这个残局却要由你这个局外人来收拾。

重要的是：你还必须得给他收拾好。因为：医源性疾病只要不是在其责任医生手里立即发生的，比如药物过敏性休克或心脏骤停，病家都不知道其所以然。及至其发生，病家都会认为这是病人自己得的急症，于是理所当然，就把病人给你"背抱抬推"来了。由于你是急诊医生，理所当然你就得给他们治好；治不好，或者死在你手里了，理所当然他们就要向你兴师问罪。

这就是急诊这个行当的难处。所以，**"收拾别的医生的残局"，是急诊医生第二个"苦命"**（第一个在基础篇第三章第三节）。

真正的难处——"想到"医源性急症

其实真正的难处还不在"收拾残局"上，而在"认识残局"上，即当"急症病人流"从你诊桌前匆匆流过，甚至汹涌流过时，你能不能"想到"你面前的这个病人是一个医源性急症？

在急诊的"诊断思维三步骤（想到、检查、判断）"中，"想到"这一步骤最重要。可是很多年轻急诊医生脑子里的"急症库"里根本就没有医源性急症，他们见了病人就只想病人自己得的那些病，不想我们医生给病人造成的那些病。

请看：

📋 病例 37　脑出血

急诊室。早晨。抬进来一个中年男子。一看是偏瘫，首先"想到"脑血管意外。这个"想到"是不错的，既符合"危险病在先"的原则（基础篇第三章第四节），又符合"常见病在先"的原则（基础篇第三章第三节）。

时值急诊早高峰，病人太多。

于是不再查体，先做脑 CT。结果是脑出血。

于是不再问病史（只顾现在，忽略既往），心安理得地给病人下脑出血的治疗和护理医嘱。

可是病人的家属一听说是脑出血，马上告诉我，病人这几天别处也都出血。我问哪出血，家属说牙和鼻子。我听了一惊，这是凝血机制有问题呀！立即停下了手中正在下医嘱的笔。

赶紧查体，才发现胸部有一个巨大的手术刀疤。

赶紧问病史，才知道不久前做过心脏瓣膜置换手术。

赶紧问用药史，才知道出院后一直在用抗凝药；出院时主刀医生约过病人复查，但是病人没来，仍按原剂量服用。

"解铃还需系铃人"，于是赶紧叫来主刀医生。

这个病例险些漏诊凝血障碍，当然与没有详细查体和没有问病史有关，但更深层的原因是，那时我的脑子里还没有"医源性急症"这个概念，所以我才"想不到"。

怎么才能想到"医源性急症"

1. 要把"医源性急症"这个概念牢牢地树立起来。

2. 要广泛了解常见医源性急症的症状和体征。

3. 要对各种医源性急症保持高度警觉。

4. 对每一个病人都要询问患病史、近期的治疗史和检查史。

5. 不要完全相信那些检查、诊断和治疗的正确性。

6. 要审视那些检查、诊断和治疗的正误。

7. 对于一切在接受某种检查或治疗之后所发生的急症，都要想到这个急症可能是由这种检查或治疗造成的。

请注意：治疗也包括康复治疗、理疗和针灸。下面第十一章的【病例 43】就是一起针灸造成的医源性急症。

我在这本书里反复说过，**急诊室医生是哨兵**，那么在我们这个神圣的哨位上，我们应该时时刻刻警惕哪些敌人呢？

第一类敌人，是病人自己得的急症，我称之为**"自源性急症"**。

第二类敌人，是医生制造的急症，我称之为**"医源性急症"**。

当然，第一类多之又多，第二类少之又少；但是我们急诊的工作目标既然是"一个不误，一个不漏"（基础篇第六章第五节），那你就只有对这类少之又少的敌人也保持高度的警觉，你才是一个完整的急诊医生。我写这一章的用意，就在于此。

除了以上这两类敌人，还会有别的隐藏着的敌人。怎么才能发现后者，就得看你们的了。

容易误诊！容易漏诊！

第十一章 气 胸

气胸的紧急性虽然不如呼吸心跳骤停，但是它也有它的危险。

第一节 容易误诊和漏诊

它的危险是容易误诊和漏诊，这会给病人造成很大伤害，甚至造成死亡！

病房诊断

可是马上有人会反驳：气胸不容易误诊和漏诊哪！因为气胸有很明显的症状：胸痛和呼吸困难；也有很明显的体征：患侧胸部叩诊呈鼓音，患侧呼吸音减弱或消失；而且胸部 X 线检查也有特征性表现。

对，但那是**病房诊断**。一个气胸病人，如果他是躺在病房的病床上，而且是在早晨查房的时候，经过主管医生和他的上级医生一起详细地问诊和全面地查体，我想他被误诊的机会几乎不存在。

急诊室诊断

可是在急诊室就不然，在急诊室，一个急诊医生没有那么充足的时间对每一个病人都进行那么周全的问诊和检查，也不可能对每个有胸痛和呼吸困难的病人一律做 X 线检查，也没有上级医生在侧督导和协助，再加上一些其他因素，就容易误诊和漏诊。

那么这些"其他因素"是什么呢？

逐一讲述如下。

第二节 误诊和漏诊 1——没想到

急诊的诊断活动是一条有着"想到""检查"和"判断"三个环节的思维链；其中"想到"最重要。急诊医生总是先想到某病，然后才做与该病相关的检查。所以在急诊室里，急诊医生遇到一个气胸病人，如果没有"想到"气胸，那他就不会做相应的检查，这就容易误诊和漏诊。

为什么没有"想到"气胸

我们都知道气胸有两大症状——胸痛和呼吸困难。按道理讲，病人告诉了我们这两个症状，我们就应该想到气胸。

理应如此，但其实并不如此。这有两种情况：

第一种情况，并不是每个病人都告诉你他既有胸痛又有呼吸困难。

有的病人告诉你，他只有胸痛而无呼吸困难。这是因为他的肺组织被压缩得不重，以致病人没有感觉到呼吸困难。

有的病人告诉你，他只有呼吸困难而无胸痛。这是因为在气胸的全过程中并不是总有胸痛。

胸痛一般发生于气胸的早期，待到脏层和壁层胸膜完全分离并不再继续分离时，胸痛就会消失。这样，如果就诊时胸痛已经消失了，病人就可能忘记告诉你他曾经发生过胸痛。此外，如果进入急诊室时还有胸痛，在后来的就诊过程中胸痛突然消失，他会告诉你胸痛好了；而如果此时恰好他的呼吸困难轻微，或者他根本就没有感觉到呼吸困难，那他还会因此而放弃就诊、离开诊室呢。

请看：

📑 **病例 38　不疼了，不看了！**

秋天（气胸高发季）。急诊室。一个小伙子手拿一张挂号条进来。

我马上投去一瞥，开始了我的"初观"和"初断"（基础篇第十二章第二节）。

二十七八岁，穿着整洁且时尚，无病容和病态——非常遗憾，没看出是什么病，只得出了一个可怜的"初断"：职业是室内工作，像是个白领。

他见我看他，就问："看病吗？"

我说："看。"

没想到他没有走过来，而是转身走到门外，向走廊一侧的一个什么地方做了一个手势，一个更年轻的小伙子就快步走了进来。

噢，这才是病人。于是我开始了第二次"初观"和"初断"：

"第二男"（为行文简洁，以下称先进来的为"第一男"，后进来的为"第二男"）约十七八岁，身瘦（气胸者多身瘦，且多为男性），发型时髦，衣裤时尚，戴着耳钉，表情痛苦，右手捂左胸。

"你胸疼？"我问。

点头。

我马上想到了几个与胸痛有关的急症，其中就有气胸。

"呼吸困难吗？"

摇头。

"磕了？碰了？被人打了？搬重东西了？"

"都没有，我们是美发厅的，没有重活儿。""第一男"代答。

我做了胸部检查，未见气胸体征。做心电图，亦未见异常。

"拍胸片吧。"我说。

"第一男"先问了价钱，然后两个人商量拍还是不拍。商量之中，只见"第二男"的痛苦表情突然消失，右手也放了下来，然后对"第一男"说："不疼了，不看了！"然后转身就往门外走。

突然不疼了，他以为是好了，可我却因此而更认为是气胸了。

我把他拦下来，反复劝说，才拍了胸片，显示左肺尖处沿着肺的外缘有一条纤细的透明带。气胸才没有漏诊。

第二种情况，即使病人告诉你他既有胸痛又有呼吸困难，你也不一定能够"想到"气胸。

首先，胸痛和呼吸困难不是气胸所独有，你很可能会想到别的疾病上去。其次，在你的脑子里，胸痛、呼吸困难与气胸之间没有建立起牢固而又灵敏的条件反射。所以你想不到气胸，就很有可能了。

怎么才能"想到"气胸

无他，反复记忆，并用本章的这些病例反复强化下面这个提示：**胸痛和（或）呼吸困难——气胸**，务使其烂熟于心。

第三节 误诊和漏诊 2——病情不严重

好了，我们承认"想到"很重要，可是如果我们想到了气胸，那就一定不会误诊和漏诊了吧？

对不起，还会。你一定要记住这句话：**书本简单，临床复杂**。临床上，尤其是急诊室的临床上，会有很多实际情况使书本上看似非常简单的诊断，变得扑朔迷离。

这些"实际情况"里，有一个就是很多初出茅庐的急诊医生认为，既然是气胸了，既然肺组织被压缩了，那病人的一般情况一定很严重。根据这个错误看法，他们会做一个反推断：如果一个病人的一般情况看上去不严重，那他就不大会是气胸。于是就把已经"想到"的气胸排除了，最终漏诊或误诊。

其实，气胸病人的一般状况，除了与肺脏被压缩的程度大小有关，还与病人对缺氧的耐受力和健侧肺的代偿能力有关。所以有些气胸病人的一般状况会很好。

请看：

> ### 病例 39 骑自行车来的
>
> 晚秋。急诊室的门被推开，我手上没有病人，所以门一开我就盯上了来者，开始了我的"初观"：
>
> 男性，六十多岁，身高 1.7 米上下，穿着很厚的棉衣，人很瘦，满脸皱纹，气色不好。我的脑子里马上显示：这是一位烟民。
>
> 他迈着正常的步幅和步态向我走来，然后坐在我面前。我初步判断他患有慢性呼吸系统疾病，但病情不重。
>
> 经问诊得知，病人以前有慢性支气管炎和肺气肿，还有矽肺，最近几天有点儿憋气。我说："听听吧，把衣服解开。"
>
> 老人先解外边大棉袄的纽扣。这件大棉袄的扣子大、扣眼儿小，费了不少力气总算都解开了。不料里面还穿了一件小棉袄。小棉袄的扣子是中式的，一边是扣儿，一边是襻儿，更不好解，解了几下解不开，老人生气了，不解了，跟我说："别听了，开点儿喘药吧——氨茶碱。"
>
> 病人有灵活性——纽扣不好解，就不必听诊了；可是我有原则性，我

的原则是：**不查体，不诊断；不诊断，不治疗。**

病人很烦躁，说："不用听了，没大毛病，我骑自行车来的，开点儿氨茶碱就行了！"

我仍不退让。在我的坚持、劝说和帮助之下总算把这些"费解"的中式纽扣都解开了。不料里边还有一件西式衬衣，扣子和扣眼儿也很小，而且衬衣里边还有一件毛衣，毛衣里面还有一件针织秋衣，秋衣里边又有一件西式衬衣，真所谓"里三层，外三层"啊！至此，我才理解了老人为什么刚才那么有"灵活性"，要主动放弃听诊。

衣服总算都解开了，这是一副瘦骨嶙峋的胸脯。还好，胸廓无畸形，呼吸幅度和频率都正常；触诊也没有"握雪感"；可是一叩就不正常了，右胸呈鼓音；再一听，右胸呼吸音明显减低。想到气胸。拍胸片。结果确诊气胸，而且确实还有矽肺。

📖 病例 40　大步流星来的

早春（气胸高发季）。诊室门一开，一前一后大步流星地走进来两个男子。我马上开始了我的"初观"：

两个人都是三十多岁，穿戴都整洁体面，从穿戴上看都是本地人（不同地域人的穿戴不同）。前边的个矮且胖，手里拿着一张挂号条；后边的个高且瘦，双手潇洒地斜插在茄克衫的口袋儿里。

我知道两人中一个是病人，一个是陪伴者，但不知谁是病人。因为我看不出这两人有何异常。

我问这个矮胖子："怎么了？"他向旁边一闪身，指着后边的瘦高个儿说："他。"（说的是本地话，我看对了）

瘦高个儿略前一步，仍然站着，两手仍然潇洒地斜插在茄克衫的口袋儿里，轻描淡写地说："胸口疼。"（说的也是本地话，我也看对了）

不过此前我已经注意了，他脸上没有痛苦表情，所以现在我判断他胸痛不厉害。

"那就听听吧。"我说。

还是年轻，茄克衫里边只有一件毛衣和一件衬衣，胸部很快就裸露出来了。

可是胸部一裸露出来，就让我大吃一惊。这位的胸部可不是刚才那个"瘦骨嶙峋"，而是"满目疮痍"！只见他宽阔的胸脯上密密麻麻地布满了十几个烧饼大小的圆形瘀血斑，后背上也都是，以致整个胸部和背部几乎都成了紫红色，只在这些紫红色的"烧饼"之间有些许颜色正常的皮肤。

"拔罐子了？"我问。

"唉。"病人回答，"太疼了。"但是脸上仍然没有痛苦表情。

我这时才知道他病得不轻。

"多少天了？"我问。

"好些天了。"病人回答。

"看了吗？"

"没有。买了点儿药吃，不管事儿。拔罐子管点儿事儿。"

"还疼吗？"

"好点儿了。"

我马上开始查体。一摸，没有皮下气肿；一叩，右胸鼓音；一听，右胸呼吸音全无。想到气胸。拍胸片，示右侧气胸，右肺被压缩到肺门，只有一拳头大小。

我不由得感叹：真是一位"忍者"啊！

请注意：他是这本书里第六位可敬的"忍者"。

诊断已经完成，现在我才开始考虑他为什么会拖延这么多天才来就诊。

我在基础篇第十二章第二节讲过：举凡病人身上的一切，诸如体位、姿态、步态、神态、仪表、面容、表情、服饰、性别、年龄、职业、收入、婚姻状况，甚至连病人的陪伴者或护送者的情况，都是有用的诊断信息。

在我的"初观"中，我虽然没有看出他得的是什么病，但是我还是从他身上观察到一些信息。这些信息现在就有用了。根据这些信息，我对他做出了两点估计：

第一，没有家庭。

第二，生活窘困。

这就是他拖延日久才来就诊的原因。

那么我是根据什么做出的这些估计呢？

首先，他已经病重多日了，应该是妻子陪伴。其次，现在这个矮胖陪伴者，相貌与他不像，不是他的至亲。最后，陪伴者拿着挂号条走在前面，说明号是陪伴者花钱挂的。所以这位"忍者"，应该还是一位"鳏者"和"贫者"。

由于病情太重，我把病人转到一家专科医院去了。

可是没想到，第二天这两个人又大步流星地走进诊室。仍然是矮胖子在前病人在后，病人仍然沉静，仍然站着，仍然两手潇洒地斜插在茄克衫的口袋儿里，只是今天略微露了一下笑容，对我昨天迅速而准确的诊断略微表示了一点谢意。

矮胖子请我派人到家里给病人输液。我大惑不解，这么严重的气胸怎么不住院呢？

他于是撩起衣襟，我才知道他已经做了胸腔闭式引流，引流器还带在身上。

我大吃一惊，气胸的闭式引流是应该住院做的呀！我没听说过还可以带回家的！他又微露了一下笑容（不过这次是苦笑）说："没钱。"

医学认为应该那样，但生活却这样。在没有社会医疗保障的生活面前，医学是多么弱小啊！

我只好派护士去了。护士回来之后，我询问了病人的家庭状况。结果证实了我上面做的所有估计。

护士告诉我，那儿根本就不是他的家，他的住处在一座写字楼里被完全弃租的一层，那一层各个房间的门都锁着，地上满是尘土。他的屋子里几乎没有任何办公设备。于是我又做了一个估计：他创业失败了。所以这位"忍者""鳏者"和"贫者"，还是一个"败者"。

这个病例有三个提示：

第一，有的气胸很严重，但是病人的一般情况却可以仍然很好。

第二，有的气胸很严重，但是病人却会不动声色。这个病人两次就诊，都是那么沉静、寡言、克制，是一个典型的"诊室忍者"（基础篇第十六章第五节）。

第三，由于生活的原因，甚至一些严重的急症病人也会在院外拖延很久才来院就医。

病例 41 **大吵大闹的**

秋天。急诊室。病人很多，我正忙着看围在我身边的病人，突然听见一个男子高亢激昂的声音。我从人缝儿里向外一看，只见一个精瘦的男青年（本章的五个自发性气胸，全是瘦子和男性），正在跟诊室门口的导诊护士争吵。他扯着脖子朝护士喊，颈静脉怒张着。他一边喊一边冲向那个护士，活像一只斗鸡场上的公鸡，如果不是有一个女青年拉着他的一只胳膊，他就要冲到护士跟前了。

我赶忙上去劝解，把他拉到诊桌前，问他哪儿不舒服，他不回答，还向后拧着静脉怒张的脖子朝护士喊。是那个女青年代他叙述了病情，说是先胸疼，后憋气。

虽然病人的精力如此旺盛，体力如此充沛，可是根据这两个症状我还是首先想到了气胸。一查，左胸叩诊为过清音，且呼吸音明显减低。拟诊气胸。拍胸片示左胸气胸，左肺压缩50%。

我问了女青年与小伙子的关系，知道是小伙子的女友。我就嘱咐女青年，看好病人，安抚好病人，不要再跟护士吵架，快到观察室去做胸腔闭式引流。因为我知道，一个人一旦歇斯底里大发作很难一下子平息，很可能再争吵，这对一个气胸病人有危险。而且一旦病人在争吵中发生不测，于那个护士也有不利。

我在前面说过，当医生的，"**既要知病，还要知人**"。一般来说，男子有女友在侧时比较好斗，女子有男友在侧时亦然。所以一旦他们与人斗起来，常常是"男女双人斗"，互相助威，互相鼓劲，互相协助，极难对付。对此，第二十章第四节有专门讲解。

好在这个女青年比较理智，知道看病要紧。在这种情况下，你就要努力与病人陪伴者中的"理智者"搞好关系，说清利害，让理智者说服和控制"闹者"，比我们去说、去控制有效。

果然，等到小伙子在女友的搀扶下走出诊室时，又扯着脖子冲向了护士，这次甚至还向护士揎拳捋袖了。此君如此好斗，一方面是有女友在侧，另一方面他也有足够的精力和体力。

以上这三个病例都说明，有些气胸病人的一般情况会很好。因此初学者切记：

遇到主诉胸痛和（或）呼吸困难者，不要因为他一般情况好，甚至很好，就想不到气胸，或想到了气胸但又否定了。

第四节　误诊和漏诊 3——不查体

此前就有人问：即使急诊医生没有想到气胸，可是他总会给病人做胸部查体吧，而气胸的胸部体征又那么明显，一听即知、一叩即知，怎么还会漏诊和误诊呢？

不查体

答案其实很简单，只是你刚刚入职，不知急诊的底里罢了。你干长了就会看到：急诊医生可并不是对每一个病人都查体的。

当病人看上去一般情况不错，而急诊医生当时又恰好很忙，或者虽然不忙但是恰好很懒时，不查体就下诊断、开处方的事是会发生的。如果此时病人恰好是气胸，那不就漏诊或误诊了吗？

懒惰问题

我在基础篇第七章第三节说过，学急诊时，"懒"是你的第一个敌人。现在干急诊了，"懒"还是你的第一个敌人。

上一节【病例 39】的那个骑自行车来急诊室的老人，他以前既有矽肺又有慢性支气管炎，呼吸困难是他的家常便饭，这次得了气胸，他以为是"气管炎又犯了"，所以一到诊室就让我给他开点氨茶碱。我要给他听诊，他不让。我再三要求，才让我听了。听了，就发现了。如果那天我懒一懒，肯定误诊。

毋庸讳言，我们的某些急诊医生确实懒得可以：懒得听，懒得摸，懒得看，懒得问，懒得……所以气胸的漏诊和误诊，首先不是什么技术问题，而是懒惰问题。

审美问题

在不查体这个问题里，不听诊，还有低级和庸俗的审美情趣在作祟。

因为在某些青年医生眼里，脖子上老是挂着听诊器的医生与脖子上老是挂着钥匙的小孩一样，是"不成熟"的标志；而那些受人尊重的老主任、老教授们只在必要时才从下属手中接过来听诊器去"蜻蜓点水"一般地听一听。在某些青年医生眼里，这种"偶或为之"的听诊、"蜻蜓点水"的听诊是美的；而有了这种审美情趣，他们就会追求和模仿，于是就不大乐意给病人听诊。

可是你要知道：望、触、叩、听，这四大查体技能是需要千锤百炼才能练就的，你刚刚入职，就这么"偶或为之"，就这么"蜻蜓点水"，你得多少年才能练就啊？

我见过这样的医生，都快退休了，听诊听得还是稀里糊涂呢。

不查体，不诊断

在上一节里，我提出了一个"四不原则"：不查体，不诊断；不诊断，不治疗。现在我再强调一次：

不查体，不能下诊断！

在查体上，我对我的实习生是严格的，每个病人，都必须查体；而且不管他的主诉是什么，心肺听诊必须做。

我要求他们必须做心肺听诊，有两个用意：

第一，是让他们从实习时起就养成这个习惯。

有些中医大夫嘲笑我们这个习惯，但是恰好是这个习惯反映了我们西医，尤其是我们急诊医生看病的思维方法。这个思维方法就是，不管你是什么病，先看看你的两个最重要的脏器——心和肺有没有问题。这其实也是"危险病在先原则"（基础篇第三章第四节）在查体上的一个体现。

第二，是让他们不放过每一个磨炼听力的机会。

第五节　误诊和漏诊 4——查体失误

我查体了，可是我为什么还是误诊或漏诊呢？

那就是查体失误。查体失误有四个原因：

原因 1：查体马虎仓促

一是自己的责任心不强，马马虎虎，没给人家仔细检查。

二是时值急诊高峰，检查太过仓促。

原因 2：查体技能低下

查体技能低下，那你就发现不了气胸的体征。

望诊，看不见患侧肋间隙饱满、呼吸运动减弱或消失，以及气管偏移。

触诊，摸不出胸背部或颈部皮下握雪感。

叩诊，叩不出患侧的鼓音或过清音。

听诊，听不出患侧的呼吸音减弱或消失（在双侧气胸时，则两侧均有此改变）。

听诊非常重要，下面再单独讲一讲。

原因 3：听诊技术低下

胸部查体按照实施的顺序，应该是望、触、叩、听。但是在急诊室里，我们做的第一项却常常是听诊。听诊之后，觉得有必要时才加做其他三项。这是急诊室里紧张繁忙的工作使然。

但是你要知道，这样有危险：如果你没有听出病人的异常，就会漏诊和误诊。因此，如果你一定要先听诊，听出异常之后再补做望、触、叩诊的话，那你必须有一双一听就能听出问题来的灵敏的耳朵。然而青年医生恰恰还没有练就这么一双耳朵。

此外，青年医生还有一个毛病：只注意听啰音，不注意听呼吸音。所以他们就只能听出来啰音，听不出来同时存在的呼吸音减弱或消失，于是就只想到肺部感染、气管炎、哮喘，甚至想到左心衰竭，于是就误诊。

只注意啰音，不注意呼吸音，几乎是所有初学者的通病。我自己也有过那样一段过程。所幸的是几乎就在我刚刚学听诊时，就有人向我指出了这一点，所以我的这个过程很短暂。

我至今还记得是谁在什么地方向我讲的这个道理。

📖 **故事 11** *耳提面命*

1969 年春天，我到公社卫生院去接受第一次赤脚医生培训。上午听课，下午实习，在卫生院简陋的诊室里，一个刚从内蒙古医学院毕业分配来的比我大不了几岁的女医生站在我身后，冲着我戴着听诊器的耳朵大声说："别光（只）听啰音，先听听呼吸音，两个音一起听！"

应该说，这已不属于受教育者所乐于接受的"循循善诱"，而是近乎令受教育者反感的"耳提面命"了。但是我感谢她的"耳提面命"，是她在我愚钝的心田里播下了这颗智慧的种子，日后才萌芽，才长成了一种急诊查体方法——"同步查体法"。可惜我不记得她的名字了，只记得她姓蔡。

谢谢蔡老师！

听诊时能够同时听到两种声音，是对内科医生的起码要求。而对于急诊医生来说，这远远不够，他的感官还需要更灵敏、更多用。请大家重温一下我在基础篇第十五章第五节讲的"同步查体法"。

原因 4：没有"四诊合参"

听诊重要。但是气胸的发现，仅凭听诊容易漏诊和误诊，所以还要借助望、触和叩诊。中医在诊断时讲究"望闻问切，四诊合参"。西医又何尝不是这样呢？在发现气胸上，我们要"望触叩听，四诊合参"，这样才较为准确。所以尽管急诊工作繁忙，胸部查体还是应按照望、触、叩、听的顺序一项不漏地检查。

可是非常遗憾，在初学者中，听诊技术低下者，其望、触、叩诊技术常常更低。也就是说，他们如果听不太准，那么希望他们借助望诊、触诊和叩诊来发现气胸，其实也做不到。

所以大家一定要练好望、触、叩、听这四大查体技术。这是一个急诊医生不可或缺的基本功。

综上所述，如何检出气胸的思路已经很清晰了，似乎只要对所有有呼吸困难或有胸痛的病人都想到气胸，并仔细地望、触、叩、听就可以了。

其实不然，**"理论简单，生活复杂"**，气胸病人除了我们已经知道的这些简单的症状和体征之外，还会带有什么其他的情况，真是难以预料。而这些情况有时就会干扰我们的诊断思路，所以要不出一个漏诊或误诊病例，还真得多加小心呢。

第六节　误诊和漏诊 5——干扰

对我们干扰最大的，是病人在罹患气胸之前就已经有的胸廓、胸膜、气管和肺的慢性疾病。

气胸体征的特点，是患侧与健侧呼吸音在响度上的差别，以及患侧与健侧叩诊音在性质上的差别。而上述胸廓、胸膜、气管和肺的慢性疾病恰好可以使这种差别变小，甚至消失。

在上述慢性病中最常见的是慢性阻塞性肺疾病（简称"慢阻肺"）。

为什么呢？

第一，慢阻肺病人的两肺呼吸音本来已经明显减低，那么当他得了气胸之后，患侧与健侧呼吸音响度上的反差就小了，甚至没有了，这时不仔细听或听诊技术低下，就极易漏诊。

第二，慢阻肺病人的两肺叩诊音常常均为过清音，而过清音与鼓音（气胸）非常接近，这样，当他们罹患气胸之后，两侧叩诊音性质上的差别也会变小，甚至没有；何况很多青年医生本来对鼓音与过清音就分不大清楚，甚至鼓音与清音（正常肺组织）也分不清，所以漏诊非常可能。

仅仅以上这两点就足以迷惑初学者了，但是气胸病人的实际情况远比这复杂。请看：

📖 病例 42　肺癌合并气胸

急诊室。夜班。几个人用三轮车推进来一个老人。老人很衰弱，裹着棉被坐在车里，面色苍白，呼吸困难。

我觉着这个病人很面熟，可就是想不起他是谁。病人显然认识我，一见我就露出了笑容，并吃力地伸出一只干瘦的手要和我握手。这时我才想起他是谁，几年不见，病成这个样子了！

我刚要开口问他得了什么病，一个家属就把我拉到一边低声对我说：

"肺癌，晚期了，手术做不了。这几天憋得厉害，今天夜里怕过不去。不愿意死在家里，就拉来了。"

我想，这样的病人可以不必做什么检查，给点支持性治疗就可以了。可是我仍然恪守我的"四不原则"（本章第三节）——"不查体，不诊断；不诊断，不治疗"。结果一听右肺呼吸音完全消失，我问家属：

"是这边吗？"

家属站在病人背后向我点头。候诊的病人很多，我听诊之后就没叩诊，马上回到诊桌前写病历，准备收到观察室去。可是病历写了一半，我忽然想起，肺癌一般不至于一点儿呼吸音都没有，是不是并发了肺不张或胸腔积液？（我讲过，医生即使对于自己做的诊断，也应该推敲）于是过去叩诊。没想到一叩，右侧呈鼓音（肺不张或胸腔积液呈实音）。马上让病人去拍胸片，结果是右侧气胸。

这个病例险些误诊，主要是病人原有的肺癌干扰了我的思路。因为按照前边讲的，听到一侧呼吸音减弱或消失，就应该想到气胸。但是由于这个病人有肺癌，我就想这个病人的呼吸音消失是由肺癌引起的。

当然，一开始我只听诊没叩诊，也是险些误诊的原因。

再请看：

📑 病例43　有肺切除史的气胸

这是一个身材矮小而且十分瘦弱的六十多岁的老太太，她在诊桌前一坐下就趴在了桌子上，显得十分衰弱。

我让病人直起腰以便能看到她的面容、神态和呼吸。她直起腰来了。我发现她呼吸较快，但是呼气和吸气却并不十分吃力（气胸的呼吸困难不是由于气道的阻塞引起的，所以看上去不像喉梗阻或哮喘的呼吸那么吃力）。"直觉"立即使我想到了气胸。

请注意：我在基础篇第三章第八节讲过"直觉判断"，这就是一例。

可是把听诊器伸进去一听，两肺都有呼吸音，而且两侧强弱并无差异，响度也与正常人相近，两侧也都没有听到啰音，气管无偏斜，皮下无握雪感。

不是气胸啊！

可是"初观"给我的气胸"直觉"，却挥之不去。

撩起上衣做胸部的望诊和叩诊。发现左侧塌陷，右侧饱满，原来病人以前患过胸部疾病啊！一问，病人说左肺全部切除了。我把病人的后背转过来看，果然有一条很长的手术瘢痕。叩诊，两侧竟然无差异。

奇怪，左侧全肺摘除，但左侧既有"正常的"呼吸音，又有"正常的"叩诊音！以当时我的医学知识推论，左侧不应该听到呼吸音，叩诊音也不应该正常。但是事实却相反。

如果不是气胸，那她呼吸为什么这么快呢？是酸中毒？

可是病人没有影响代谢的既往病和现病。

尽管有这么多的查体结果不支持气胸，但是在第一眼中病人给我的气胸"直觉"在我的脑子里还是挥之不去。

我于是问病人这次的发病经过（现病史）。

请注意，我在基础篇第三章第十二节里说过：诊断不明问病史，现病史里有诊断。而现在我要说：**询问发病经过，是诊断疑难病的一个法宝。**

切切为记！

病人说由于近二十几天食欲不振，吃过药也不见效，就找了一个民间医生扎针灸，扎了一个星期。

我眼前一亮，马上问：

"扎哪儿了？"

"扎胳膊了。"

"扎胸部没有？"

"没有。"

"扎后背了吗？"

病人想了想，说扎了，扎针第二天就觉着憋气，扎了一周以后就不再扎了。请注意：问诊一定要像我这样**"刨根问底""穷追不舍"**，不能浅尝辄止。如果病人说扎胳膊了我就不再往下问了，那不就误诊了吗？

我马上护送病人拍胸片。结果是右侧气胸，右肺压缩 30％，左肺全部不透光，脊柱向右侧凸。

马上做胸腔闭式引流，右肺立即复张。重新听诊，右肺呼吸音比正常人增强；左侧仍然能听到呼吸音，与正常人相近，但稍低。

我分析了上述**听诊结果与医学知识相矛盾**的原因：

1. 左肺全摘除后在左胸仍能听到呼吸音，这个呼吸音是右肺呼吸音通过纵隔和胸廓传导而来的。

2. 左肺全摘除后在左胸听到的呼吸音的响度仍接近正常人，是由于右肺呼吸代偿性增强，其呼吸音较正常人明显增强，所以声音传到左侧后，虽然有所减弱，但响度仍近乎常人。

3. 右侧气胸但右胸仍能听到正常响度的呼吸音，是由于右侧的呼吸音因为代偿，平时就较正常人增强，当这一侧发生了一个不太严重的气胸（这个肺仅仅压缩了 30％），呼吸音响度减弱后恰好与左侧相近。

这个病例给了我们两个提示：

1.尽管有些气胸病人身上会有很多我们意想不到的情况，但是只要我们给病人拍了胸片，并仔细阅片，都不会漏诊或误诊。所以只要一侧的呼吸音或叩诊音有改变，就应该拍胸片。如果呼吸音或叩诊音无明显改变，但是发病时的情况像气胸，比如用力咳嗽之后突然胸痛，然后发生呼吸困难，或者胸背部被针刺、挫伤和撞伤后发生呼吸困难，也都要拍胸片。

2."直觉"在急症诊断中有特殊意义（基础篇第三章第八节）。

第七节　气胸的"急诊室诊断"

1.凡遇病人有下列主诉，都应想到气胸。这些主诉是：胸痛，呼吸困难，喘，憋气，脖子粗了，脖子大了，脖子发胀，等等。

2.身瘦（胸廓狭长）的男性有上述主诉，更应该想到气胸。

3.遇见脖子"粗、大、胀"的，要想到气胸并发了皮下气肿。

4.想到气胸后，按照顺序做胸、背、颈部的望、触、叩、听检查，寻找有无：一侧呼吸幅度变小，一侧肋间隙饱满，皮下气肿征（即"握雪感"），一侧叩诊呈鼓音或过清音，一侧呼吸音减低或消失。以上有其一，即应拟诊气胸。请注意：如果听到了啰音，不能据此排除气胸，因为气胸时患侧也可以听到啰音。

5.拟诊气胸者，应拍胸片确诊。

6.查体结果不支持气胸，但是发病情况像气胸的，如咳嗽后、用力后突发胸疼继而呼吸困难的，胸背部刺伤、挫伤、撞伤后发生呼吸困难的，也要拍胸片。

癔症一到　全都乱套 ○

第十二章　癔 症

一般来说，一个内科急症，如果它病情紧急，那一定危险。但是有一个内科急症却"急而不危"——紧急，但却没有危险，它就是癔症。然而癔症虽无危险，但是它的某些特性对急诊室的工作秩序有严重影响，所以有必要专写一章来讲一讲。

第一节　癔症一到，全都乱套

说癔症"急"，是因为：

第一，发病急。刚才人还好好儿的，突然之间就歇斯底里大发作。

第二，家属急。癔症病人可以模仿出任何一种吓人的病症——或者情感暴发，或者呼吸急促，或者手足抽搐，或者人事不醒。家属见了能不害怕、能不着急吗？

所以癔症病人一到，就会给急诊室本来已经紧张的空气又增添几分火爆——诊床上是一个歇斯底里的病人，床周围是一群火冒三丈的家属。

急诊医生怕的不是歇斯底里的病人，怕的是这些火冒三丈的家属。因为他们会迫不及待地让你停下手里的工作去给他们的病人诊治，哪怕你正在抢救一个呼吸心跳骤停的病人。如果我们以病人家属就诊迫切性的强弱为先后，把内科急症排一个队，那么癔症可以排在第一位。

不仅如此，还请你注意：癔症病人的家属还最不可理喻，你稍有"怠慢"就会发生冲突。

这样，当一个癔症病人被家人前呼后拥地弄到急诊室之后，急诊室的工作秩序就会被他们全部打乱。所以我常说："癔症一到，全都乱套"。不仅如此，有时甚至整个急诊工作都会被他们"打停"，以致一个真正的危重病人的救治被耽搁。

正因为如此，对于癔症，你必须一眼就能看出来，一下就能让他恢复正常。

第二节　癔症的特点——"四性一低"

怎么才能一眼就能看出来呢？

这要求你知道癔症的五个特点：①女性；②情感性；③夸张性；④戏剧性；⑤文化水平低。简称"四性一低"，分别讲述如下：

女性

癔症病人大多是女性，中青年妇女居多，少女和老年妇女也偶或见之。

情感性

癔症有极强的情感色彩：

发病之前，几乎百分之百都有大悲大怒、大怨大屈的情感问题；发病之时，几乎百分之百都有大悲大怒、大怨大屈的情感表现。其中以悲伤和委屈最显著。

有人会问：有声的哭诉能让医生知道病人有情感问题，可是那些已经陷入"癔症昏迷"或"癔症木僵"的病人我怎么发现其情感问题呢？

其实只要你仔细观察，在这些人身上也能找到情感问题的蛛丝马迹。我请你特别注意病人的眼泪。

眼泪是悲伤或委屈的表征，妇女尤其如此。

一个因脑血管意外，或一氧化碳中毒，或安眠药中毒，或肝功能衰竭而昏迷的女人，她因为没有了情感，当然也没有了她的悲伤和委屈，所以她不会有眼泪。可是一个女癔症病人正在"昏迷"也好，正在"抽搐"也好，正在"失语"也好，你看看她们的眼角，你就会发现大多是湿润的，有的还会有晶莹的泪珠悬挂呢。

这是一个极有价值的体征。

请看：

> 📖 **病例 44**　**湿润的眼角**
>
> 　　晚上十一点多钟，夜深人静。突然，从楼下传来一声极为凄惨的女人的叫喊，让人毛骨悚然！紧接着又是一声。

我马上跑出来看，只见各个病房都有人探出头来张望。

我从楼梯间向楼下张望。看不见人，却听见下边人声嘈杂。我知道下边一定是发生了什么事，就跑了下去。

只见一群惊慌失措的少男少女正围着一张候诊长椅。从他们的服饰可以看出是附近一所艺术学校的学生。我走到长椅前面分开众人开始了我的"初观"：

长椅上仰卧着一个女生，她面红耳赤，双臂在胸前屈曲而且有节奏地抽搐，像是蒸汽机车气缸上运转着的连杆，口中伴随着这个节奏快速地呼吸和呻吟着。

这个体征，我称之为**"开火车"**，当然不是现在的内燃机车和电力机车，而是以前的蒸汽机车。见到这个体征，我就能立即"直觉"到癔症。

至此，我的"初断"出来了——癔症。因为癔症病人的这种形象，我见得太多了。

我又俯身观看她的眼睛，灯光之下我看到她的两个外眼角有点儿湿润。

至此，我又断定这起癔症的病因——委曲。

此时急诊室的值班医生正俯身给她听诊。一个护士从急诊室跑过来，还没跑到，值班医生就叫她回去拿血压计，于是她马上一个向后转。

我朝她的背影喊了一声："别去拿了，是癔症！"我说着就从上衣口袋里取出了针灸针要扎她的人中穴。她不让扎，拨浪鼓一般地摇着头，躲避着我的针。好不容易才扎了进去。又扎了两侧的合谷穴。经过一番强刺激，她的抽搐、喘息和呻吟稍稍减轻，周围这群人的情绪也稍稍平静了一点儿。

按说癔症的诊断没有问题了，可是我还不放心，因为我还不能确知病人发病之前是不是有过情感问题。我想验证一下。因为俄罗斯著名临床学家包特金说过："**诊断或多或少都是概然的假说，必须不断地加以验证**"（基础篇第三章第六节）。

可是找谁验证呢？

当然要找这起癔症事件的引发者。

谁是呢？

我做了如下推断：

很可能就是刚才那个惨叫者，她引发了这次事件，使得同学又抽又喘。她见了"抽与喘"以为同学命悬一线，就急忙送院。好不容易把同学弄到医院却又找不到急诊室，她就惨叫。

我于是问围在病人周围的这些人：

"刚才那两嗓子是谁喊的？"

可能我的口气严厉了一点儿，一个矮小的女生从人群中走出来，带着一脸做错事的神色小声说：

"我喊的。"

我马上感到不好，心想此前姑娘们已经受了惊吓，现在千万别再吓着她们。因为我知道，癔症对年轻女性具有很强的"传染性"——女性"单人"歇斯底里常常会引发女性"群体"歇斯底里，于是口气一变，和蔼地问她：

"你是学声乐的？"

"是。"

"女高音？"

"是。"

"花腔儿？"

"你怎么都知道？"她像是遇到了知音，一脸惊喜地问我。

"我怎么不知道？你刚才那两嗓子把我们全医院的人都喊醒了！"

她和同学们都笑了。我见气氛松弛了，就谨慎地进一步问她：

"她生气了吗？"

"生气了。"

"是你惹的？"我试探着，但却很有把握地问。

没想到她连连摆手、"退避三舍"地否认："不是我！不是我！可不是我！她跟她到英国留学的男朋友打电话，刚打完就抽了。"

喔，原来肇事者远在英伦了！

刚才那一通越洋电话，男方说了什么？是要绝交？谁也不知道。但是女学生受了委屈是肯定了。

少顷，女学生安静了。又少顷，女学生被移入观察室，一小时后痊愈离观。

请注意：**眼泪提示，并只提示悲伤和委屈**，这有极强的特异性。我注意观察过，因疼痛而流泪的女人没见过一例，输卵管破裂、胃穿孔、胆绞痛、急性胰腺炎，这么疼痛的病，也没见一个女病人流过泪。

所以遇见原因不明的"昏迷"病人、"失语"病人、"木僵"病人、"抽搐"病人，尤其是女病人，一定要注意看看眼角。如果眼角湿润，要想到癔症。

夸张性

癔症病人的症状五花八门，让初学者不得要领，但是有一点相同，那就是都十分"夸张"。其中"癔症性喘息"最典型：病人可以用 50 次 / 分的速率连续呼吸几十分钟，但是你却找不到任何阳性体征，我称之为**"症状夸张"**。

所以遇到"症状夸张"者，你要"想到"癔症。

请看：

📑 病例 45　憋死我啦！

晚饭后，一天当中最凶猛的一个就诊高峰抵达急诊室，诊桌前围着人，诊床上躺着人，走廊里坐着人，外面还不断地进来人，我虽然还带着两个实习生，但还是有点招架不住。

这时突然听到一个男人在诊室外边大声呼喊：

"憋死我啦！大夫呢？憋死我啦！"

喊声进来了，人也进来了。这是一个五十多岁的高大强壮的男子，他向诊桌冲来，身后一个五十来岁可怜巴巴的弱小妇女在往后用力拽着他的衣角，像是在拼命地驾驭着一匹奔驰着的烈马，这显然是病人的妻子。

我马上起立，病人就向我一头扑来，同时大声地喊：

"快给我氧气，憋死我啦！我（有）冠心病！"声振屋瓦。

病人一边喊，一边撕开自己的上衣，我看到病人胸部有好几道鲜红的抓痕，显然是他自己刚抓的。妻子仍然拼命地拽着他，免得他与我相撞。

我们好不容易才把他弄上诊床，刚要听诊，他就一把抓住我的上衣，用力地摇晃我，让我快给他吸氧，差一点儿把我上衣的衣袋撕下来，我费了老大力气才把他的手掰开。

吸上氧之后，他又大喊大叫：

"不够！开大点儿！开最——大——！"

他在诊床上一会儿躺下，一会儿坐起，一会儿跪着，一会儿蹲着，一会儿抓自己的胸部，一会儿撕别人的上衣，一会儿以头撞墙，一会儿爬过去拧大氧气的开关，没有一刻安静，喊声震耳欲聋。

诊室里的病人被吓得纷纷跑到走廊去躲避，走廊上的病人纷纷挤进诊室来围观，病人的妻子在一边哭哭啼啼，我的两个实习生被吓得目瞪口呆，同时又都为我捏着一把汗，怕我诊断不出来是什么病，怕我治不了这个病人。同诊室的外科急诊医生也走过来提醒我注意：是不是什么危重病。

但是我并不害怕。因为我听了病人的两肺，除了呼吸频率快、呼吸音响亮之外，一无异常；我听了心脏，除了心率稍快之外，一无异常；我测了血压，血压只是稍高一点，所以不会是夹层动脉瘤；我做了心电图，心电图完全正常，所以也不会是急性心肌梗死。那我还怕什么呢？

可是这些检查我都是怎么做的，没有在场的人难以想象。

我在基础篇第十章第七节里讲急诊医学教育的"不正规内容"时说过："**一个优秀的急诊医生，应该能在任何艰难的、任何异乎寻常的条件下工作。**"

确实，急诊工作要求急诊医生应该有这样的本事——能在最困难的条件下，用最"不正规"的方法给病人查体。

我常跟实习生们说：急诊医生不能等到病人安安静静、平平稳稳了才去给病人查体。上边这个病人的胸部听诊，我是用左肘和左前臂把病人的胸部用力固定在墙上听的。

其实在做这些检查之前，我就知其大概了，因为：

病人一抓住我的衣服口袋，我就从这双手上感到他的体力是多么强健，他的精力是多么充沛，这是任何一种危重病人都不可能有的。一个如此强健、如此亢奋的人，却在大叫"憋死我啦！"，这不就是夸张吗？

而且，他闯进来之后所大喊大叫的每一句话都吐字清晰，这大喊大叫的每一句话都需要有极大的肺活量才能喊出来，一个快要憋死了的人怎么能做到呢？这不也是夸张吗？

那么这到底是什么呢？

在查体时我闻见病人身上有酒味儿（嗅诊），就问病人的妻子：

"喝酒了？"

"喝了。喝酒前跟孩子生了点儿气。"妻子可怜巴巴地回答。

这不就是情感问题吗？

所以，这是癔症！

我又费了九牛二虎之力在他的人中穴和两侧合谷穴上各扎下一针，又给他肌内注射了一支地西泮，氧气早给他吸上了，不过没有按照他的要求"开到最大"。然后，不管他怎么喊叫，怎么折腾，我断然离开诊床，回到已经围满了病人的诊桌前，重新开始接诊。因为我的接诊被他只打断了这么一会儿工夫，急诊室里就全都乱套了。

由于我的检查和处置，这个癔症病人的家属首先安静下来了。

我一边接诊其他病人，一边听着这个癔症病人的喊声和呼吸声。

喊声渐渐低沉了，呼吸渐渐变慢了。

突然，病人以常人的语调和常人的音量，心平气和地跟我说：

"大夫，我好了，把针给我拔了吧，把氧气也拔了吧，我家走（回家）吧。"

我转过脸一看，见他安静地、垂头丧气地坐在床上，除了鼻下扎着一根亮闪闪的针灸针、鼻孔里垂下一根红色的橡皮导管、鼻头上贴着一块白色胶布（固定鼻导管的胶布）之外，与常人无异。

妻子看着他这副滑稽的嘴脸也破涕为笑了。

一场狂风暴雨就这么过去了。

我没放走他，他的血压不是高一点吗？就把他的鼻导管拔了，让他到走廊上的候诊椅上坐着，再观察一会儿。

下班时我走出诊室，见他正兴高采烈地和那些护送他来医院的人们说笑。他见我出来了，马上起立迎接我，很有力地握了我的手，并连连称颂我的医术。他告诉我，他这么犯了好些回了，这次还不是最厉害的；最厉害的一次，他在坐出租车去医院的途中，也是因为憋得喘不过气来而在车里大吵大闹，因为车里空间太小，他用头把车顶棚顶了一个大坑。他告诉我总医院脑系科主任早就给他诊断是癔症了，而且说："主任说全市最厉害的癔症就（仅有）七个"，然后指了指自己的鼻子自豪地说："我是之一！"

我不知道他这是不是又在夸张了。

虽然已经很晚了，我还是愿意跟这位"情感性""夸张性"和"戏剧性"都很强的癔症病人聊一聊。

跟病人聊天，是我的一个学习方法。因为通过轻轻松松的聊天，常常可以获知一些你在一本正经地问诊时所不能获知的一些信息，这些信息对今后你的诊断工作很有助益。在这种聊天之中，我比较注意了解病人发病时的感受，也就是症状和体征。然后我再拿病人所描述的与书本上写的相比较。病人所描述的，是最真实、最具体、最生动的。与书本一致，是对书本的印证；书本上没有，则是对书本的补充。

要知道，**书本需要不断补充，否则就僵死了**。

他的"呼吸困难"显然已经完全没有了，所以谈兴很浓。他跟我说："我这是癔症，生气了犯，高兴大了也犯。一犯就觉着胸口有一气球，越来越大，越来越憋得慌，最后就憋得要死。"说到这儿，他夸张地做出马上要死的样子——头后仰，眼上翻，嘴大张，不喘气；但旋即开颜一笑说："唉，可要一好，胸口这气球一下子就泄气了，一下子就好了。您说这病啊！"

"喔，那我刚才那几针都没扎错地方。"我跟他开玩笑。他没听出我的意思，一脸谄媚地奉承着说："唉，您哪能扎错了呢？"

"都扎气球上了。"我继续说。

这回他听明白了，马上仰面大笑。

病人弱小的妻子这时走上来向我先称谢，再道歉，然后带着一脸哭笑不得的表情跟我说：

"大夫，您说怎么办呢？一年一出儿（一出戏），老是这出儿！"

到底是常年追随丈夫前来急诊的妻子，一个"出"字，就概括出癔症的第四个特性：

戏剧性

看了这个病例，在形象地了解了癔症的夸张性的同时，也就了解了癔症的戏剧性。

所谓"戏剧性"，就是癔症的发生、发展和结局很像一出闹剧，一出悲喜剧。刚才还狂风暴雨，一会儿就风和日丽；刚才还险象环生，一会儿就太平无事；刚才家属还跟你怒目相向，一会儿又千恩万谢。

文化水平低

大多数癔症病人是低文化水准的人。高文化水准的人不容易得癔症，容易得神经衰弱。

这就为我们诊断癔症又增添了一个佐证。

但是有人会问：我怎么才能知道病人的文化水平呢？

一个人的文化水平就写在他的脸上，带在他的身上，举凡言谈、举止、容貌、服饰，无一不反映出一个人的文化水平。所以你要磨炼你的观察力，还要丰富你的社会知识。

在言谈、举止、容貌、服饰之中，服饰尤其重要，因为病人发病时言谈和举止失态以致你看不出他的文化水平来，但是他／她的服饰不会变。所以你要学会通过服饰判断一个人的文化水平。

第三节　诊断癔症时的注意事项

学了上两节，你一眼就能看出癔症了，可是你要注意：

1. 没做必要的体检，不要贸然下癔症的诊断。

2. 问不出发病前的情感问题，也不要贸然下癔症的诊断。

这是癔症诊断的"两个不要"。

一定要做必要的体检，即使是经验丰富的医生，不做体检也不敢贸然诊断癔症。

做哪些检查呢？

要首先抓住病人的主诉或最主要的症状，然后按照"危险病在先"的原则（基础篇第三章第四节）先考虑哪些最严重的内科急症能有这个主诉或症状，再后做相应的检查逐一排除，排除完了才可以考虑下癔症的诊断。

发病前的情感问题，要力争问出来。但是情感问题是一个敏感问题，它后面隐藏着的东西，病人或家属往往不愿意公开，所以医生要善于提问。

虽然"问不出情感问题，不要贸然下癔症的诊断"，但不是绝对不能下癔症的诊断；相反，癔症的其他证据都已具备，而家属否认情感问题时，诊断也不是不能下。请看：

病例 46 食物中毒？

急诊室。早班。病人很多，我和一个实习生两个人忙，都忙得不可开交。因此，我不知道这个病人是怎么进入诊室的，只是一抬头，看见一个五十多岁的瘦小女人被一男一女搀扶着坐在诊桌前的凳子上。

病人表情痛苦，哭哭啼啼，双肘屈曲，双手放在胸前，两拇指内收，其他四指伸直在掌指关节处屈曲。这是抽搐。

我问病人怎么不舒服，家属说：

"不会说话了，胳膊腿儿都软了，嗓子还疼，咽不下东西。"

我问："她不会说话，你们怎么知道她嗓子疼呢？"

我这一问，问得家属张口结舌。

病人马上用手指自己的嗓子，又指自己的胸部——是在强调确有嗓子疼。这时我注意到病人不住地淌着口水。

查体：咽部正常，心、肺、腹正常，血压正常，心电图正常。在查体时发现，病人虽然不能说话，但是"哎呦"这两个字说得十分清晰。

女性，哭泣，不会说话但会说"哎呦"，症状严重却无阳性体征，这些情况使我想到了癔症。于是问病人发病前生过气没有。家属一口否定。

怎么办？

诊断不明问病史，现病史里有诊断。（基础篇第三章第十二节）

询问发病经过，是诊断疑难病的一个法宝。（第十一章第六节【病例43】）

我就问发病经过。

家属说昨天晚上还好好儿的，今天早晨就发现病人这样了。

这听起来有点儿像脑梗死。

可是病人家属介绍发病经过时，多次强调这样一个情节：昨天下午病人买了一只烧鸡，晚饭时一吃，发现有霉味。所以家属一直怀疑病人是食物中毒。

但我看不是食物中毒。

"你们吃了吗？"我问家属。

"没有，她先吃的，吃着味儿不对就拿着回去退去了。"

只有一个人吃了，而且只有这个人发病了，这又像是食物中毒。

"退了吗？"我又问家属（**问诊要刨根问底**）。

"退了。"

家属说到这里，其实病人的情感问题已经说出来了：

一只烧鸡已经吃了几口，又拿去退，恐怕不跟售货员吵一架退不了；而且同意退货后，售货员很可能又说了能让老太太生一夜气的话。

可是家属依然认为是吃了不干净的烧鸡中毒了，而且表示要找烧鸡店讨个说法。

我常告诉年轻医生：**要揣摩病家就诊的意图**。这对我们的诊治有帮助。

显然，病家这次就诊，除了要治病之外，还有一个意图，那就是要从我这得到一个中毒的证据，好跟烧鸡店讨个说法。所以他们叙述病情就往中毒上说。

现在我揣摩出了他们的意图，我就不会受他们的迷惑。我看重的是症状和发病前的情感问题，所以我仍然初步诊断为癔症，请上级医生到场再看看，他也认为是癔症。

于是先肌内注射一支地西泮，再针刺人中穴和合谷穴。针刺入人中穴之后，病人先是"哎呦"一声，然后放声大哭，声音洪亮、语调正常、吐字清晰。强刺激后留针，收入观察室静脉滴注葡萄糖。

午饭时去观察室做我心爱的"追踪观察"，看到病人安静，手已经不抽搐了，也不流口水了，也能够以耳语的音量清晰地回答问题了。午后病人完全恢复正常，家属没跟观察室医生说，就把病人弄走了。

总而言之，只要抓住"四性一低"，同时注意"两个不要"，癔症的诊断不会有多大问题。如果万一遇上诊断不了、又排除不了癔症的病人，还可以先按癔症给予试验性治疗，比如针刺人中穴和合谷穴。不过要注意，试验治疗不可太久，如果无效，即应继续寻找病因。

第四节　癔症的"急诊室处置"

癔症一经确诊，下一步应该干什么呢？

癔症的 "急诊室处置"

立即处置，不能把病人推到观察室去，推给观察室医生。

癔症的 "急诊室处置" 目标是：以最简单的手段，在最短暂的时间里，缓解病人的主要症状。

我之所以这样制定目标，主要是因为急诊室里还有很多比癔症紧迫和危险的急症病人，我们没有时间在癔症上过多纠缠，所以必须快刀斩乱麻。

怎么快刀斩乱麻呢？

针刺 + 地西泮

1. 针刺人中穴和合谷穴（双侧），强刺激后留针。

2. 同时肌内注射地西泮 10 mg。

"人中穴" 在人中沟的上 1/3 和中 1/3 的交界处。人中沟是鼻下和上唇之间的那条纵沟，恰在人体的正中线上。针刺时，针尖稍向上斜刺 0.3~0.5 寸。

"合谷穴" 在手背第一和第二掌骨之间，拇、食两指并拢时隆起处的最高点。针尖向下刺 0.5~1 寸。

"强刺激" 是把针尖扎到预定的深度之后，捏住针柄较快和较用力地上下提插或左右捻转片刻。

"留针" 是提插或捻转片刻之后，并不立即拔针，而是把针留在原处 10~30分钟后再拔针。

为了便于记忆，以上这两个处置，简称 "针刺 + 地西泮"。

几乎所有的癔症病人经过这两个处置，都能马上缓解。

为了便于记忆，我把人中穴和一对合谷穴称作**"癔症三角"**。

针灸学对癔症起码有几十种穴位配方，我只选用人中穴和合谷穴的原因是：

1. 这三个穴位非常有效，能镇静、解痉和促醒。

2. 这三个穴位不被服装所遮盖，便于立即施针。

3. 这三个穴位当病人平卧时，全部朝上，便于进针和留针。

扎下这三针后再肌内注射一支地西泮，效果更好。所以我常跟实习生们说，这是 "癔症四针"，以便于他们记忆。

本书第一版出版后，有位细心的年轻急诊医生在 "丁香园医学论坛" 上发帖指出：如果是孕妇，不要针刺人中穴，以免引起流产。

他说得很好，大家一定要记住给生育期女病人针刺之前，要问问是否怀孕。

既然针刺如此有效，针灸针就应该作为一件"常规武器"随时佩带在内科急诊医生的身上。

我的做法是：至少预备三人份的针灸针，也就是至少要备九根针。

这是因为"无独有偶"是急诊室的重要现象（基础篇第七章第四节）；尤其是癔症，它的"传染性"很强，"双人歇斯底里"（第十五章第三节的【病例59】和【病例60】），甚至"群体歇斯底里"都并不罕见，所以有时会有两个甚至多个癔症病人接踵而至，甚至蜂拥而入。

为避免传染病，要用一次性针灸针。而且这种针也便于放在白大衣的口袋里备用。

为避免纠纷，施针之前要征得家属同意。一般来说，中国人都乐于接受针灸治疗，倒是那些有点儿"西化"了的中国人对中国这种"原始"治疗方法会有些惧怕。

也为避免纠纷，施针之前还要先把包装完整的针灸针明示给家属，以让家属确认是尚未开封过的一次性针，然后在家属同视之下开封，再施针。拔针后，还要在家属同视之下把针折弯，以免家属怀疑你再用。

如果没有针灸针，用拇指的指端用力掐人中穴和合谷穴亦可。

中国医生的两只眼和两只手

针灸对某些急症真可谓"立竿见影""手到病除"！

我不知道西方医生能有什么办法在不到一分钟的时间里，只花值这么一点儿钱的医疗资源，就使一个歇斯底里的病人安静下来。

我们是"西医"，但不是"西人"。中国医生并不逊色于西方医生，而且在某些地方还超过了他们，因为我们除了有西医、西药之外，还兼有中医、中药。我常跟实习生们说，西方医生只有一只眼和一只手，而中国医生有两只眼和两只手：一眼一手是西医术，一眼一手是中医术。

"中国医药学是一个伟大的宝库。"

中国的急诊医生们不要妄自菲薄，要努力把中医宝藏发掘出来，加以提高，运用到急诊室来！

再输一瓶液体

绝大多数人经过这四针，症状都能立即缓解。少数人虽然能够安静下来，但是症状留恋不去，应该立即转入观察室，免得干扰急诊室的工作，同时也可以使病人得到一个安静的环境。

到观察室后，我习惯于给病人再输一瓶等渗葡萄糖或生理盐水。

这看似"不必要"，有点"画蛇添足"，其实有很大的"安慰"和"暗示"的作用。尤其是在输这瓶液之前你跟病人说"再输这瓶液你就彻底好了"，其"暗示"作用更大。你要知道，癔症病人都有很强的"被暗示"性。

一般来说，输完这瓶液，病人都可以完全缓解。如不缓解，或旧症再发，那就应注意推敲"癔症"的诊断是否正确了。

寿则多辱　悲惨老人 ○

第十三章　老年感染

在第四章第六节里，我指出老年人的感染（以下简称"老年感染"）不容易发现，并且初步讲了讲老年感染的特点。现在再深入地讲讲这个问题。

第一节　老年内科急诊医生

老年内科急诊医生？什么意思？

我先不回答，你先看看急诊室、抢救室和观察室里的病人。看到了吗？几乎都是老人！

对这种现象，很多急诊医生会因为"司空见惯"而无动于衷。但是一个优秀的急诊医生则不然，他会敏锐地发现这个现象，并且从中看到自己工作和学习的重心——身为内科急诊医生，我首先应该是一个"老年内科急诊医生"。

这就是说，我首先要学习好老年内科急症的诊断特点和治疗特点，否则我就做不好这份工作。

第二节　容易"误漏迟失"

诊断和治疗，我尤其强调诊断。因为老人急症的表象，大有别于中青年人急症的表象，以致容易误诊、漏诊、迟诊和失诊（基础篇第二章第三节）。其中，又以老年感染尤其容易"误漏迟失"。

老年人的内科急症病种很多，恕不一一讲述，这一章只讲老年感染，而且只讲诊断。

第三节　造成"误漏迟失"的因素

老年感染常常被我们"误漏迟失"。分析其始因，共有四大方面，二十一个因素：

一、疾病本身方面（4个）

1. 症征不显或缺如　老年感染的某些症状和体征，比如发热、疼痛、尿路刺激征和腹部压痛，不像青壮年人那样明显，甚至根本就没有。

2. 一身多病　老年人在这次感染之前，常常同时患有多种其他慢性疾病，这些疾病的症状和体征，有时会掩盖这次感染的症状和体征。

3. 一身多感　老人免疫力低下，有时会一身同时有多处感染，而我们却只知其一不知其他，这些"其他"就都漏诊了。

4. 并发症　老年人感染时，就诊一般都比青壮年病人延迟，所以常常就诊时感染已经出现了并发症。

当这些并发症的症状和体征尚未被我们发现时，我们会不知道已经发生了并发症。比如并发了休克时的软弱无力和表情淡漠，我们常常会认为这是老年人所固有的，于是视而不见。

而当这些并发症的症状和体征已经被我们发现时，又会有两种很不好的情况：

一是我们会把这些症状和体征误认为是感染本身的症状和体征，以致我们仍然不知道已经发生了并发症。比如老年感染并发了休克时，我们虽然发现了软弱无力和表情淡漠，但是不知道这是休克的症状，而误认为是感染本身的症状。

二是我们会误认为这些症状和体征是与感染根本无关的另一种病，以致我们连病人已经感染了都不知道。比如我们虽然发现了并发休克时的软弱无力和表情淡漠，但是却误认为是由于进食、进水不足造成的。

二、病人方面（9个）

1. 不知病　一般来说老年人对常见疾病以及这些疾病的主要症状和体征都所知无几，所以自己病了也不知道是什么病，这就影响老年感染的自我发现。

2. 不自知　老人，尤其是高龄老人，感觉迟钝，对自己已有的感染常懵然无知，甚至对自己身上的主要症状和体征，比如疼痛和发热，都懵然无知。这种怪事，青年医生若非亲眼见到，不会相信。

3. 消极　多数老人对生活持消极态度，用他们的话说，就是"不求好儿了，不要好儿了，活一天赚一天了，没吗意思了，早死早超生（转世）吧"。

这样，他们对自己的健康就马马虎虎，当然也就不会密切注意感染的症状和体征。即便感觉到了，也不会马上就医；有的甚至干脆躺倒等死了。

4. 说不清 很多老人，尤其是高龄或超高龄老人，以及百病缠身老人，他们的语言叙述能力很差：词不达意，颠三倒四，颠倒黑白，颠倒上下，颠倒前后，颠倒左右，啰啰嗦嗦，说前头忘后头，以致不能明确地叙述，甚至根本不能叙述现病史和既往史。

5. 说不对 一些老人判断能力很差，所以会向医生提供一些错误信息或无关信息。

6. 说谎 有些老人生活处境很不好，他们常常陷入常人不能想象的困境之中，所以有时会出于某种顾虑（比如害怕不孝子女对自己要求就医的惩罚）而有意地向医生掩盖病情。比如，明明有，却说无；明明重，却说轻。

7. 夸张 绝大多数老人觉得医生大多轻视老人和不重视老人的疾病，所以有些老人在叙述病情时，会夸大其词，以期引起医生的重视。

8. 敷衍 由于对生活和诊疗都已经丧失信心，所以不积极求诊求治，所以在叙述病情和回答问题时会敷衍了事，以致医生常常不能及时地和足够地从他们身上获取诊断信息。

9. 脱穿困难 老人肢体活动不灵活，脱衣和穿衣都有困难，体检时常常不能充分，甚至完全不能暴露体检区域，比如第十一章第三节的【病例39】中那位穿得"里三层外三层"的老人。于是有些老人就会不愿意体检，甚至拒绝体检。这时如果医生恰好也嫌麻烦、也很懒，那就极易造成检查不仔细，比如隔着衣服触诊、叩诊和听诊，隔着很厚的衣服测量血压，坐着触诊腹部，甚至干脆顺水推舟——不做体检了。

三、家人方面（3个）

1. 说不清 很多家人平时对老人照顾不周，观察不细，所以你休想他们能提供更多信息；甚至有的人平时根本就是遗弃父母——几年不看父母一次，你问他，他会一问三不知。

2. 说谎 由于有些家人对老人已经十分厌烦，所以出于某种考虑，或出于某种顾虑，这些家人有时会向医生有意地提供错误信息。比如无中生有，有中生无；重者说轻，轻者说重。

3. 不积极 也是出于对老人的厌烦，一些家人对老人的"检诊治"都很不积极，使得我们的检查和诊断发生困难，甚至完全无法进行。

看到以上这三条，有些青年医生会不相信，人怎么会这样对待自己的父母呢？

那是你年轻、涉世不深、涉医不久、见得太少；干长了你就会知道：有些人就是这么对待父母的！

他们这么对待父母，我们当医生的可以不闻不问，因为我们不负有矫治一个人的不良德行的责任；但是他们这么对待父母，会使我们误诊、误治，这你却一定要知道，否则你就会上当受骗！

为了避免上当受骗，你要记住《尚书》的一句话：**人心惟危**！

四、医生方面（5个）

1. 歧视老人　一个老人，尤其是高龄甚至超高龄老人，被人"背抱抬推"地弄到急诊室来，有些急诊医生的心中就会有一个念头油然而生，那就是：

"都这么大岁数了，行将就木了，病得这么厉害，还来医院干什么呀？"

这就是歧视。而有了歧视，你就不会认真地给他"检诊治"。

2. 嫌弃老人　老人姿容衰败，体态伛偻，形体枯槁，鸠形鹄面，步履维艰，衣履老旧，衣衫不整，衣衫不洁，蓬头垢面，体味难闻，屎臭尿臊，耳聋眼花，涕泪时下，尿便时出，口齿不清，思维混乱，反应迟钝，文化低下，收入不高：老人以上的这一切不雅，都不是我在夸张；你急诊干长了，这一切不雅你都会一一见到和闻到。凡此不雅之种种，有其二三，就不免让人嫌弃，何况有的老人以上这一切会"全而有之"呢！而一个医生如果嫌弃老人，他就不会为老人认真地"检诊治"。

3. 检诊治能力低下　由于歧视和嫌弃老人，我们就不会努力学习和补充老年病的理论、知识和技能，于是我们对老年病的"检诊治"能力就低下。即便有一天的某个时刻，你突然"良心发现"，可怜老人了，想要为老人认真地"检诊治"了，恐怕你也没有这个能力。因为"检诊治"的能力需要长期磨炼，不是你可怜老人了，你就能有这个能力。

4. 警惕性不高　本来老年感染的隐蔽性就强，而我们对老年感染警惕性又不高，那就难能发现感染的蛛丝马迹，甚至感染已经很重了，我们还懵然不知。

5. 敢于马虎和敷衍　认为：高龄或超高龄老人本来就已经"行将就木"，患病之后，无论是病情恶化还是死亡，都很正常；还认为：即使出了医疗纠纷，家人发难，医生自己也容易以病人的高龄或超高龄为借口而脱身和免责。而如果医生认为自己容易脱身和免责，那他在"检诊治"上就敢于马虎和敷衍。

以上四个方面共二十一个因素，不可谓不多。

第四节　避免"误漏迟失"的方法

1. 了解老年感染的"特点"。

2. 了解老年感染的"普遍性"。

3. 了解老年感染的"隐匿性"。

分别讲述如下。

第五节　九个特点

1. 就诊迟。 由于自知力差，自主活动能力差，自己到医院就医困难，甚至根本不能自己到医院就医，以致他们常常病发多日才来就诊。

2. 病情重。 由于就诊延迟，也由于感染之前健康状况就已经不好，所以就诊时感染常已重笃，甚至有时已近临终。

3. 一身多病。 俗话说"树老虫子多，人老杂病多"，所以老人除现已患有的感染之外，常常还同时患有多种其他疾病。

4. 一身多感。 由于感染之前健康状况就已经不好，感染之后又迟迟未能就医，所以就诊时，有些病人的体内和（或）体表已有多处感染。

5. 一感多并发。 由于感染之前健康状况就已经不好和就诊延迟，以致一些老人的感染在就诊时已经发生了感染的多种并发症，比如休克，水、电解质紊乱，心、脑、肺、肾功能不全。

6. 进展快。 由于很多老人已经风烛残年，抗病力和修复力都十分低下，再加之就诊迟和病情重，以致就诊后病情常常迅速恶化，留给急诊医生的"可供诊断时间"（基础篇第三章第三节）和"可供救治时间"（基础篇第三章第十一节）均十分有限。

7. 误漏迟失率高。 这里所说的"误诊、漏诊、迟诊、失诊"（基础篇第二章第三节），不仅包括感染本身诊断的"误漏迟失"，还包括感染的并发症和此次感染之前即已患有的疾病的"误漏迟失"。后二者与此次感染的预后关系很大，但却常常被急诊医生所忽视，因为他们的注意力全被眼前的感染所占据了。

8. 诊断不明。由于老人自知和自述力差，甚至有的完全无自知和自述力；加之家人照顾不周，甚至完全无照顾，所以很多感染性急症老人被"背抱抬推"到急诊医生面前时，都是一个主诉和现病史不清楚的"不解之谜"，急诊医生要破解此谜，常常颇费周折。

9. 病死率高。

第六节　普遍性

所谓"普遍性"，就是我们在急诊室里见到的全部老年急症病人，有相当一部分是感染性急症；至于那些非感染性急症的病人，其中很多人其实也兼有感染。

你对这个"普遍性"有了充分的认识，你就能对老年感染保持高度的警觉。否则，你对那些提示老年感染的症状、体征和异常，就会视而不见，听而不闻，结果就是"误漏迟失"。

在"对老年感染保持高度警觉"这个问题上，别的急诊医生怎么做，我不知道；我的做法是：**"逢老必问感"**，即对于自己面前的每一个老年急症病人，尤其是高龄和超高龄老年急症病人，即使他没有感染的主诉，甚至否认感染，也都要探究一下，他是否有感染。

我认为这才是"对老年感染保持高度警觉"的具体实施，舍此，"保持高度警觉"就只是一个空洞无物的口号。

第七节　隐匿性

所谓"隐匿性"，就是我在第三节里讲的"症征不显"和"症征缺如"。在这里我要再强调一下它的重要性。

很多急诊医生或多或少都知道老年急症有这个特点，但是一遇到具体的病人，就忘了：

第一，他们会只注意病人的那些明显的症状和体征，不去查找还有没有不明显的症状和体征。

第二，当他们发现病人没有某一个症状或体征时，比如发热、疼痛、压痛、尿路刺激征，就会用这个"没有"，来一票否决感染的存在。

对老年感染的"隐匿性"，要保持高度警觉！

我说老年感染隐匿，但不是说老年感染不可知。既然是感染，既然已经感染到使一个就医困难，甚至根本不能自己到医院就医的老人来到了急诊室，那他的感染一定很重，在他身上就必有病史上的、症状上的和体征上的蛛丝马迹可查。

问题是你有没有查找这种蛛丝马迹的意识和能力？

第八节　查找蛛丝马迹的"意识"

要想有这种意识，你必须有对每一位老人晚年健康和晚年安全的责任感。

也就是说，这个老人在家里的健康和安全你管不了；可是他自己蹒跚而来，或者挣扎而来，甚至被人"背抱抬推"而来，并放到你面前，那他的健康和安全可就全交付到你的手里了，他能不能闯过这一关，就全看你的了。

试想，哪一个老年急症病人身上没有一大堆明显的和明确的非感染性疾病的病史、症状和体征啊？比如高血压、冠心病、糖尿病。这样，当我们忙得不可开交，甚至忙得焦头烂额时，把老人的诊断往这些明显的和明确的非感染性疾病上"一推"，然后再开处方把老人往观察室里或病人家里"一推"，不就"了之"了吗？

这样做，快且省事，但是有些老人就会被我们这样的"两推"，推下死亡的深渊！

一位老人，七老八十，一生遇到过多少坎坷和风雨，都闯过来了；这回他不过就是得了个感染，只要我能找到感染的蛛丝马迹，一用抗生素，他肯定还能闯过来。

第九节　查找蛛丝马迹的"能力"

只有意识还不行，还要有能力。这种能力就是一种"想到老年感染的能力"。急诊诊断的三个步骤是：想到、检查和判断，其中"想到"最重要。因为你只有想到了某病，你才会做相应的检查。所以急诊医生必须有很强的"想到能力"。

"想到老年感染的能力"，就是只对老人注视片刻，或者再询问和倾听片刻，就能够想到可能是感染的能力。

那么，你只对老人注视、询问和倾听了片刻，你从老人身上发现了什么东西能使你想到可能是感染了呢？

第一，是感染的那些典型的症状和体征。

第二，是一些看似与感染"风马牛不相及"的东西。这些东西只能算是一些"异常"而已，但明眼人一看到，也能"想到"感染。

那么，这是些什么东西呢？

暂且不表，下面我先讲一讲"老年感染五联症"。

第十节　老年感染五联症

"老年感染五联症"不是我们医生发现的，而是西方的一些老人院工作者发现的。这些老人院工作者不是医生，他们不像我们那么熟知感染的典型症状和体征，但是他们长期与老人朝夕相处，就渐渐发现：

如果一位老人出现了某几种异常，甚至只出现某一种异常，这位老人不久就会被医生诊断为感染。

老年感染五联症

这些老人院工作者是一些很有爱心、很有知识、很有观察能力，又很有总结能力的人。不久，他们就把这些异常总结出来，名之以"老年感染五联症"（蔡醒华《临床老年病学》，天津科学技术出版社，1986）：

1. 恍惚。

2. 跌倒。

3. 少动。

4. 尿便失禁。

5. 完全依赖照顾，但却失去任何照顾。

看到这里，有人大惊：这些东西怎么能算是感染的症状呢？这与感染"风马牛不相及"呀！尤其是第5个，连"症状"都算不上，那只不过是老人的一种生活状况而已，怎么能与"感染"联系到一起呢？

但是与"专家"们的书本相比，我更相信实践者们得自实践的真知。于是我就试着把这"五联症"拿来指导我的临床实践，结果是"屡试不爽"。后来，这"五联症"就成了我发现老年感染的利器，直至今天。

那么为什么这五项异常能如此准确地提示老年感染呢？

"老年感染五联症"解说

老人，尤其是高龄和超高龄老人，感染之前一般健康状况就不好，长期存在着体力和精力的衰弱。家属所谓的"平时没病"，其实只是勉强维持着一个脆弱的"健康平衡"而已。一旦感染，这个平衡就会立即失却，于是一系列体力和精力进一步衰弱的征象就接踵而来。"五联症"中的前四项就是这些征象。

1. 恍惚　在前四项中，"恍惚"纯属精力衰弱的征象。而其余三项则都是体力衰弱和精力衰弱兼而有之的征象。

2. 跌倒　站立和行走，不仅需要体力，还需要神经系统的协调。所以人一老，体力和神经系统的协调力一下降，行走和平衡能力就差了，俗话说"人老先老腿"。这样，当感染时，体力和精力进一步衰弱，走路时就容易"无缘无故"地突然"跌倒"。

3. 少动　除了站立和行走之外，日常的其他各种活动，也需要体力和精力。老人平时的活动就不多，如果一感染，自然就会"少动"，甚至干脆不动了。

4. 尿便失禁　憋住尿便和适时排泄，也不仅需要体力，还需要神经系统的协调，而且还需要神经系统的感知，所以老年人的尿便控制平时就是勉强维持而已。如果一感染，自然就会"尿便失禁"了。

综上所述，我们可以知道，尽管老年感染时可以没有我们所熟知的那些感染的典型症状和体征，但是一定会有体力和精力的进一步衰弱。这四项就是其表征。

5. 完全依赖照顾，但却失去任何照顾　老人免疫力低，高龄和超高龄老人免疫力更低，而完全依赖别人照顾的老人免疫力则极低。这就使得他们躯体的某一部位平时就处于一种感染状态，比如"无症状性菌尿"。这样，一旦他们完全失去了别人的照顾，甚至只失去了一部分照顾，而弄得"水米不粘牙"，弄得"屎里倒，尿里滚"，弄得浑身上下"屎臭尿臊"，弄得冬天瑟瑟发抖，夏天汗流浃背：哪怕只是这样一天半天，他们就会感染，或感染加重。如是，那些可敬的老人院工作者无需发现其他身体异常，仅仅根据"完全依赖照顾，但却失去任何照顾"这一生活状况，就把他们视为感染现患，就不是妄言，也不是"风声鹤唳，草木皆兵"，而是极其精准的判断了。

第十一节　老年感染五警报

"老年感染五联症"好则好矣，但也有其不足。那就是它把这五个异常情况名之为"五联症"，容易使医生产生歧义：

诊断学惯于把某一疾病同时具有的几种症状、体征或检验异常，名之为"某病几联征（症）"，以利医生记忆。比如"帕金森三联征"（震颤、强直、运动少），"肠梗阻四联征"（痛、胀、吐、闭），"肾病综合征四联征"（高蛋白尿、低蛋白血、高胆固醇血、高度水肿），等等。这些"几联征"之所以用"联"字，是因为这个病同时兼有这几种异常。

但是某一个老年人感染时，就不一定同时兼有这五种异常情况。用"联症"，就容易误导医生，导致必须五者具备才能想到感染。

据那些老人院工作者说，也经过我的长期临床实践证实，这五症有其一，就足以提示老人可能有感染。

这就是我在第九节讲"想到老年感染的能力"时"暂且不表"的那些看似与感染"风马牛不相及"，但却能够提醒医生想到感染的东西。

看到这里，有的读者会回忆起我在第一章第九节里讲的"心脏骤停八警报"。

对，这与"心脏骤停八警报"极其相似。

据此，我认为应该把"老年感染五联症"改名为**"老年感染五警报"**。五者有其一，即应立即想到感染。

第十二节　感染的定位

以上所讲的一切，都是怎么才能"想到"感染。但是仅仅"想到"还不够，之后，还要检查和诊断。

检查不成问题，哪个部位的感染、哪个器官的感染应该做什么检查，大家都知道。

问题是你下手检查时，你得先知道这个老人的感染可能在哪个部位、哪个器官。因为我们是急诊，我们没时间给每个老人从头到脚地来个全面体检。所以在你想到感染之后，马上还要想到感染的位置。

关于感染的位置，我在第四章第六节里讲过一点，现在再深入地讲一讲。

感染的位置不外乎两个：

1. 体表。

2. 内脏。

下面分而述之：

体表感染

感染在体表，无需医生检查，病人自己就能知道。但是老人不然，有些老人会对自己体表业已形成的"红肿热痛"并不自觉，更不自知，甚至医生问了，仍懵然不觉、不知，非得医生动手检查不可。

对此，初出茅庐的青年医生会不相信，体表的"红肿热痛"自己怎么会不知道呢？

这是你见得太少，有的老人他真不知道。

请看：

> ### 📖 病例 47　只看前不看后
>
> 化工工程师，六十多岁，退休后被外地一家化工厂请去当总工程师。待遇很高，一日三餐酒肉伺候。
>
> 忽一日，周身不适，但忙，未就医。次日仍周身不适，且发热。就医，无效。返津，找我，夫人陪同。
>
> 我接诊。见病人体态丰硕，营养良好。再观其**"面相"**（能够提示一个人品性的面貌）有憨厚之貌。
>
> 请注意：这种面相的人，大多不是那种神经过敏、疑病疑伤、无病呻吟和小病大闹之辈，他们大多不大关心自己的健康。这种人对自己已经马马虎虎了，你医生就不能也马虎了。反之，见到这种人，你要更仔细，更认真。
>
> 再请注意：**病人的面相，对医生非常重要**！因为医生能从中获得很多信息，这些信息于诊于治都大有裨益。所以我每次接诊一个病人，都要端详其面相，揣摩其人品，受益不少。
>
> 既然此人的面相提示他是一个对自己的健康马马虎虎的人，那我就得认真一点。
>
> 讯问发病经过，拟诊感染。但感染灶的位置，虽经详细询问，仍不得

而知，因为病人否认了一切常见感染的"定位症状"。

怎么办？

只有查体。但查遍头颈、颜面、口腔和胸腹，一无阳性所见。

感染何在？

让病人转身查背部，只见腰部赫然呈现一块手掌大的皮肤红肿，触之呼痛，皮温热手，且有波动感。

这是蜂窝织炎哪！

已经化脓啦！

我不禁大感不解：如此之大的一片皮肤感染，又是一个工程师，人也不怎么太老，你自己怎么会不知道呢？

病人憨厚地笑着说："不知道。"

"整个儿（完全是）一个大傻子！除了他那点儿化工，别的什么都不知道。平常生活上都是我照顾他，这回上外地了，没人照顾了，就这样了。"夫人在一旁哭笑不得。

"那天当地的医生也没发现吗？"我问病人。

"他光给我看前边儿了，没像您这样还给我看后边儿。"

唉，我们的医生啊！

唉，我们的病人哪！

感染确定了，感染灶也找到了。但是我对我的诊断还不满足，因为病因还不知道，而病因非常重要。

他营养良好，工作不累，皮肤干净，为什么会有如此严重的感染呢？

问题就在他的营养良好上，他被请去当总工，一日三餐像"菩萨"一样地酒肉供着，我于是"想到"了糖尿病。

查血糖，证实。

最后给这个病人做了病灶切开，流出脓血约 100 ml。

病例48　只看上不看下

男，六十多岁，找我对面的一个青年医生看病，说感冒了，发烧，已经吃了几天药，还不见好，要求输液。

青年医生一听说要输液，正中下怀，草草听了听胸部，就要开方子。

我这时恰好没病人，就向下看了一眼病人穿着短裤的腿，左小腿下三分之一皮肤发红——丹毒啊！

我赶紧提醒青年医生："看看他腿。"

这才没有误诊。

这两个病例终于使我们看清了：老人就是这样，连体表的感染都不自觉、不自知！当然后背的感染自己看不见，有情可原；可是小腿上的感染，而且又是穿着短裤，他也看不见！

所以发现感染就全靠医生的查体了。

查体本来是医生最寻常的医事活动，不应该有问题，但因为是老人，查体就有问题，而且问题还不少，不注意还真不行。

老年感染查体五注意

1. 不轻信 当老人或其家人声言没有感染时，一定不要轻信。

2. 不手懒 一定要查体。很多医生懒得查体，尤其在冬季，老人穿得"里三层外三层"（第十一章第三节的【病例39】），就更懒得查了。

3. 不嫌脏 这有两层意思：

一是多么肮脏的老人都得查体。老人，尤其是高龄老人和超高龄老人，有几个是干干净净的？有的那真是"屎臭尿臊"啊！（你别不信，你到急诊室闻闻去）既然病人和家人都一口否定感染，那还查什么？干脆免了吧。这可不行！你要知道，他越脏越容易感染。

二是多肮脏的地方都得查到。人体的有些部位，比如外生殖器、肛门、腹股沟和趾缝，本来就容易肮脏，老人这些部位就更容易肮脏，而感染常常就藏在那里。

4. 不避讳 该查的部位都得查到。

对于常人，人体的一些部位在异性之间是应该有所避讳的，比如生殖器和肛门甚至可以说是禁区。但你可不是常人，你是医生，**医生眼里无禁区**！

可是我们很多人，人变成了医生，其心还是常人，还是老百姓——这儿不愿意看，那儿不敢看。你不看，你安全了；可是你漏诊了感染，老人就危险了！

你要知道：对于高龄和超高龄老人来说，区区一个感染，就能要他的命啊！

5. 不遗漏　不要遗漏隐蔽之处，比如颈后、背部、下肢、足趾和阴部。尤其要查小腿。这里血液循环不好，皮肤卫生也不好，最容易有丹毒、蜂窝织炎甚至溃疡和坏死。

以上这五条如果不注意，这些体表之上的、一望可知的感染灶被我们遗漏，就不足为奇了。可是你要知道：

遗漏体表感染，是不可饶恕的！

内脏感染

体表感染我们能够看见，尚且这么容易遗漏；内脏我们看不见，其感染岂不更容易遗漏？

对。但是你不要怕，有办法，办法是先从以下三个方向入手：

1. 呼吸系统。

2. 胆道系统。

3. 泌尿系统。

从统计学上看，老年内脏感染的大多数，不外乎这三个系统。

我说老年感染有"隐匿性"，不是说在病人身上找不到感染的证据。

比如一个泌尿系统严重感染的老人，可以没有发热，也可以没有尿道刺激症状的主诉，但尿常规检查一定会有明显异常。

所以对于被怀疑有内脏感染的老人，一定要先在这三个系统查体和化验。如果这三个系统未发现感染，再查其他系统。

查其他系统，要**首查腹腔**。因为腹腔"五脏杂处"，感染灶可能藏身于某一脏器；又因为各脏器之间多有间隙，感染灶虽不在某一脏器，但藏身于某一间隙之中，就更不易发现了。

对于女病人，可别忘了她是女人，她肚子里除了胃、肠、肝、胆、胰、脾、肾，还有子宫和附件呢！要看看是不是子宫或附件的感染。

别嫌我唠叨，**"忘了女人是女人"的事，时有发生**！而一旦发生，有时还会发生医疗事故呢！

比如给早期妊娠的妇女用了妊娠禁忌药，或做了 X 线检查；右下腹疼痛兼包块，诊为阑尾炎，打开一看，是卵巢囊肿蒂扭转。

对此，请看基础篇第二章第六节"谨防意外"。

小结：两大方向，三大系统

"两大方向"：体表和内脏都要查。而且，即使有明确的内脏感染，也要查有无体表感染；即使有明确的体表感染，也要查有无内脏感染。二者不可偏废。一般来说，一个人体表和内脏不会同时都感染，但是老人会，高龄或超高龄老人更会，因为老年感染的一个特点是"一身多感"（本章第三节）。

"三大系统"：在查内脏感染时，要先查呼吸、胆道和泌尿三个系统；而且即使查到某一系统有感染，另外两个也要查。道理同上。

第十三节 四个病例

以上讲了那么多，但都是"纸上谈兵"，下边我们去急诊室、去观察室，到老年病人的身边再具体、形象和生动地讲一讲：

📖 **病例 49** **昏迷**

冬天。我们医院的一个职工来找我，说她祖母今天早晨发现昏迷不醒，请我去给看看。

我知道她祖母九十多岁了，住在老人院，已经多年卧床不能下地了。

晨起发现昏迷，应该首先"想到"脑梗死。孙女也是这么想。

但这是超高龄老人，根据"逢老必问感"（本章第六节），还要"想到"感染。

于是我就带着这两个"想到"到老人院去了。

到了一看，老人骨瘦如柴，呼之不应，但瞳孔对光反射尚存，体温、血压、心率、心律和心音均正常，没有偏瘫和口歪，不大像脑梗死。

那就应该看有没有感染了。

可是看到这里有人会问：感染？感染就昏迷呀？

当然。你忘了"老年感染警报1：恍惚"了，而且你还忘了她是超高龄老人了。

好了，我同意是感染，那感染灶何在？

先查体表。老人院护理得很好，老人虽然常年卧床，但全身很干净，没有体表感染。

再查内脏。腹部未触及异常。右下肺背侧闻及少许中、小水泡音。

拟诊右下肺感染。

好了，我同意是右肺感染，但你不是刚刚说过诊断应该完整吗？仅仅一个右肺感染这也不完整啊，引起肺部感染的原因呢？

长期卧床就容易出现肺部感染，何况她还超高龄呢。

可是她长期卧床和超高龄也不是一天了，怎么突然之间就感染了呢？

你问得好。但是你忘了"诊断不明问经过，现病史里有诊断"，问现病史啊！

仔细询问发病经过得知：前天院方调整床位，把老人从原来的居室移到现在的居室。次日，老人就精神不振，食量减少，卧床不动（老年感染警报3：少动），少言少语，今天早晨发现昏迷不醒。

这就是感染的原因：超高龄，久卧床，她平时肺内就很可能有感染，这一搬家，又是冬天，凉了、累了，感染就加重了。

就从这个屋子搬到那个屋子，就凉了、累了？

当然，否则怎么说是"风烛残年"呢？你还是对"超高龄"没有起码的了解。

那她怎么不发热呢？

老年感染的"隐匿性"（本章第七节）你忘了？有些老人感染就不发热。

不仅读者对我的肺部感染诊断有怀疑，老人的孙女也有怀疑，她说老人近日并无咳嗽。

其实这也是超高龄老人肺感染的特点，他们已经老得无力咳嗽了。可是我怎么说服孙女相信我的诊断呢？

那就只有按照常规，送老人到医院做脑 CT 检查排除脑血管意外，拍胸片确定肺部感染。但跟孙女一说，她又不愿意搬动祖母了，说既然你怀疑是肺部感染，就先按肺部感染治吧。

取得了家属同意，我就大着胆子这么治了——就在老人院里给病人静脉滴注了一剂洛美沙星和 500 ml 葡萄糖电解质溶液。

请注意：在诊与治上，要与病家及时交换意见，千万不要自己一意孤行（第二十章第二节第6条）。

次日早晨到医院上班时看见了孙女，从她的神色上看，知就道老人好了，起码还没有死。一问，果然，昨夜就呼之能应了，今晨已经苏醒。

"认识人吗？"我赶紧问。

"认识。"

"说话呢？"

"正常。"

"四肢？"

"正常。"

至此，脑血管意外彻底排除。又静脉滴注了几天洛美沙星，老人完好如初。

由于这个病例没有做任何辅助检查，可能有人对"感染"这个诊断还是不相信。那就请看下一例：

📃 病例 50　跌倒，少动，迟钝

那是 2009 年的最后一天。上午快下班时，突然行色匆匆地走进两个中年女子。

这是一对姑嫂，姑高而瘦，嫂矮而胖。我 20 多年前就认识她们，那时，姑还"待字闺中"，嫂正"新婚燕尔"。

她们双方的父母我也都认识，也都是我的病人：姑之母，糖尿病并发肺结核早已去世；嫂之父，糖尿病并发脑血管意外也早已去世。

现在，她们，以及她们的丈夫和孩子病了也都找我看，可以说我与他们是"三代之交"了。

我猜测可能是姑之父病重。

果然，姑说父亲不好。

她父亲现在估计也得有 80 多岁了，是个又高又瘦的老人，退休工人，收入不好，儿女都不在身边。

"诊断不明问经过，现病史里有诊断"（基础篇第三章第十二节）。

于是问发病经过。

姑嫂二人就你一言我一语、杂乱无章地叙述了起来。虽则杂乱，但我还是愿意倾听。

请注意："倾听"是人的一个基本素质。不知道你注意过没有，凡是

高文化素养的人，都愿意并且能够长时间地倾听他人的谈话；而低文化素养的人，则反之。医生当然应该是高文化素养的人喽，可是我们有些医生却很不愿意，而且不能够倾听病家的叙述，病家才说了一两句，就很不耐烦地打断。这当然显得你教养不足，但更重要的是，你无法从病家的诉说中获取足够的诊断信息。

我还在倾听姑嫂二人杂乱无章的叙述：

这两天特别迟钝，一点儿也不愿意动（老年感染警报3：少动），身上都硬了。一喝水就呛，尤其喝头几口呛（这倒有点儿像脑梗死的延髓麻痹）。

"几天了？"我问。

"好几天了。前些日子邻居就说他老摔跤（老年感染警报2：跌倒）。"

"你们不在家？"

"不在。都上班儿。白天他自己在家。邻居看见他走着走着就摔跤，扶起来自己走两步又要摔跤。"

"你们都不在家，他午饭怎么办呢？"

"老兄弟（最小的弟弟）头天给他做出来，他自己中午热热吃。"

"吃吗？"

"唉，有时吃，有时不吃。吃也不好好吃，舍不得吃。"

显然，这个老人是需要照顾，但又照顾不周（近乎老年感染警报5：完全依赖照顾而又失去任何照顾），更像感染了。

这时姑嫂二人忽然又告诉我："这几天还老拉肚子，一天拉好几次（老年感染警报4：尿便失禁），今天不拉了。"五个警报有四个了，更像感染了。

"发烧吗？"我问。

两人没想到我问这个问题，先是一愣，然后一口否定："不烧。"

"试表了吗？"

"没试。"

问有无咳嗽和尿痛、尿急、尿频。

姑否定，嫂不知。

虽然全都否认，可我还认为是感染。

姑嫂二人见我总问感染，就问我："这又呛、又摔、又不动弹，是不是脑梗死呀？”

我认为是感染，病家却怀疑是脑梗死，怎么办？

按理说，应该做一个脑 CT 给她们看看，可我觉得不必，于是就试探她们：“既然怀疑脑梗死，那就应该先做脑 CT 呀。”

“不做了。今天是（2009 年）最后一天，医保账户没钱了，明天再做吧，您先给看看吧。”两人央求。

好了，不做脑 CT 是你们说的，那我就“免责”了。由于与病家是“三代之交”，关系一直很好，她们都信任我，我就敢于“违规”（不先做脑 CT 排除脑血管意外）一试了。

“那就把病人送来吧。”我“高抬贵手”般地说。

两人一听如释重负，高高兴兴地回去弄病人去了。

半小时后，用轮椅把病人推了进来。这次阵容强大：除了姑嫂二人之外，两个儿子也都叫来了。

几年不见，老人更消瘦了，尤其刺眼的是，脸瘦得皮包骨，两腮完全塌陷了，真可以说是“鸠形鹄面”。而且面色苍白，估计血红蛋白不足 100 g/L，精神也萎靡不振。虽然如此，但显然不是脑梗死。

姑与嫂进来头一句话就告诉我：

“发烧！38.6 ℃！回去到家就试表了。”

至此，感染诊断初步成立。

下面是寻找感染部位：

先查呼吸系统，右下肺背侧叩诊浊音且呼吸音低，提示肺部感染。

再查胆道系统，腹部平软、无压痛，无黄疸，胆道系统感染排除。

再查泌尿系统，肾区无叩痛，泌尿系统感染待排。

再查体表（老人照顾不周，身上很脏，易有皮肤感染），体表感染排除。

胸片：右下肺大片致密阴影，右上肺两块小片状阴影。

血常规：WBC 3.3×10^9/L，N 90%，Hb 90 g/L。

尿常规：未见异常。

血糖：8.2 mmol/L。

再下面是鉴别诊断：

一喝水就呛，应该想到脑血管意外的“延髓麻痹”，但是病人没有脑血管意外的偏瘫、面瘫和失语，似应排除。

那为什么会呛呢？

吞咽的东西能够进入食道，而不是进入气道，需要精确的神经调节。高龄老人这个调节平时就不够精确了，一旦患病就更不精确了，吞咽时呛水、呛食是可能的。

再下面是寻找并发症：

大便常规示大量脂肪球。

拟查血电解质，病家拒查，作罢。

最后拟诊：

右下肺炎

消化不良性腹泻

贫血

右上肺结核？

糖尿病？

脱水？

低血钾？

由于病人衰竭，故暂不转送结核病院，先留观，给左氧氟沙星和生理盐水静脉滴注抗感染，尼美舒利口服退热。

病人入观，护士还没来输液，就听观察室里姑嫂一起惊呼。跑进去一看，原来老人又腹泻了，拉了一裤子。姑与嫂免不了又是一通擦、洗、换。

开始输液后，先让病人吃了 0.1 g 尼美舒利。两小时后热退。未再腹泻。

"想吃吗？"我问老人。老人点头。于是在儿子的精心照顾和小心翼翼的喂饲之下，吃了一个面包，喝了一杯热水。未呛水，也未呛食。

当我再次到观察室去看老人时，老人虽然还是"鸠形鹄面"，但已"面见有光，目见有神"。急诊这一关，老人是闯过来了。以后又连输三天液，老人在家人扶助之下已能行走。

第四日转结核病院。

由于痰结核菌阴性和结核菌素试验阴性，右上肺结核既未确诊，也未排除，继续给左氧氟沙星治疗，半月余治疗结束。病人发热、腹泻、猝倒、无力、呛水、呛食均未再发。惟仍消瘦。又存活年余病逝。

这个病例总该承认是感染了吧？还怀疑？好，那就再看一例：

📖 病例 51 "浅表性胃炎"

一个中年妇女搀扶着一个老太太走进诊室。

我马上开始了我的"初观"：

七十多岁，肥胖、体态臃肿，表情痛苦。

对于这种肥胖、体态臃肿的老人，一般我都会"想到"四个病：冠心病，心功能不全，胆结石，胆囊炎。

至于表情痛苦，那肯定有疼痛。于是我的"初断"就出来了——心肌梗死，或胆囊炎。

我问她怎么了。

老太太指着右上腹说："这儿疼。在××医院做了个胃镜，回来就这儿疼。胃镜做坏了。"

心肌梗死初步排除。

"那您应该还到那家医院去找做胃镜的医生看看。"我说。

"我可不去了，这一回就够了！"老太太哭丧着脸连连摆手，显然对那个医生不满，"还是您给看看吧。"

我本着"危险病在先"的原则，先想到胃镜检查的并发症——胃穿孔，让老太太上床做腹部检查。

腹部望诊无异常。但是触诊发现右上腹近肋弓处明显压痛（呼痛，且五官歪扭），其余无压痛，且腹软，叩诊肝浊音界存在——胃穿孔排除。

心电图正常——心肌梗死完全排除。

至此，高度怀疑胆囊炎。

"诊断不明问病史，现病史里有诊断"！

最严重的急症排除之后，我的"可供诊断时间"（基础篇第三章第三节）就充裕了，于是开始详细询问现病史，问她那天为什么去做胃镜。

她说夜里呕吐多次，次日呕吐减轻，到那家医院的消化科就诊，想做个B超，但是医生不给做，执意要给做胃镜，只好从命。做完诊为浅表性胃炎，给多潘立酮口服。次日即开始腹痛，今日加重。

"你头一天晚上吃什么了？"我问。

老太太马上苦笑说："唉，没出息，吃了好些东西。"然后告诉我那顿高脂肪的丰盛夜宴的菜谱，又历数了至少五六种餐后的水果和小食品。

胆囊炎初步确定。

虽然如此，我还是不放心胃镜检查的严重并发症，就想知道在胃镜检查之前右上腹是否有压痛（如果胃镜检查之前就有，那胃镜检查的严重并发症就不存在了），于是问她："做胃镜前，那个医院的医生给你摸肚子了吗？"

"没有，没有，没有。"老太太一连声地否定，"我告诉他吐，他就让我做胃镜去了。"

"做完又摸了吗？"

"没有。做完就开药了。"

当今，热衷辅助检查，忽视望触叩听，已很常见；有消化道症状的病人，不做腹部触诊，直接做辅助检查；甚至连辅助检查也不做，干脆直接下诊断、开处方；久而久之，供腹部检查使用的诊床就成了无用之物，放在那里反而碍事，于是不少医院的急诊室里干脆就没有诊床了。

既然那位医生做胃镜之前没有做腹部触诊，那很可能当时就有右上腹压痛，故此排除了胃镜检查的并发症，那就做腹部 B 超来确定胆囊炎吧。

腹部 B 超显示：胆囊扩大，胆结石，胆总管扩张。血常规示：WBC 10.1×10^9/L，N 76%。

拟诊急性胆囊炎，胆囊结石，急性胃炎。

给洛美沙星、替硝唑和葡萄糖盐水静脉滴注。口服利胆消炎片和益胆片。液体输入过半，即有食欲。

次日即可进流食，右上腹压痛轻微（无呼痛，五官端正）。继前治疗。又两日，各症各征全无，可进正常餐。

以上三个病例讲的是对于感染症状不典型和发病隐匿的病人我是怎么发现感染的。下面讲一个感染症状明显的病人，我是如何寻找感染部位的：

病例 52　高热，寒战，呕吐

九月初的一个下午。两个中年男子用轮椅推进来一个八十多岁的老太太。

我马上开始了我的"初观"：

虽然八十多岁，但她体颇壮硕，发仍半黑，面色正常。穿短袖上衣，两臂皮肤通红，与面部皮肤的正常颜色形成明显反差。奇之，不解，但未询问。

男子代诉：发烧、呕吐。

至此，我的"初断"出来了：感染。

感染灶呢？

"诊断不明问病史，现病史里有诊断"。

男子代述："突然右半身哆嗦，哆嗦完就烧，就吐。"

又奇之，问："为什么只是右半身颤抖呢？"

"我妈就这样儿，每次高烧之前就右半身哆嗦，哆嗦完就烧。"男子答。

"你妈为什么坐轮椅呢？"我问。

"她偏瘫。"

"哪边儿？"

"右边儿"。

"这次哆嗦完又烧了？"

"又烧了。给她喝了一支藿香正气水儿。还烧，39 ℃。又喝一支。今天早晨还烧，来之前又喝了一支。"

男子叙述完病史，就盯着我，等我拿出诊断。

可是他没想到，我看着病人的正常颜色的脸和红色的胳膊突然问：

"你妈平时能喝酒吗？"

放着高热和呕吐这两个主症不问，倒去问人家能不能喝酒，这有点儿"顾左右而言他"了。显然男子也有同感，先是面露不悦，但旋即回答：

"不能喝。喝一点儿全身就通红。"

"脸红吗？"

"脸不红。"

全身通红，惟脸不红，怎么解释？

请注意：有时，病人的症状是用我们既有的诊断学知识所不能解释的。

"那全身红怎么治呢？"我问。

"不用治，过几天色儿就变过来了。"一男答。

"这次喝藿香正气水之前全身红吗？"

"不红。"

至此，我心中悬着的那几个问题之中，算是放下了一个——皮肤潮红不是高热引起的，而是对酒精过敏，因为藿香正气水里含酒精。

可是另外一个问题还在困扰着我：

病人高热、呕吐，高热之前有半身颤抖，而且既往每次高热之前都有半身颤抖，这怎么解释？

如果是全身颤抖，那无疑就是"寒战"了。可她是半身颤抖，而且是偏瘫侧颤抖，此前我闻所未闻，不能解释。

有时病人的症状真是用我们既有的知识所不能解释的。

但既然每次高热之前都有半身颤抖，那就是寒战了。

而寒战伴高热，那就是感染，而且是伴有菌血症的严重感染。加之又有呕吐，于是就让我"想到"了一个内脏的感染：

急性肾盂肾炎！

有人会问：急性肾盂肾炎是泌尿系统急症，怎么还呕吐呢？

对，急性肾盂肾炎是泌尿系统急症，但它常有呕吐，而且还是剧烈的呕吐，以致很多急性肾盂肾炎病人就是以剧烈呕吐为主诉而前来急诊的。这个看似"反常"的症状，常常误导医生"想到"消化道急症。何况病人还会因为剧烈呕吐的折磨而忘掉告诉医生还有发热、腰痛和尿频、尿痛呢。

本来想到了急性肾盂肾炎，就应该查尿常规。但是本着"先望触叩听，后辅助检查"的原则，还是先做了望触叩听。结果是全身皮肤无感染。胸腹部未见异常，唯肋脊角处有叩击痛。本拟做胸部 X 线检查排除肺部感染，无奈病人家属以病人行动困难为由拒检，终于未能实施。

"验个尿吧。"我说。

不料，男子一听，马上面露难色说："上不了厕所啊！没法儿给她接呀！有尿盆儿吗？"

"有。"我回答。

尿盆有了，可是如厕仍难哪！二男子又面露难色。

诊室此时恰好没有他人，我让老人不必如厕，就在诊室里排尿。二男子一时感激莫名。

少顷，化验结果出来了：尿潜血强阳性，红细胞 10~15 个／高倍视野，白细胞 3~5 个／高倍视野，尿糖和尿酮体均阴性。

尿中以红细胞为主，似与泌尿系感染不符。于是再问病史：

"尿频吗？"

老太太摇头。

"尿尿痛快吗？"

老太太点头。

这又似与泌尿系感染不符。但病人年迈，有脑梗死后遗症，又正发着高热，其言似不准确，故不足为凭。我在本章第三节里讲过，老人叙述症状时常常会"说不清""说不对"，而且有时还会"说谎"。于是再问：

"尿尿疼吗？"

"有点儿。"老太太回答。

"那刚才怎么不说呢？"

老太太不答，一笑置之。

"我妈忍耐性大，有病一般不说，怕给儿女添麻烦。"两男说。

至此，初步诊为：

急性肾盂肾炎

轻度脱水

酒精过敏性皮炎

给予抗感染、退热和止吐治疗。

酒精过敏性皮炎因为不严重，且既往每次都能自愈，故暂不治疗。因为高龄老人对药物的耐受差，应该尽量避免"多药并下"；必须"多药并下"时，能少用一个，就少用一个。

嘱家属待呕吐停止后，鼓励病人多饮水。

讵料，一男闻听，立即声明："我妈可不愿意喝水呀！"

"为什么呢？"

"自从偏瘫以后就不喝水了，除了吃饭之外就不喝水了，怕尿尿给别人添麻烦。"

这样，我无意之中又得到了一个泌尿系感染的佐证——久坐，少动，很少饮水。因为这样的人，容易发生泌尿系感染。

治疗结束时，热退，呕止；惟仍无尿，双臂皮肤仍潮红。

次日复诊。无热，无呕，双臂皮肤潮红减轻，但有痒感。继续抗感染、补液。治疗结束时排尿约 800 ml，透明、清澈、无臊。

如法又治两日，痊愈。

从这个病例中我们能得到什么启发呢？

四点启发

1.自己"发掘"症状　这个病人的所有症状都不是她告诉我的，而是我一点一点地问出来的，有点像考古工作者蹲在发掘坑里一点一点地抠索。

对，从来就是这样，症状不能等待病家"奉献"，症状需要医生自己"发掘"。对一个老迈昏聩的病人，更得这样。

2.一个问题反复问　老年人在急病中，回答医生的问题会不准确，甚至有时还会说谎（本章第三节）。

怎么办？

我的做法是"一个问题反复问"，比较各次的回答，看看哪个准确，哪个真实。不过你不要问了一次马上问第二次，而应该过一会儿，趁其不备突然给他一个"回马枪"——再问刚才那个问题，这时病人没有防备，容易问出真情。

3.症状学的知识，就是急诊医生的力量　很多急性肾盂肾炎病人就诊时最突出的症状就是频繁而又剧烈的呕吐，在剧烈呕吐的折磨之下，病人会完全忘记告诉你还有膀胱刺激症状、腰痛和发热。而很多医生又恰好不知道急性肾盂肾炎有呕吐，于是就误诊。但是我知道，我就没误诊。

知识就是力量，所以你就要努力做好两件事：**多看书本，多见病人**。

4.不纠缠于细枝末节　胳膊通红，但脸不红；偏瘫一侧抖动，但健侧不抖动。这些让人匪夷所思的症状，当然应该知其所以然。但是如果一时解释不了，那就不要长时间纠缠这些细枝末节，以免误了主病的诊治。

第十四节　总结：警惕，牢记，不忘

1. 时刻警惕老年感染　逢老必问感！（本章第六节）
2. 牢记"老年感染五警报"　有其一，即应想到感染。（本章第十一节）
3. 牢记"两大方向，三个系统"　体表、内脏。呼吸系统、胆道系统、泌尿系统。（本章第十二节）
4. 不忘既往病和并发症　既往病和并发症会影响这次感染的救治。

第十五节　关爱老人

老年感染讲完了。希望你们从此重视老年急症，并能举一反三，自己研究各种老年急症的诊治特点。

但这首先需要你对老年人有关爱之心。如果你嫌弃老人，你就不愿意去研究。

衰老会给人带来很多身心痛苦，所以自古，老人就有"寿则多辱"的哀叹。现在我们已经进入了老龄社会，一些老人的境况很不好，尤其是患病的高龄老人，有些已经成了"悲惨老人"。

请看：

📖 **故事12**　**我怎么还没死呢？！**

那些天我在观察室值班。我有一个习惯，下班路过急诊室时，一定再进去看看有没有我没见过的急症。我称之为**"临终猎奇"**。这其实就属于我在基础篇第七章第十二节里讲的"旁观观察"

那天下中班后我又走进了急诊室。这是一间内外科共用的急诊室。

不巧，内科这边没有病人。外科那边却停着一辆平车，车上躺着一个病人，病人身上盖着一床棉被，平车的脚端站着一个粗壮的、文化水平和生活水平都不高的中年男子。男子双手扶着车，低着头，沉默不语。外科值班医生正伏案写着病历，显然已经看过和诊过了，可能是要收留住院。

我不放弃这次"旁观观察"的机会，外科急症也想看一看。

我走到平车前。这是一位老者，八十多岁了，双眼紧闭，脸瘦得皮包骨，两颊完全塌陷，真所谓"鸠形鹄面"！

老人睁开双眼看见我正俯视着他，突然用颤抖的声音大声问我：

"我怎么还没死呢？！啊？！"

"我怎么还没死呢？！啊？！"见我不回答，他加大了音量又问我。

老人的双眼露出疑惑与恐慌。中年男子则仍然低头不语，而且有意避开老人的眼睛。

我走到外科值班医生身边问："什么病？"

"剖腹自杀。"外科医生回答

我听了一惊，马上走回平车，想看看伤口。这次我发现棉被非常肮脏，被面是二十世纪中叶天津低收入家庭喜用的那种印着大朵红牡丹和大片绿叶图案的布质被面。这床被可能就是老人平时盖的。从这一点上，我就知道这是一位收入微薄，需人照顾，而又照顾不周的老人。我伸手去掀棉被，这才看见在一些大朵的牡丹花瓣和大片的绿叶上沾有斑斑血迹。

掀开棉被，一股血腥味儿、体臭味儿和尿臊味儿一起扑鼻而来。血腥味儿提示有外伤，体臭味儿和尿臊味儿提示老人平时行动不便，生活不能自理，但又照顾不周。

老人的腹部袒露，上面盖着一块浸透着血液的医用纱布。我掀起纱布，一条腹正中切口上起剑突、下止脐上，赫然出现在我眼前！

中年男子仍然站在老人的脚端低头不语。后来知道他是老人的儿子。这次我注意了他的脸色和眼神，虽然毫无表情，但是让人感到含有内疚与羞愧。

老人见我查看他的伤口，又睁着疑惑和恐慌的眼睛第三次大声地问我：

"我怎么还没死呢？！啊？！"

我忙盖好纱布和棉被，正要安慰老人几句，突然，从急诊室外慌慌张张跑进来一个少年，进来就递给中年男子一个透明的塑料袋，说塑料袋里面的东西是在爷爷床上发现的，是爷爷自己割下来的，让大夫看看是否还能给接上。

孙子一眼也没看爷爷，说完就跑出了急诊室回家去了。

这就是老人的孙子！他小的时候，老人不知多少次为他而"含饴弄孙"过，为他而"俯首甘为孺子牛"过。

"可怜天下爷爷心"哪！

我看了那个塑料袋，里面是一块白色略带血迹的软组织，但不知是什么组织。

中年男子把袋子递给外科医生，外科医生拿到灯下看了看就还给了中年男子，说："扔了吧，接不上了。也没必要接。"

我忙问外科医生："什么组织？"

外科医生说："大网膜。"

我真为老人庆幸：老人虽然没人照顾，但幸好还有一片自己母亲给的大网膜在"照顾"他的肠子，否则他就真把肠子割断了。

老人虽然剖腹了，但十分清醒，见我们看了那块大网膜，就又颤抖着问我们：

"我把肠子都拉（割）下来了，我怎么还没死呢？！啊？！"

原来老人长期卧病在床，早已萌生死意。这天晚上乘人不备，用菜刀剖开了腹壁。原以为马上就会死去，不料迟迟不死。就又去切割肠管，结果误把大网膜当成肠子切下来一块。最后还是不死，被家人发现，才夺下菜刀，送来急诊。

年轻人，你看到了这一幕，你有何感触呢？

我当时是从心底里哀叹：

真是"求死不得"呀！

真是"悲惨老人"哪！

不过，这还只是照顾不周引起的"悲惨老人"，还有被虐待的"悲惨老人"呢。你急诊干长了，慢慢也会看到，因为**急诊室是社会痛疽、人性卑劣和家庭罪行的展台**！那些平时被关在家里虐待的老人，得了急症就不得不弄到急诊室来让医生看了。

《悲惨世界》这本书你看过吗？

应该看看。在这本书里，雨果给我们展示了人类社会悲惨的一面，他在书的扉页上写了下面三句话：

贫穷使男子潦倒

饥饿使女人堕落

黑暗使儿童羸弱

写得很好，但是他没有写：

疾病使老人悲惨！

不要嫌弃他们，不要敷衍他们，更不要刁难他们；认真给他们看看，认真给他们治治；在可能的情况下，在诊与治上，尽量给他们一点方便、一点宽松和一点便宜；如果你在百忙之中还有一点时间，你再去安慰安慰他们。

我想，以上这一切不是"挟泰山以超北海"（《孟子·梁惠王章句上 》）那样的难事，而是每一位青年急诊医生都能做到的"为长者折枝"（同上 ）那样的易事。

青年急诊医生们，在结束这一章时，我有一言相告：

人固有一老，老人的今天，我们的明天！

感冒背后有杀手！ ◯

第十四章 在"感冒"的背后

我已经讲了很多危险的急症了。有读者说，危险的讲得够多了，可否讲一点儿不太严重但更常见的呢？

这个想法对，因为常见病永远都是我们的工作重点。

讲什么呢？什么急症可以让我们的年轻急诊医生不必担惊受怕，可以放心大胆地去诊、去治呢？

那大概就是感冒了。

第一节 "感冒"背后的杀手

但是我要告诉你：

在急诊室里，永远不会有绝对安全的病和绝对安全的病人。在你这些所谓的"感冒"的背后，有时会隐藏着"杀手"。这些"杀手"首先会狙击病人，同时也会使你犯下误诊的大错！

这可不是吓唬你，请看：

第二节 六个病例

📖 病例 53 惊动了科主任

秋天。早晨一上班我就问昨天的夜班医生，观察室里有病人没有。他说：

"有。一个感冒的。昨天晚上来的，给输了点儿抗生素，输完了，还没走。"

"走，看看去。"我对他说。但是他似乎认为一个感冒病人无需惊动一个科主任，所以不大情愿，在我的催促下才勉强跟我进了观察室。

一进屋，我就开始了我的"初观"：

病人男性，二十几岁，躺在观察床上。床边围坐着五六个青年男女，看样子是一群打工的，表情焦急不安。

病人昂头侧卧，双眼紧闭，面色潮红。

至此，我的"初断"就出来了：

第一是发热，第二是病重，至于昂头，已经使我"想到"了一个很不好的病。

我一边走向病人，一边从夜班医生手中接过病历本。

一看，病人是昨晚十点多就诊的，主诉是发热和呕吐一天，体温是39.2 ℃，诊断是感冒，开了一针复方氨林巴比妥、一针甲氧氯普胺和一瓶抗生素。此后就没有任何观察记录。

那五六个打工者见我来了，像见了救星一样忽地都站了起来。

"见好吗？"我问夜班医生，也是问病人的这些陪伴者。

"不见好！不见好！头还疼！还吐！"这几个青年七嘴八舌地冲着我说。

"哪能那么快？"夜班医生马上不高兴地对他们说。

"噢，还有头疼。你病历里可没写呀。"我对夜班医生说。

"他昨天没告诉我啊。"夜班医生辩解说。

"什么都得病人告诉吗？你得问哪！"这是我在心里说，顾及夜班医生的面子，我没说出来。

"夜里看过病人吗？"我问夜班医生。

"看过。"

我曾经告诫过大家：**永远不要轻信值班医生和值班护士的话，尤其是他们报平安的话！**（基础篇第十章第四节）所以我不大相信他的话，看了他一眼说："那得记病程啊！"这回他没有辩解。

"就考虑感冒？那怎么还呕吐呢？"我问他。

"感冒也有吐的。"他立刻回答，而且为自己能这么快地找到一句话把我的嘴给堵上，而"面有得色"。

此君"面有得色"不无道理，因为我此后确实不再问他问题了。

"让他躺好了，脸朝上躺。"我对那几个青年说。

那几个青年就七手八脚地把病人扳过来，脸朝上。虽然脸朝上了，病人还是昂着头。我右手五指伸直全手按在病人胸部，左手五指伸直插到病人枕部向上抬病人的头，但抬不起来——颈项强直！

"脑膜刺激征啊！查这个了吗？"我问夜班医生。

这次夜班医生的嘴不那么快了，停了一会儿才回答："没查。"我没看夜班医生，不知道这回他的脸还有没有"得色"。

我对夜班医生说："这可不是感冒啊！秋季，突发高热，头痛，呕吐，颈项强直，得考虑脑膜炎哪！收住院吧！"

夜班医生一听"脑膜炎"，脸上"得色"全无，只剩下大吃一惊了；不过看着被推出去的病人，脸上忽然又呈现出一副不大相信的神色，好像是希望病房能够否定我的诊断。

结果，病人住院后经脑脊液检查，确诊为化脓性脑脊髓膜炎。

📖 病例 54 工人之死

星期一的早晨。已经两天没上班了，走在去医院的路上我就想，这两天科里发生过什么意外没有？抢救室和观察室里现在给我留下了什么病人正等着我去处置？

到了医院换了衣服立即查房。还好，没发生什么。这天病人很多，我就到急诊室参加接诊。

当然，根据我的要求，急诊室的门永远是敞开的，急诊医生也是面门而坐的。

忽然，一辆三轮车被推进了急诊大厅。

在这里需要说明，这家医院原来是不允许三轮车进入急诊部的。而且由于急诊部大门外只有台阶没有坡道，即便允许，任何车辆也进不来。我上任后让医院修筑了坡道，告诉门卫允许用三轮车、手推车把病人推进急诊大厅，直至急诊室、抢救室和观察室。

一看见这辆车，没等它进入诊室，我就开始了我的"初观"：

车上坐着一个男子。

人虽然是被"推"进来的，属于"心脏骤停警报"（背抱抬推溜倒抽），但是病人是坐着，属于自动体位或强迫体位，所以不考虑心脏骤停。

这个人三十几岁，皮粗色暗，身强力壮，牛仔服，棒球帽，穿戴都很邋遢。车后跟着一个五十几岁的妇女。这个妇女身边跟着一个二十几岁的年轻女子。

至此，我的"初断"就出来了：

1. 从体态、皮肤、衣着和这辆三轮车看，这个人的收入和文化水平都不高，应该是户外体力劳动者。

2. 看衣着和气质，两位妇女的文化水平都只是初等。

3. 那个五十几岁的妇女像是病人的母亲。

4. 那个二十几岁的年轻女子从发型、服饰和眉宇上看，都像是未婚，像是病人的妹妹。

5. 病重而无妻子在侧，且年纪不大却穿戴都很邋遢，所以估计可能是个单身汉。

6. 病人面红耳赤，被人用车推着，显然是发热，而且病重。

后来证实，以上六个"初断"我都对了。

病人没有说话，代他叙述现病史的是他的母亲。

母亲杂乱无章地叙述了儿子的现病史。

需要指出：你永远也别指望病人或家属能像《诊断学》教科书那样头头是道地向你叙述你所要知道的一切。我们所需要知道的一切，都需要我们自己去采集。在采集时，第一要善于讯问，第二要善于倾听，第三要善于归纳，也就是要善于从他们用市井俚语所进行的那些杂乱无章的，甚至是驴唇不对马嘴的叙述中听出个头绪，理出个篇章。

这位母亲的叙述经我整理，归纳如下：

建筑工人，天津人，近期曾在野外施工并在野外工棚中住宿过多日，发热三天后返津。周六就诊。诊为感冒。在门诊输液室静脉滴注抗生素后回家。周日开始间断鼻衄，出血量不大，值班医生给了一点儿口服止血剂。今晨鼻衄加重，且从口中吐出紫黑色血块。

发热兼出血，且面红，又有野外居住史。这可不是感冒啊！这是"流行性出血热"呀！

马上把病人转往传染病医院。

病人转院或住院，对很多急诊医生来说，那就是"完事大吉"。

可我不是。这个病人转院之后，我就开始了我的"追踪观察"。

我在基础篇第七章第九节和第十节里讲过，**"观察"和"追踪观察"**

是学习急诊的最基本的方法。对所有诊断疑似的病例，为了验证诊断，取得经验，我都尽力去做"追踪观察"。

经"追踪观察"得知：

病人到达传染病医院之后，立即采血做流行性出血热检查，确诊为流行性出血热。嗣后，出血加重，休克发生，DIC 发生。迭加施救，了无成效，次日凌晨死亡。

病人住在我们医院附近。我历来认为**医院不论多大、多高级，它都不会是"悬空医院"**，而是处于一个社区之内。这样，熟知这个社区，熟悉这个社区里的人，与他们建立良好的关系，对急诊医生很有助益；不仅对急诊医生的诊治有助益，而且有时还会帮你渡过难关，帮你化险为夷呢。所以我与这个社区多有"关系"。后来从"关系"处得知这位妇女是个工人，已经退休，早年丧夫，一直守寡，把两个孩子拉扯成人。因为家贫，工种不好，儿子迎娶无门。女儿也是工人，尚未谈婚论嫁。三人蜗居于一陋巷之一陋室，相依为命。

可如今……

📖 病例 55 东郭夫妻

急诊室。早班。坐在我对面的那位医生这天休息，所以诊室里的病人有点儿"堆积"。这显然不符合我在急诊科里一直倡导的"零候诊"的理念（基础篇第四章第三节）。于是我加快了诊速。

这时对面医生的那张空诊桌前出现了一个三十多岁的男子。他削瘦、苍白，气色不好。他看了一眼那张空诊桌和空诊椅，迟疑了一会儿，然后问我："这个大夫呢？"听口音是江浙人。

"歇班儿了。"我一边回答，一边继续诊病。

在我诊病的一个空档里，他又问我："他哪天来？"

说真的，我有一点儿不悦了：医生都是愿意病人找自己看病的。我坐在这里接诊，你不找我看，偏找那个没上班的。我头也没抬就冷淡地回答："明天。"然后继续诊病。

他坐到诊椅上，从上衣口袋里掏出一个被折叠了的病历本，放在了诊桌上。他邻近了窗子，那里的光线好，我发现他除了苍白和气色不好之外，神色也不好，很虚弱——我忽然感到这是一个急需我关心和帮助的人，**病人的病痛，大于医生的尊严！**

一俟诊完手中的这个病人，我立即问他：

"你昨天看过病？今天还不好？"

"昨天看了，开了三天输液，还不好，头晕。"他说。

我看了病历：主诉是发热，体温是 38.7 ℃，诊断是感冒，治疗是静脉滴注抗生素。

现在病人主诉头晕，而且气色和神态都不好，先测量血压。结果是 85/50 mmHg。

这可不像是感冒啊！

发热兼低血压，根据"危险病在先原则"（基础篇第三章第四节），我马上"想到"了几个病，其中就有"流行性出血热"！

好在心肺听诊未闻异常，巩膜、皮肤未见异常，病人一般状况尚可，可以耐受辅助检查，马上验血、尿常规。

结果是血常规正常，尿蛋白 +++。

发热，低血压，蛋白尿。我更倾向于流行性出血热。问他职业。是一个装修队的老板。显然这个职业不支持流行性出血热，但也不能排除流行性出血热。我马上向病人交待了病情，劝他到传染病医院诊治。病人同意。我就给他输上一瓶生理盐水以维持血压，并代他叫了救护车。

说实在的，我没有十足的把握他一定是流行性出血热。因为其他病也会有发热、低血压和蛋白尿，而且我也没有取得病人接触过疫源的证据。

在这种情况下，医生都会有这样的顾虑——转到上级医院或专科医院之后，如果不是你跟病人说的那个病，病人会责怪你草木皆兵，甚至会骂你医术低下，个别人还会回来兴师问罪；而且，如果你的同事们，尤其是下属们知道了，你还会很丢脸呢。

但是我的急诊理念是**"危险病在先"**，这是不可动摇的急诊诊断工作的原则。病人的安全，大于医生的尊严。所以我还是硬着头皮把这个病人转走了。

为了知道他到底是不是这个病，在转院前我要了病人的电话号码。

午后我给病人打电话，病人已被按"流行性出血热"收入院。一块石头算是落了地。

可是几天之后再打，都是关机，情况不妙：会不会是入院后经免疫学检查排除了流行性出血热，病人出院了？

不会。那样的话，不会关机。

是病危了？是死了？

我真后悔没要他家里或家人的电话。

在"追踪观察"上，我历来提倡**"狼的精神"**（基础篇第七章第十一节），那就是穷追不舍，一定要弄个水落石出。我急于知道最后的诊断，更急于知道他的安危。所以我很矛盾，既希望是流行性出血热，又希望不是。因为我知道流行性出血热的厉害，我不愿意他又落得上面那个建筑工人的结果。

一个多月之后，这个病人突然走进我的诊室。那时我才五十几岁，记忆力还很好，一个病人见了一次，下次见了马上就能记起来。他还是那么苍白，还是那么削瘦，但是精神很好，而且面带微笑。他穿着一件很体面的灰色薄呢子长大衣。身后跟着一个三十几岁的妇女，也穿着一件很体面的薄呢子长大衣，只是颜色是红的，也是面带微笑，显然是他的妻子。

这是痊愈出院，来向我道谢来了，我想。

果然。

"最后诊断是什么病？"我瞪大了眼睛，单刀直入地问我最急于知道的事。

"就是你说的，流行性出血热。"病人笑着回答。然后妻子就一连声地向我道谢。

"后来我给你打了好几次电话，你怎么都关机呢？"我问。

"唉，还说什么手机？！我人都差一点死掉啊！"病人说。

原来病人入院后不久，病情就加重，少尿，头疼，严重的恶心和呕吐，以后又多尿，几乎出现了这个疾病各个阶段的全部症状，只是没有出血。

病人和妻子回忆着那些可怕的日子，像是追述着一场刚刚醒来的噩梦。

这时我忽然想起当初困扰我的那个问题——"是否接触过疫源？"我就问他们的工作环境和居住环境。

结果非常遗憾，病人是老板，不总到施工现场，更不在施工现场居住。

"那你们家里有老鼠没有？"我抱着最后一线希望问。

"有。"妻子回答。

"有多少？"我像抓住了一根"救命稻草"马上问。可话一出口，旋即感到用词不当，应该问"多吗？"；不应该问"有多少？"，问"有多少？"就有点儿可笑，因为谁还能知道家里一共有几只老鼠？

可是万万没有想到，她竟然知道。她听了我的问话，不假思索准确地回答："五只。"

"你知道有几只老鼠？"我十分惊讶地问，"你是怎么知道的？"

"我知道。"妻子一本正经地回答，"它们总出来。"

"五只一起出来？"因为在我看来，只有一起出来，才能知道一共有几只。

"不一起出来。"她回答。

既然如此，那就只有认识每一只老鼠的模样才能知道一共有几只了，但这绝对不可能。可我还是问了她："那你是怎么知道的？你都认识它们？"

"都认识。"她平静地回答。

这简直不可思议！

"那你为什么不打呀？"我问。

"打它们干什么？我们不打。"妻子躲开了我惊异的目光，颇不以为然地说。她说这个话，不像是在说一群让人生厌、人人喊打的老鼠，倒像是在说她家的一群被她惯坏了的宠物，丈夫则在一边宽厚地微笑着看着妻子。

天下之大，无奇不有，原来这是一对"东郭夫妻"呀！

本来，病例讲到病人痊愈出院就应该结束了，可是我又讲了这五只老鼠。其目的有二：

第一要告诉大家，**追踪观察要彻底**。我不满足于核实了我当初的诊断，我还要知道他在城市里为什么会得在野外才会得的疾病。现在我知道了，不仅是黑线姬鼠，家鼠也能传播流行性出血热。

第二要告诉大家，**书本简单，生活复杂**。什么样的人都有，怎么样生活的人都有。这对夫妻与五只老鼠亲如一家，结果就得了流行性出血热。

那么其他家庭呢？他们都在过着怎样匪夷所思的奇特生活呢？他们所喜爱的这种奇特生活，会使他们罹患什么让我们意想不到的急症呢？

在一般急诊医生看来，这些问题与急诊无关；可是一个优秀的急诊医生，他会思考这些问题。

很多医生是"喜病不喜人"：对一个疾病，他们感兴趣；但对这个疾病所"附体"的病人，不感兴趣，甚至讨厌。

这样不好：

第一，你不喜欢病人，病人家属就不喜欢你，他们就容易与你发生冲突。

第二，你不喜欢病人，你就会冷漠，而**冷漠是医生最不应有的品质**。

第三，你不喜欢病人，病人也就不喜欢你，你就休想从病人的生活中得到疾病的信息，而这种信息对诊病和治病都很有用，对研究疾病则更有用。

正确的是：**喜病喜人，知病知人**。

📖 病例 56　没有成为"蒋筑英第二"

六月初的早晨，一个男子走进诊室。

由于我手上没有病人，所以我马上对他开始了我的"初观"：

四十来岁，中等个儿，戴着眼镜，有点发福了，胖胖的脸，肤色微黑，观其面相，有憨厚之貌。在上一章的【病例47】里我讲过，这种面相的人多是一些对自己的健康马马虎虎的人，现在我们就叫这种人为**"健康马大哈"**吧。

他穿着一件褐色的厚茄克衫，敞着怀，里面穿着一件褐色竖条与灰色竖条相间的衬衫。肩上斜挎着一个宽背带的黑色背包。

至此，我的一个"初断"出来了：

从他这身装束看，他好像是刚从东北的什么地方来到天津。因为第一，天津此时已经很热，人们都已穿浅色短袖上衣了，更没有外面还套厚茄克的了；第二，天津的男青年没有穿这种颜色和构图的衬衣，甚至市场上也见不到这种衫衣。

请注意：辨别一个人是本地人，还是外地人，除了听口音之外，就是看穿戴了。也就是说，不同地区的人，穿的衣服的式样，面料的颜色、质地和图案都有差别。这主要是因为第一，商品的销售有区域性，尽管现在中国的商品流动畅行无阻，但是商品的销售仍有区域性。第二，人的审美也具有一定的区域性，也就是某一地区的人所喜爱的，另一地区并不喜爱。以上这两个现象在落后地区、信息贫乏和交通不发达地区更为显著。也就是用以上这些视点，我初步判断此人来自东北的一个小地方。

此外，患病看急诊，而无亲人在侧，也提示是外地人。

说到这里，有人会问：能看出一个人的属地，对于一个急诊医生来说，有意义吗？

当然有。一个病人是从何处而来的，是我们在诊断和处置时所需要知道的一个最基本的情况。这其实就是我们在病房里写"大病历"时的第一个内容——"一般情况"。

"一般情况"之重要，在学校里学诊断学时已经学过了。但彼时无论是讲，还是听，恐怕师生都不甚认真，因为师生心中都认为这些情况不如后面的症状和体征重要。

但是在急诊中，**病人的籍贯、属地、从何而来，等等情况有时很重要！**当然对这个病人来说，我如果看不出他是从何而来的话，我还可以问出来。可是你要知道，急诊医生面对的病人可不是都能回答你的提问的，昏迷者就不能，休克者也不能。所以一个**急诊医生要练就一双能够从衣着看出属地的眼睛。**

他一进来就一屁股坐在了候诊的长沙发上，像是经过艰难的长途跋涉终于到了目的地一样。他一坐下就一边擦着脸上的汗一边跟我说：

"给我输点液。"

东北口音，我第一个"初断"对了。

后来从他凌乱不堪的叙述中得知，他是从内蒙古靠近东北的一个小城市（那里的汉族人也是东北口音）乘坐了一夜火车今天早晨到达天津的。到天津是要参加一个会议。会址就在我们医院附近。来天津上车前一天已觉不适：腹胀、厌食。在车上一直没吃没喝，现在很不舒服，下午就开会，他要求我马上给他输液，争取中午时就能缓解。

我一边听着他凌乱的叙述，一边观察他的外貌，少顷，我的第二个"初断"出来了——发热。

因为第一他有**"发热病容"**（基础篇第十五章第三节）中的"萎靡不振"和"疲惫不堪"，第二他有发热者常有的**"衣着失常"**（基础篇第十章第三节）——已经到天津多时了，还穿着在东北穿的厚衣服。

"先测体温吧。"我拿出体温计跟他说。

他不愿意测，他希望我什么也不查，立即开始输液。可是我连你发不发热都不知道，我知道应该给你输什么液呀？

急诊医生是真难当啊！

在我再三劝说之下，他才很不情愿地测了，结果是 39.6 ℃。第二个"初断"也对了。

我测了血压，看了咽部，听了心肺，查了腹部，注意了皮肤、巩膜和黏膜。均无阳性所见。只是舌苔白腻，舌体少津，一派湿热之象。

当我提出需要做化验检查时，他拒绝说："我肚胀，一天一宿没吃喝儿，输点儿液完了。就一个感冒，还查啥呀？"

我再要他查，他竟忿然作色，对我说："不看了！"然后抓起背包就要起身离去。我好言相劝，他才勉强答应去验血、尿常规。

没有尿，尿常规未检。血常规正常，白细胞 $5.6\times10^9/L$。

诊断不明。但检查只好到此为止，治疗也只好是留院观察和对症治疗了。护送病人到观察室，给他找床让他躺下，给他找被让他盖上，给他找杯倒水端过去，看着他把解热药吃下，并嘱咐他多喝水。

看到这，有人会耻笑：一个主任医师，怎么还干这个呢？

对，我就干这个，五十年了，从赤脚医生到主任医师，历来如此。现在这个病人，异地他乡，孤身一人，高热在身，而且还是一位"健康马大哈"，我更得照顾好他。

我的这个做法，我早就名之为**"退热四法"**：一吃，二喝，三躺，四盖，简称"吃喝躺盖"。这样做，大多数病人输完液体之后，都会汗出热退。我认为，输完液后，体温不降，让病人烧着离观回家，是**急诊医生的耻辱**。

病人顺从地"吃喝躺盖"了，可我还是放心不下，急诊室一没病人，我就跑到观察室去看他。他躺在观察床上，一边看着头顶上那瓶液体，一边给什么人打手机。他满不在乎地跟那个人说："没——事儿，输点儿液就好啦。"

对于他的满不在乎，我很忧虑。在我的心中，**高热永远是需要高度重视的急症**。何况此人诊断不明，何况此人还来自内蒙古。其实到这时，我仍然怀疑他是否真的来自内蒙古。不过那就姑且认为他是来自那里吧。我年轻时在那里插队落户过，而且还当了九年的赤脚医生，深知内蒙古是一个有着多种严重传染病的疫源地，而很多传染病都是有高热的。

我向他说了我的忧虑，要求他给会议的召集人打个电话，我要向召集人介绍一下他的病情。他同意了，我跟对方通了话，要求他到医院来一趟。

有顷，来了一个瘦瘦的男青年，西服革履，很干净很文明的样子，像个科技界人士。

我跟他说了我的忧虑，强调了病人是外地人，现在在天津只身一人；**人在外地，只身一人，突患急病，其危险性远大于在家**，原因是无亲人在侧，会有很多不利。

其实还有一个原因，那就是"物离乡贵，**人离乡贱**"（《名贤集》），**很多医生轻贱外地病人；而轻贱病人，病人就危险**。不过这个原因我没有跟他说。

我给他举了1982年我国著名的青年光电学专家蒋筑英出差外地，客死他乡的例子（当时曾震惊中央高层）：

蒋筑英6月13日下午到达出差地，马上开始工作直至深夜。14日又紧张工作一天，当天23时腹痛难忍伴高热，先后到一家卫生院和一家医院就诊，都说诊治不了推了出来。由于人地两生，直到次日（15日）上午才住进了一家医院。而且据说是由于交接班的问题，直至下午才有医生前来诊视，但此刻已经快不行了，当天（15日）17时死亡。诊断是：化脓性胆管炎，败血症，休克，急性肺水肿。

我跟这个青年说，作为东道主，应该负起照顾病人的责任。

我一边说，一边一直注意这个青年的反应。忽然，我感到此君对蒋筑英其人可能一无所知。我就问他：

"你知道蒋筑英吗？"

他脸露歉疚，但又不无不屑地笑了笑回答：

"不好意思，不大知道。"

没想到病人听了却笑着说："噢——知道。死（在）南边儿了，他老婆把骨灰儿捧回来了。"

他说完又一脸满不在乎地笑着问我：

"唉，我还那么严重吗？"

我不时到观察室看他。考虑他一天一夜没吃没喝，没有尿，尿常规还没检查，就鼓励他多喝水。又给他开了清热解毒口服液和藿香正气胶囊看着他服下。快到中午时液体输完了，又喝了不少水，但是还没有尿。我要再给他输一瓶。他又拿出当初拒绝化验时的态度，绝不再输了，下午一点半开会！只好叫护士拔了针。针一拔，他就要走。我把他拦住叫他到厕所去试试有没有尿。我坐在外面等着他，因为**对留观病人的排泄物，我历来是要亲自过目的**（基础篇第十章第五节的【病例9】）。

少顷，他捏着尿碗出来了。我马上过去看。只见碗底有薄薄的一层红褐色的尿液，大约1 ml。

"尿了多少？"我问。

"就尿这点儿。"他回答。

高热、少尿、深色尿，使我更加忧虑。

这是什么病呢？

腹胀厌食，会不会是重症肝炎？

或者病人的脱水仍然没有纠正？

我让那个青年把尿送检。结果是尿蛋白++。

流行性出血热？

但不能确诊，需要进一步检查。可是病人肯定是不会答应再做任何检查了，只好放他走。但是跟他约定好，会议一结束马上回来，继续观察治疗。可是我等到下班，也没见他回来。

第二天早晨八点钟，他终于来了，是由两个小伙子搀扶而来的。观其外貌：

面色潮红——醉酒貌！

疲惫不堪——休克？

马上测血压，76/53 mmHg。

休克！

马上进抢救室，卧床，吸氧，输液。

问他昨天会议结后为什么不来。他说会散得太晚了。问他排尿如何。他说很少，几乎没尿。测体温39.2 ℃。

高热，少尿，蛋白尿，低血压，再加上醉酒貌，昨天病人离院时我就想到的那个急症，现在更强烈地出现在我的脑海之中：

流行性出血热！

接下来就是通知病危，劝说转院，填写传染病报告卡。填写报告卡时病人说了住址，是东北接近内蒙古的一个小城市，证实了我昨天的第一个"初断"。而东北，恰好是流行性出血热的疫源地。

正忙着，病人突诉畏寒，找陪伴者索要被盖。我马上进抢救室看病人，原来的醉酒貌猝然变为灰白，而且肢体开始轻轻抖动。

寒战！病情恶化！转院！

我要了病人的手机号码，送病人上了救护车，叫司机驶向传染病医院。看着远去的救护车，我心里说：

但愿他不要成为"蒋筑英第二"。

蒋筑英客死他乡的事情见报时，我还在大学里，他所在的长春光机研究所与我们白求恩医科大学比邻，中国的这一颗冉冉升起的、光机界前辈寄予了极大希望的"光机之星"，就因为一个急症就这么突然而又惨然地陨落了！

蒋筑英从发病到死亡不过18个小时。这18个小时里，我们的医生们都做了什么呢？

媒体只透露了上面那寥寥数语。外行人从中看不出什么来，可是我们看得出：斯人之死，那三家医院的医生难辞其咎！前两家不说了，只说最后这家：从急诊到住院，为什么拖延这么长时间？在急诊部做紧急处置了没有？这么重的病人，怎么上午住院下午才来人诊视？这是明显的延误诊治啊！

造成如此延误的原因，有没有医生对外地病人的轻贱？

轻贱外地人，很不好；而医生轻贱外地人，那就不仅不好，还可怕了！

我总在想，蒋筑英如果是在长春发病，有妻子在侧，有同事在侧，有光机研究所在侧，有白求恩医科大学两个临床学院在侧，他发病当夜就能住进病房，住进去就能得到抢救，他绝对死不了！因为他才44岁呀！

他的死给了我两个**终身警告**：

人在外地，孤身一人，突发急症，容易猝死！

对外地的急症病人，要给予更多的关照和更高的警惕！

下午我拨打他的手机，病人说已经住院，诊断是流行性出血热。

两天后再打，接听的是一个东北口音的女人，心想：不好，是"捧骨灰儿"来了？！

果然是他夫人，昨天从东北赶来。还好，病人还活着。以后我隔几天就打一次电话，有时是病人接，有时是夫人接。病人总算平安地闯过了少尿期和多尿期。

可是在快要出院时，突然右上腹痛。病人给我打电话，问我怎么办。我说别问我了，依靠那里的医生吧。后来诊为急性胆囊炎——流行性出血热的一个重要并发症就是感染，也让他摊上了，真是祸不单行啊！

他总算又闯过了感染这一关。他说出院后一定来看我。后来，我工作忙没再给他打电话。一个月后仍不见他来。我怕又出意外，再打电话，才知道他已经回东北了，说全好了。

至此，我终于可以对自己这次急诊做一个评判了：

在这个病人就医的第一个 24 小时里，我没有把他的病当作感冒，而是始终没有丧失对恶性急症和恶性传染病的警惕。这对于他最终没有成为"蒋筑英第二"，他夫人领回去的是一个健康的丈夫而不是一盒骨灰，起到了重要作用。

此外，他一进急诊室，我就看出来他是外地人，而且是孤身一人。"孤者"和"外地人"容易遭医生轻贱（基础篇第十六章第六节和第七节）。但我没有轻贱他，相反，我对他是"高看一眼""重看一眼"，给了他很多照顾。这对他的死里逃生，也起到了重要作用。

📑 病例 57 芦柴棒

那天病人很少，诊室里难得一回"寂寥无人"。忽然走进来三位女子。由于我手头没有病人，所以她们一进诊室我就得以对她们进行了我的"初观"：

走在前面的一位三十多岁，身材苗条，相貌姣好，皮白肉嫩，衣帽光鲜，穿金戴银，浓施粉黛，手捏一张挂号条。走在后面的两个，都是十五六岁，一个丰满体壮，面色红润；一个瘦弱不堪，面色苍白；两人衣履粗俗晦暗，而且都是外地款式。

这是两个乡下打工妹，两个童工啊！

谁是病人呢？

衣帽光鲜者显然不是。而那个瘦弱不堪、面色苍白的女孩，一下子使我想起了夏衍笔下的那个可怜的包身工——"芦柴棒"（《包身工》）。我想，病人应该就是这个"芦柴棒"了。

果然，衣帽光鲜者操着东北口音说就是她，"感冒了，咳嗽，烧一个月了，吃不少药，啥事儿不管。"

我想：一个感冒怎么会一个月不好呢？

我给"芦柴棒"体温计让她坐在沙发上试体温。显然是很少坐沙发的，猛一坐下去，吓了自己一跳。

"芦柴棒"试体温时，我端详她的脸——削瘦，苍白，塌陷的双颊上隐约各有一朵淡淡的红晕。如果她的脸颊再丰满一些，面皮再光亮一些，那就有点儿"人面桃花"了。可就是这"两朵桃花"，使我想到了一个病，一个对于贫困的乡下打工妹来说很不好的病。

问"芦柴棒"的职业和工作单位。回答是在一家酒店打工。

体温计试好了，38.6 ℃。查体：心率快，两肺呼吸音粗糙。

"拍胸片吧。"我说。

衣帽光鲜者不愿意拍，说开点儿药吃吧。我一再坚持应该拍，她才勉为其难地出去交钱去了。趁她离开，我开始调查两个女孩的生活和工作条件，结果得知：

衣帽光鲜者是酒店老板的老婆，同时也是"芦柴棒"的远亲，她原来也在这家酒店打工，后来嫁给了老板，是她回老家把"芦柴棒"领出来打工的，她们都是内蒙古东部农村人。女孩儿们每天工作长达16小时，居住条件恶劣，六七个人挤住在一间小屋，虽然在酒店打工，但伙食很不好。

"你小时候打过卡介苗吗？"我突然问"芦柴棒"。

"芦柴棒"一脸茫然，不知卡介苗为何物。这不出我所料。我从医的第一个十年就是在内蒙古东部的农村，我知道那里的医疗卫生工作落后到没有卡介苗！

胸片拍回来了，插在阅片灯上一看，我大吃一惊！只见两肺均匀地散布着大量小米粒儿大小的阴影。

粟粒型肺结核啊！

从听说咳嗽、发热一个月，并看到削瘦、苍白的两颊上的那两朵桃红（旧称"结核美"）和那一身乡下打工妹的穿戴那一刻起，我就想到了肺结核。及至调查了她的工作和生活环境以及免疫接种史，我就更坚信是肺结核了。但是我没有想到竟然是粟粒型肺结核！

粟粒型肺结核是血行播散的结核病，常常不仅肺上有结核，而且全身都会有，可怜"芦柴棒"一朵小花还没开，就要凋谢了啦！

我向老板娘说了这不是感冒，这是远比感冒严重十倍、百倍的病，是死人的病，告诉她马上到结核病防治院去，需要住院治疗。可是她说既然这么重，明天就送她回老家吧。我说那可不行，农村医疗条件差，这么重的病怎么往农村送呢？我给她开了到结核病防治院去的专用转诊单。

看着她拿着转诊单领着"芦柴棒"走出诊室，我是一百个不放心：

1958 年冬天，那时我小学五年级，结核病防治所的医生、护士带着 X 线机到我们学校做防痨普查，我被发现得了浸润型肺结核。那时我一无发热，二无咳嗽，后来只吃了半年异烟肼就钙化痊愈了，所以那时我以为结核病不过如此。

可是后来到内蒙古农村插队当了赤脚医生，才知道结核病多么厉害：肺结核空洞，肺结核大咯血，急性粟粒型肺结核，结核性脑膜炎，结核性腹膜炎，骨结核，淋巴结核……在东蒙地区的农村里非常常见，而且病死率很高。

"芦柴棒"，你可千万别回去呀！

一周后我向结核病防治院查询，得知未见此人就诊。

老板娘到底没领"芦柴棒"去，真是"为富不仁"哪！

"芦柴棒"到底还是回农村了，真是"悲惨世界"呀！

新中国的防痨工作在二十世纪五十年代曾经取得过巨大的成绩，我就是证人。可是今天还有如此严重的病例，应该说这是今天防痨工作的耻辱！

所幸，我在匆忙的急诊工作中对结核病保持了高度的警觉，又对弱者和贫者保持了一个医生应有的怜悯，才没有被老板娘的"感冒说"所迷惑，也没有按照"为富不仁"者的要求，"开点儿药"把这个可怜的孩子敷衍走了事，否则，我还是医生吗？我岂不成为那个老板娘的杀人帮凶了吗？

病例 58 母亲之死

2009 年 12 月初，人类第四次流感大流行（前三次分别是 1918、1957、1968 年）。

下午四点多天就快黑了。没有病人就诊，我在想下班后该干的事儿了。

突然，门被推开，走进一女一男。

由于我手头没有病人，所以他们一进诊室我就开始了我的"初观"：

女的看上去四十多岁，男孩十七八岁（后来得知是二十岁）；都是又白又胖，体重恐怕都在 100 公斤左右；从相貌看是母子；两人都没戴帽子，女的留短发，男孩留长发；女的手拿一册门诊病历本，男孩手里拿着两张挂号条。

"怎么两张？"我问。

"俩人都看。"男孩答。

"怎么了？"我问。

"感冒了。我先感冒，好点儿了。我妈跟着也感冒了，老发烧，咳嗽，输好几天液也不见好。"

我先行"体温盲测"（基础篇第十五章第三节），摸了一下男孩的前额——体温正常；又摸了一下女的——发烧，大约在 38~39 ℃之间。

根据"急者先治原则"（基础篇第三章第十节），先看发烧的。

由于精准的体温可以帮助我们确定发热性疾病是哪种病，所以给她补行"体温精测"（基础篇第十五章第三节）

"试体温。"我让女的坐在候诊椅上，把体温计递给她，待她夹好之后，照例走过去查看是否夹好了。

请注意： 对发热病人来说，体温和热型对诊断极为重要，所以体温一定要测准。但是很多病人不知道正确的测量方法，或夹得不对，或测时太短，或兼而有之。而且不仅病人不知道正确的测量方法，我们医生也有不少人语焉不详，所以有必要说明。

正确的测温方法，见基础篇第十五章第三节，大家应该复习一下。

确定她夹好之后，我坐下来仔细观察她：

精神萎靡不振，呼吸起码每分钟有 30 次，不过节律尚规整。呼吸快，我想可能是发热所致，所以没太介意。

要过来病人手里的门诊病历本看。

原来三天前她因发热、咳嗽在另外一家医院就过诊。病历写得极简略，一无既往史，二无药物过敏史；又写得极潦草，勉强能看出验过血常规，白细胞数正常，诊为感冒，输了三天液。

至于输的什么，实在不认识了。不过我想，对于一个感冒，当今的医生们是不会不输抗生素的，那就姑且认为是输了三天抗生素吧。

可是输液这三天，病历本上没再写一个字，很可能这三天再也没有医生看过她。

体温终于试好了，39.2 ℃。

我叫她坐到我面前接受检查。

听诊，两肺散在中水泡音，心率 130 次 / 分。这时她坐得离我近了，又恰在灯下，我看得更清楚了：

她才四十几岁，但满头的头发都花白了。头发很短，满头各部位的头发都不足 1 寸，而且薄厚均匀一致，像是刚剪过毛的细毛绵羊。

这是一种什么发型呢？

我在第八章第五节【病例 26】告诫过大家：不要只注意病人的症状和体征，**要注意病人身上一切不正常的东西和不寻常的东西**。这些不正常、不寻常的东西，哪怕看起来与疾病无任何关系，你也应该问个为什么。

当然，今人无论男女，是什么发型都会留的。可是这个病人从年龄和气质上看，都不像是那种无所顾忌、一心追求新潮的女人。我一边看着她这一头细毛绵羊般的头发，一边还在想，怎么剪了这么个头呢？

我在基础篇第三章第二节里讲过，对急诊医生来说，"想到"最重要，**"想到能力"是最宝贵的能力**。

突然，她这一头细毛绵羊般的头发使我"想到"了一种情况，一种非常不好的情况，于是马上问她；但是为了不伤害她，我采用的是非常谨慎的试探性询问：

"您以前得过什么大病吗？"

"多发性骨髓瘤。"

"多久了？"

"刚出院。"

"出院几天了？"

"没几天。"

"住院时做过化疗吗？"

"做过。"

不好，这可不是感冒！

"甲型流感"流行期，病人肥胖，近期用过免疫抑制剂，高热，肺内有感染，这是"重症甲流"啊！

我马上结束物理检查，让病人去验血、验尿、拍胸片。

结果是血白细胞 $4.2 \times 10^9/L$，尿蛋白 +++，两下肺模糊不清，像是蒙上了一层水雾。

病人疲惫不堪，坐在诊床旁，上身趴在诊床上，昏昏欲睡。我静静地看着病人的呼吸动作，心里数着病人的呼吸次数——每分钟已达 40 次。

呼吸功能衰竭！

最后诊为甲流合并肺炎和呼吸功能衰竭，需要立即转到本区收治重症甲流的定点医院。

男孩听了马上站起来给父亲打电话。原来父亲远在西北地区某城市工作。听着男孩向远在天边的父亲报告我的诊断，我不由得心生不安：

我知道他父亲马上就会启程赶回来，甚至会马上飞回来，病人的其他亲友不久也会赶过来，一场牵动很多人的救援立刻就会启动，可是我的诊断准确吗？如果不是甲流，我将何颜以对？

但是"危险病在先"，这是任何时候都不能动摇的急诊的诊断工作原则，**病人的安全，永远重于医生的颜面。**

我马上开出达菲（奥司他韦），并给病人找杯、找水、斟水，让病人在我面前立即服下，然后转院。我与男孩互留了电话号码。

送娘儿俩走出医院，看着他们上了车，看着车走远，我的这颗追踪最后诊断的心，就再也没有放下：

次晨我打电话给男孩。想不到，他很轻松地说母亲好多了，体温已经降下来了，已经采样做甲流检查，结果还没出来。

这不可能吧，怎么会这么快就好了？我诊错了？

我问他病人现在何处，他说一直在观察室。但是按照病人昨晚的病情和我的呼吸功能不全的诊断，是应该进 ICU 的呀！我没敢问他父亲回来了没有。但愿没有，否则我就丢大脸了。此刻我是喜忧参半。喜的是病人安全，忧的是诊断失误。

又过了三天，我的心仍然不能放下：不是呼衰，那甲流也不是吗？

于是我"厚着脸皮"给男孩打了第二个电话。万万没有想到，男孩劈面一句就告诉我：

"我妈没了！"

我那时行医已经整整四十年，在诊疗上，我遇上过很多意想不到的坏事，这是又一次。我哑口无言了好一会儿才想起问他原委：

原来那天晚上到了那家医院之后，先采样检验甲流，然后又追加服用了一剂奥司他韦，收入普通急诊观察室输液治疗，半夜体温下降，儿子大喜，早晨回家睡觉。下午检验报告甲流诊断成立，病人被移入急诊科临时附设的一间专用观察室。次日凌晨，病人下床如厕，猝然倒地，意识不清，抢救无效，死亡。

从转院到死亡，不到 34 个小时。现在尸体已经火化了。

到底是男孩，突然丧母，还能如此沉静地叙述了原委。我安慰了他。但旋即又觉得这不是我们当医生的应该对病死者家属说的话。在举国严密防控甲流的时期，一个非常明显是重症甲流的病人，烧了三天，输了三天液，上了两家医院才被想到是甲流。转到定点医院后，仍不免一死，留下丈夫和尚未自立的孩子，我们当医生的有何脸面去安慰人家？

人死了，诊断也对了，但是我的心仍然没有放下。为了核实情况，一下班我就跑到那家定点医院，通过熟人找到了病人死亡那天的值班医生。

情况就是那样：病人猝倒之后，诊为心力衰竭和呼吸衰竭，多方施救无效，死于多脏器衰竭。

从医院出来时，天已经完全黑了。我想起五天前我送病人上车并嘱咐他们转往这家医院时，天也是如此黑暗。我忽然自责：

我为什么让病人转到区定点医院？如果转到市定点医院，也许就不会死吧？

说到底，还是当时我对重症甲流的诊断还拿不十分准确，转到区定点医院，一旦不是甲流，较之转到市定点医院于患于己都好说一点。

这个病人从患病到死亡，最少也有 5 天之久。病人在我那里逗留不到两个小时，重要的是在首诊医院那三天。如果首诊医生能够遵行"危险病在先原则"，从而能够"想到"重症甲流，而不是仅仅"想到"感冒，何至于此呀？！

但是我的责任就小吗？在最后转院时，是不是我给病人选择了一条不归路呢？

街道两旁林立的高楼里亮起了万家灯火，满街都是慌慌然忙着回家的下班族们。人们在外边忙活了一天，拼搏了一天，就是再辛苦、再不顺心，家永远都是温馨的。可是这个丧母的男孩，过几天母亲的丧事一完，父亲又远走西北，家里可就没人了，家可就"冷屋清灶"了！

事情过去了一年，又是冬天，一个中年妇女陪着一个胖胖的男孩走进我的诊室，他们显然是母子喽。

我在第八章第三节〖故事8〗里指出，接诊时，不仅要注意病人，还**要注意病人的陪伴人，注意病人与陪伴人之间的关系**，这有时于诊断有益。所以我有一个习惯，诊病时总还要注意一下病人的陪伴者。

这个男孩的病，没什么，就是一个急性扁桃体炎。但是让我感到异常的是他身边的这位母亲，她给他挂号，给他交钱，十分周到，与他交谈也十分得体，但就是没有母子之间的那种"热乎劲儿"，俗话说"亲爹热娘"，所以娘，总应该是"热"的呀。

此外，我还有一个习惯，看过病后，只要有时间，都要跟病人聊一聊，讲一讲与病有关的卫生常识。

这时他母亲恰好出去给他取药去了。我于是问了问男孩的日常生活，问他是不是因为生活和饮食不规律而引起的这次发病。

他回头看了一下，见母亲不在，就叹了一口气对我说：

"哎，我一个人儿，生活、吃饭肯定都不正常。"

"唉，你怎么一个人呢？"我很惊讶，"那不是你妈吗？"

"不是，您忘了，我妈甲流那年不是死了吗？这是我父亲找的后老伴儿。"男孩沉静地回答。

喔——我想起来了，同时心里咯噔了一下。

"你跟你继母不在一起生活？"

"不在。我病了，她过来陪我看病。"

"那你父亲呢？"

"还在西北。"

男孩依然沉静地回答，这又让我想起了他的母亲，他母亲那天在我这儿的那一个多小时，也是这么沉静，虽然高热并已经呼吸衰竭，却连呻吟都没呻吟一声，真是一位可敬的**"诊室忍者"**（基础篇第十六章第五节）。

至此，本书一共有了七位可敬的"忍者"了。其他六位分别在基础篇的【病例15】及实战篇的【病例6】、【病例8】、【病例10】、【病例40】和〖故事5〗。

让我们记住他们吧！

我还想问他很多问题，我想知道他母亲死前在那家医院的那34个小时。但是我欲言又止，怕拨动他伤痛的心弦，这是丧母之痛啊！会持续多年哪！而他父亲就不是这样了，他会很快从丧妻之痛中走出，这不，还不到一年就续弦了。可是这个没娘的孩子呢？

早一点儿恋爱结婚吧，小伙子！

我在心里祝愿他。

又过了三年。还是一个冬天。诊室门一开，一个胖胖的男青年一手拿着挂号条，一手接听着手机走了进来，身后跟着一个身材娇小的女青年。不料，女青年刚要进屋，就被胖青年一挥手哄回走廊去了。

胖青年暂时放下了耳朵上的手机满脸堆笑地向我走来，显然是以前常找我看病的熟人。

可他是谁呢？

我想了想，2009年冬天因甲流丧母的那个胖胖的男孩子的样子，就慢慢地浮现在我眼前。还是那么胖，但像是经过了几年的生活风霜，不那么白嫩了，比以前高了一头，人也成熟多了，一扫当年的孩子气，很谦卑又很老练地告诉我，病不重，感冒，想补个假条。我只好答应了。然后我问他："刚才那是你女朋友吗？"

他笑了。

"怎么不让进来呢？"我问。

他马上去把门开开，那个娇小的女青年就羞涩地笑着走了进来，显然是同居还没结婚。

他跟女青年介绍说："这就是给我妈看病的那个王大夫。"

> 他确实已经成人了，完全不是当年总跟在母亲身后的那个呆呆的孩子；手机多次响起，他大模大样地回着电话，处置着些什么公事，口气不小，像是手下带着一哨人马呢。
>
> 男孩拿着假条领着女友高高兴兴地走了。
>
> 母亲九泉之下应该瞑目了吧？

关于"感冒"的六个病例讲完了。

从这六个病例之中我们应吸取什么教训呢？

第三节　教训 1：错误的诊断思维

感冒是最常见的内科急症，感冒又都有发热。

于是在一般情况下，我们把一个发热的病人诊为感冒或上呼吸道感染，大致不会错；或"虽不中，不远矣"。

但是请注意：这是一个统计学的命题，而不是临床诊断的命题。我们不是统计工作者，我们是急诊医生；我们面对的、我们需要给出正确诊断和正确处置的，不是一个抽象的群体，而是一个具体的个体。对于一个有发热症状而就诊的"群体"而言，上面那个统计学的命题是正确的。但是对于一个具体的、特定的"个体"而言，这个统计学的命题就可能引导你出错，甚至出医疗事故！因为除了感冒之外，还有很多急症也发热。

这就是错误的诊断思维。

第四节　教训 2：懒惰

除了感冒之外，还有很多急症也发热，我们的急诊医生难道不知道吗？

知道。

那为什么还不问青红皂白就把一个发热病人诊为感冒呢？

懒惰！

懒得干什么呢？

第一是懒得学习：在这本书的开始，我就指出过"懒惰是学习的大敌"。但是非常遗憾，惰性是人之共性，人皆有之，而且很多人像饲养宠物一样地养育着它，不肯去除。所以就懒得学习；所以除了感冒之外还有哪些急症也有发热，就不甚了了；于是遇到发热，就诊为感冒。

第二是懒得工作：要想知道病人身上除了发热之外还有什么症状和体征，要想知道病人的现病史和既往史，这都需要我们到病人身边去动嘴、动手地采集。可是那很麻烦、很累人哪！于是就懒得采集。既然有发热，那就是感冒呗。

第五节　教训 3：错误的审美情趣

懒得学习，懒得工作，就够糟糕了，何况还有错误的审美标准在干扰我们呢。审美？这与诊断何干？

有关系，错误的审美标准会干扰我们的诊断。

"采集（可食性植物）"，是古代人类最基本的生产活动之一。所以，是乐于采集，还是耻于采集？是勤于采集，还是懒于采集？就成了古人辨别一个女人品质优劣的标准之一。所以《诗经》的第一篇里那位身材窈窕而又"参差荇菜，左右采之"的姑娘，就被君子们视为"淑女"，甚至被君子们视为"好逑"；而"求之不得"时，君子们还会为她辗转反侧、彻夜难眠呢。

然而那是古人的审美标准，今人的审美标准可就不一定是那样了。

在我们今天的诊疗活动中，很多青年医生钦佩的不是那些勤于采集病史、症状和体征的人，而是稍做采集，就遽下诊断的人，认为这样才显得有水平。

第六节　教训 4：不负责任

诊断是医疗第一要事。

诊断不出，治疗何以出？

诊断不对，治疗何以对？

而在急诊室里，那些正在遭到危险性急症狙击的病人，诊断不出、不对，病人何以活命？

所以诊断不仅是第一要事，而且还是我们**急诊医生第一重要的责任**呢！这是关乎一个人的生存与死亡，一个家的完美与破碎的重要责任！

可是遇上发热，不采集其他的症状和体征，不采集现病史和既往史，也不推敲诊断；不就是发热吗？感冒！开点儿药吃去！开两瓶液输去！

这是负责吗？

我们在诊断上的不负责任，造成了多少病人的死亡和多少家庭的破碎呀！

第七节　教训 5：用抽象代替具体

从哲学的角度看，科学（也包括我们的医学）都是抽象的。即使是像症状和体征这些非常具体的东西，一旦从病人身上提取出来写到书里，也是抽象的。

抽象是人们认识事物的一个进步，是用抽象了的知识来指导我们的实践。在诊断上，那就是用"诊断科学"指导我们的"诊断活动"。

但是请注意，这里说的是"指导"，而不是"代替"。

因为"诊断科学"是抽象的，而"诊断活动"却是具体的。这个具体的活动，不能被抽象的概念所代替；代替了，就会误诊。

我再强调一次：**"具体问题，具体分析"是辩证法活的灵魂，也是我们诊断法活的灵魂。**

此前，我还反复强调过：诊断首先是一个形象思维过程。其意也在于此。那就是说，诊断思维，首先要通过观察、讯问、检查这样一些具体的活动来发现这个病人身上的异常情况，而这些异常情况都是具体的、形象的。

前面那六个病例都有发热，但【病例 53】还有呕吐，【病例 54】还有出血，【病例 55】还有低血压、蛋白尿，【病例 56】还有低血压、蛋白尿和少尿，【病例 57】还有结核面容，【病例 58】还有"化疗后发型"：就是这些具体的、形象的东西指引我做出了正确的诊断。

当然，在诊断活动中确实需要有抽象的过程，但更多的是需要具体的观察、具体的讯问、具体的检查和具体的分析，而且有时还需要如此再三而为之。所以在诊断中，我总是要求初学者：

具体，具体，再具体！

就这一章而言，"具体"就是：在发热和那些很像是感冒的症状和体征之外，你还要看看这个病人还有什么具体的症状、具体的体征、具体的现病史和具体的既往史。

第八节　警惕传染病

我在本章之初说过，在你的这些所谓的"感冒"的背后，有时就会隐藏着"杀手"。

这些医生草率诊断的那些所谓的"感冒",就他们所掌握的那一点点依据而言,充其量只能粗略地算是一些发热性疾病。发热性疾病种类很多,在此不能一一讲解,我只指出以下三点:

1. 这些发热性疾病以传染病为多。

2. 感冒不过是种类众多的传染病中之一种,而且大多是传染病中最轻微的一种。

3. 其他传染病,则大多病情重笃,有的还预后不好,有的还是不治之症,甚至有的还会引起世界性大流行呢!当初在撰写这一节时,新型冠状病毒肺炎疫情还尚未发生。

传染病诊断表

有鉴于此,一个内科急诊医生就应该熟知传染病的诊断。

为此,自己应该编制一个"传染病诊断表"。

这个表应该这样编制:

1. 开列清单 把你所在地区流行的所有传染病的病名开列出来。

2. 标出时间 标出每种传染病的流行月份。

3. 写出线索 写出每种传染病主要的症状、体征和辅助检查异常;如其有特征性症、征,如麻疹的"科氏斑",肠伤寒的"相对缓脉",更要写出;传染病中的"发疹性疾病",其皮疹的形态、颜色、出现部位及出没时间,也要写出:把以上这些东西作为"诊断线索"。

4. 排出顺序 最后,把所有传染病按照流行时间的先后顺序排列。比如一月份有哪些流行,二月份有哪些流行,等等。

"传染病诊断表"编制好之后,还要再做两项工作:

第一,反复记忆各种传染病的"诊断线索",务使其了然于胸。

第二,把"传染病诊断表"压在诊桌上的玻璃板下,或存在手机里,每天上班时,先看看现在有哪些传染病在流行,以提高自己对这些传染病的警觉。

皮疹即谜底

应该承认,很多传染病病例一开始都曾经被误诊为感冒。所以当你把一个发热病人诊为感冒时,一定要注意,如果经抗感冒治疗迟迟不好,那就应该再到病人身边,再寻找线索,看看是不是其他传染病。

在寻找线索时,要注意"皮疹"。因为有些传染病在发病数日后会出现皮疹。而且这些皮疹出现的时间和消失的时间，以及皮疹的形态和颜色，不同的传染病会有所不同。在发热初起时，诊断百思而不可得，形同谜团；而一旦皮疹出现，一个优秀的急诊医生就可据此解开谜团，做出诊断。

所以，对于很多以发热为首发症状的发疹性疾病来说，皮疹即谜底。

皮疹鉴别表

这样，青年急诊医生就应该自己编制一个"皮疹鉴别表"。这个鉴别表应该这样编制：首先把你在大学里学的《皮肤病学》教科书找出来，重温一下各种皮疹的形态和颜色特点。比如斑疹、丘疹、疱疹……

然后，把所有发热伴皮疹的疾病全都开列出来。常见的如麻疹、风疹、水痘、猩红热、天花、手足口病、艾滋病。

再后，分别把每种疾病皮疹的形态、颜色、出现的部位、出没的时间填写进去。

最后反复阅读记忆，务使了然于胸。

"永远做一个出类拔萃的人！"

"皮疹即谜底"，是那些对工作精益求精，对诊断"打破砂锅问到底"的急诊医生的信条。因为他们认为发热不知什么病，可以原谅；出皮疹了还不知什么病，不可以原谅。

但是急诊你可以这样精益求精和刨根问底地做，也可以马马虎虎和不求甚解地做。比如见了皮疹——皮肤病！往皮肤科一转了之。或者见了皮疹，管它是什么，大笔一挥——病毒性皮疹！开点儿药去吃去吧、去输去吧。反正"好不了也死不了"，反正我一会儿就下班儿了。在一个马马虎虎的医院里，这样的医生只要有心计，可能还能混得不错呢。

可是你一个年轻人就甘心混做一个这样的医生吗？

你不想出类拔萃吗？

我在这本书里反复对青年急诊医生说过这样一句话：

"永远做一个出类拔萃的人！"（基础篇第二十章）

这应该是我们青年医生的座右铭啊！

警惕传染病！

在急诊室，你们一定要警惕传染病，不要认为那是传染病科和传染病医院的工作。

我曾经说过，因为各科的病人常常先到我们内科急诊来，所以内科急诊医生是全医院的哨兵。现在我要说，因为传染病病人常常也先到我们内科急诊来，所以当你为全院站岗放哨时，你要警惕传染病。

为此，你要学会发现和诊断各种传染病。

此外，传染病不同于其他疾病之处，是它们，尤其是它们当中的烈性传染病，能在短期内危害全社会，甚至危害全人类。而它们首先偷袭的，常常就是我们内科急诊室和你这个内科急诊医生，甚至有的急诊医生还会因此而牺牲呢。

所以，**"你们要警惕！"**（尤利乌斯·伏契克《绞刑架下的报告》）

警惕未知的传染病！

最后还要提醒大家，不仅要警惕已知的传染病，还要警惕未知的传染病。

所谓"未知的传染病"，就是人类迄今尚不知道的传染病。

从人类现存的历史上看，地球从来就不是人类的伊甸园，而是一个病害频仍的所在。从鼠疫大流行，到霍乱大流行，到流感大流行，到 SARS 大流行，到甲流大流行，直到现在的新冠肺炎大流行，谁知道以后还会有什么不为人类所知的传染病大流行？

不过可以肯定的是，每一个新传染病的流行，我们内科急诊室和内科急诊医生都会首当其冲。

当然，一个新传染病的出现，会使我们本已十分紧张的工作更其紧张，甚至会给我们带来人身危险。但是它还会给我们带来一个东西，这个东西会使我们当中的那些最敬业者兴奋莫名。

什么呢？

那就是你们当中的某人，可能会像这次新冠肺炎疫情中武汉的张继先医生那样，有幸成为一个新传染病的第一位发现者和第一位报告者而"医史垂名"！

"此殆天所以资将军，将军岂有意乎？"

当企鹅，还是做海燕？

第十五章　急诊风暴

在这本书里我有一个贯穿始终的观点：急症是紧急的疾病，因此急诊必须"三快"——快接诊，快诊断，快处置；舍此，就不能救病人于危难。

为了充分阐明这一观点，从基础篇第三章开始到现在，我已经讲了七十多个急症病例和近四十个急诊事件。有人看了，认为这些病例和事件已经充分反映了急诊工作的紧急和困难。

其实不然。

第一节　最紧急！最困难！

急诊室里最紧急和最困难的时刻，不是来了一个最危险的病人；而是几个危险病人接踵而至！甚至一起涌入！！

没有在急诊中心值过班的医生，想象不出那是怎样的一个场面。

宽敞的急诊室，突然之间就被急症病人和他们的护送人挤得水泄不通。

到处都在呻吟！

到处都在呼救！

俗话说，"一心不可二用"，"好汉难敌四手"。

我第一次遇到这个场面，是两个呼吸心跳骤停病人接踵而至，第二个病人到达时，我才刚要给第一个做气管插管。当时急得我想起了那个能一下子生出"三头六臂"的孙悟空。

但是非常遗憾，急诊室里没有孙悟空，只有你自己。

孔明之雄辩，在于他能舌战群儒；

吕布之勇武，在于他能力敌三英。

所以几个危险病人接踵而至，甚至一起涌入，除了会给我们带来"最紧急！最困难！"之外，还最能充分展示一个急诊医生超凡的能力、智力和体力呢。

我曾经说过，急性心肌梗死是内科急诊的"学习入门"；现在我要说，一个人同时处置几个危险病人是内科急诊的"技能巅峰"。

第二节　对　策

几个危险病人接踵而至，甚至一起涌入，是艰险的。

但是你不要惧怕艰险，也不要幻想"三头六臂"；"兵来将挡，水来土屯"，既有险境，自有应对险境的对策。请记住以下四条：

1. 冷静　要在几秒钟内把你亢奋的心冷静下来。在急诊高峰时，急诊医生本来就处于亢奋状态；一旦几个危急病人接踵而至，那就不啻火上浇油。但是不管来的病人多急、多多，也要立刻冷静下来。因为冷静是解救危局的首要条件。

怎么才能立即冷静下来呢？

请用"腹式深呼吸镇静法"。

人的呼吸方式有二：一为胸式呼吸，即吸气时扩胸，呼气时缩胸；一为腹式呼吸，即吸气时鼓肚子，呼气时瘪肚子。我们平时呼吸采用何种方式，多不自知，因为这是一个无需意识支配的生理活动。但心浮气躁时多为胸式呼吸，这时转用腹式呼吸数次，即可冷静下来。

这个方法是：鼓肚子经鼻孔深吸一口气，再缓缓地经口呼出来。

相反，如果吸气时扩胸，呼气时缩胸，则适得其反——容易心浮气躁。

2. 分出轻重缓急　急者先诊先治；分不清孰急孰缓时，先到者先诊先治。因为几个危重病人接踵而至时，诊室的秩序至关重要。一定不能在"谁先谁后"这个问题上跟家属发生冲突。一发生冲突，抢救就会中断；而抢救一中断，大家全完。"先到者先诊先治"，一般是能够被大家接受的。如果有人闹，那也只能先给闹得最凶的看，以免发生冲突。

有的危险病人的诊断一时不明，这时要遵循"急者先治原则"（基础篇第三章第十节），针对病人最危险的症状，先行处置，以维持病人的循环和呼吸，诊断则稍后。甚至在必要时，症状不太危险的病人，可以暂不接诊，以便专心抢救危险病人（【病例 62】和【病例 63】）。

3. 发动群众　充分调动你身边一切可以利用的人，包括实习生、护士、外科急诊医生甚至病人的家属，力求几个危险病人的诊治能够同时进行。当然，这时只能有一个病人是重点抢救对象，但对其他病人不能不闻不问。因为每一个家属都认为自己的病人病情最重，最应该第一个接受抢救；抢救一个，不问其他，会引起众怒。一定要避免出现这种情况。方法是"安抚"。这时哪怕有个护士去给他量量血压，对病人和家属都是一个"安抚"。

4. 及时求援　一旦腾出手，马上请上级医生到场。在请上级医生时，你自己不要去，你始终要坚守岗位。这极为重要，因为很多重大医患纠纷就是因为医生不在或离开抢救现场引起的。病人家属不管你去干什么了，你不在场，他就认为你是去休息去了！

以上仍然是纸上谈兵，下边我们去实战一下吧。

第三节　十分钟，五个急症！

急诊室。中班。我和一个实习生。晚上9点50分，从晚饭后就一直持续不断的"病人流"终于中断了，诊室里只剩下了我们两人，显得十分宁静。我抬头看了看表，离下班还有10分钟，紧张了几小时的身心稍稍松弛了一点儿。

病例59　抽搐女！

突然，一高一矮两个男子风风火火地徒手抬进来一个五十多岁的粗壮女人（以下简称"中年粗壮女"）。

"背抱抬推"！

"心脏骤停警报"！

我马上起立，拿着听诊器跟着病人向诊床走，边走边观察病人。

病人神志清醒，心脏骤停排除。

我问那两个男子，病人怎么了。那个高个儿一边把病人往诊床上抬，一边气喘吁吁地说：

"脑子！……脑子！……抽了！……抽了！"

我来到诊床前。从她的服饰和外貌看，文化水平很低。她呼吸急促，双上肢屈曲在胸前，而且伴随着呼吸的节拍不住地抽动——"开火车"（第十二章第二节【病例44】）！又根据癔症的特点"四性一低：女性、情感性、夸张性、戏剧性和文化低"（第十二章第二节），我马上"想到"了癔症。

听心肺，未闻异常。测血压，正常。

我刚要问发病前有无情感问题（这是诊断癔症的一个条件），就听护士在导诊台那儿大声喊：

"王大夫！有中毒的！"

我一回头，只见刚才还空荡荡的诊室，这么一会儿工夫就进来了七八个人。

不好！我意识到这是又一个急诊高峰，得马上处置这个病人，以便给那个中毒的病人接诊。

我赶紧转回头接着问发病前有无情感问题，可是那个高个儿不知跑到哪儿去了，只剩下了那个矮个儿站在病人身边。

"生气了吗？（情感性）"我问他。

"不知道。"他笑嘻嘻地摇头回答。

他这一笑使我感觉，他是知道，但不愿意说；同时又使我感觉他好像是在幸灾乐祸地旁观着一出"闹剧"。

我再强调一遍，**不要只观察病人，还要观察病人的陪伴者，要观察陪伴者与病人的异常关系**（第八章第六节【病例28】）。

"她是你什么人？"我问。

"邻居。"他又笑嘻嘻地回答。

"那个人呢？"我又问。

"不知哪儿去了。"他仍然笑嘻嘻地回答。

至此，我确信，他确实是知道，也确实是在旁观着一出"闹剧"（戏剧性），而且是幸灾乐祸地旁观。

这是癔症！

不能再在这个病人身上耽搁了，我马上取出三根针灸针，在病人的人中穴和一对合谷穴上扎了下去。然后转过身去看那个中毒的。

📖 病例60　呕吐女！

可是我刚转过身还没看到那个中毒的，就见一个男子抱着一个肥胖的年轻妇女（以下简称"年轻肥胖女"）往另一张诊床上放。她穿着大红的毛衣，毛衣的胸襟上绣着两大簇粉红色的桃花（这种服饰一般提示文化水平较低）。

"怎么了？"我问。

"吐！……吐！……吃嘛中……中毒了！"那个男子上气不接下气地说。这个青年妇女一听说吐，就开始大口地呕吐，呕吐物喷了她自己一身，也喷了诊床前一地，全是胃内容物。我很自然地以为，她就是刚才护士喊的那个中毒病人，于是问：

"吃的什么？"

"包子。"男子答。

"别人吃了吗？"

"都吃了。"

"别人吐吗？"

"不吐，就她吐。"

我问着问着，突然发觉，这个男子就是刚才抬进那个"中年粗壮女"的高个儿男子。我马上指着旁边诊床上躺着的那个"中年粗壮女"问他：

"她是你刚才抬进来的吗？"

"是。"

"她是谁？"

"我妈。"

这时我发现这个"中年粗壮女"经我扎了那三针已经不抽了，呼吸也不急促了，正睁着两个大眼看着我们。我知道癔症诊断正确。于是我指着这个呕吐的"年轻肥胖女"问高个儿男子：

"她是谁？"

"我对象（妻子）。"

这时护士又在导诊台那儿高喊：

"王大夫！有个中毒的！"

我这时才想到，这个"年轻肥胖女"并不是那个中毒的。也就是说，除了这一抽一吐的两个妇女之外，此刻还有一个中毒的病人在急切地等我接诊呢！

于是我赶紧又问这个高个儿男子：

"俩人谁先病的？"

"我妈，我妈先抽的，待会儿她就吐了。"

听到这儿，刚才就已经在我脑子里闪现的一个念头就完全明确了——

这是由一场婆媳争吵而引发的"婆媳双人歇斯底里"：

婆，癔症性抽搐；

媳，癔症性呕吐。

我没有再问诊，也没有给这个"呕吐女"做任何体检，就掏出针灸针，"如法炮制"，也给她扎了三针。在我扎针时，高个儿男子显然呼吸平静点儿了，就比较连贯地告诉我：

晚餐时因为孩子，婆媳发生争吵。先是婆婆倒下抽搐，继而媳妇倒下呕吐。

三根针一眨眼工夫就都扎下去了，我马上一转身，去找那个真正中毒的病人。

📄 病例 61　中毒女！

灯光之下，只见一个青年女子手擎一个玻璃瓶，安安静静地坐在诊桌前。她见我转过身并看见了自己，就慢条斯理地对我说：

"吃的羊肉包子，吃完就吐了。"她把瓶子向我伸了伸，"带来了，给验验吧。"

📄 病例 62　吐血女！

可是我刚要往"中毒女"那里走，就见五六条汉子抬着一个人涌进诊室，并大喊：

"吐血了！吐血了！"

这些人一见两个诊床上都躺着人，诊桌前坐着人，就把病人放在了地上，然后直起腰又大声喊：

"快救救吧！"

我一看就知道这是一群打工仔，马上走过去，只见地上躺着的是一个打工妹。

我心中暗暗叫苦，俗话说"三个女人一台戏"，现在急诊室里已经有四个女人了！

还好，一般情况尚可，面色潮红，一身酒气，"想到"了急性酒精中毒，就问：

"喝酒了？"

"喝了。"

"现在还吐血吗？"

"不吐了。"

我心里有了底，就让他们把"吐血女"抬到走廊上的一个备用诊床上。刚要给"吐血女"查体，就听实习生大喊：

"王大夫！又来病人啦！！病人够呛！！！"

病例63 奄奄一息男！！！

我扭头一看，只见两束汽车灯的光柱把诊室大门照得雪亮，实习生站在光柱里紧张地朝门外张望。

我赶忙放下"吐血女"朝门口跑去。到了门口往外一看，只见雪亮的灯光衬托下两个人正拖拉着一个连站都站不稳的病人朝我匆匆走来。

不好！我意识到今天晚上的"大轴子戏"，现在才刚刚开场！

果然，这是一个极其危险的病人：

男性，三十多岁，面如死灰，一脸大汗，头发都湿透了贴在前额上，双眼紧闭；而最让人触目惊心的是，病人的呼吸已经极其微弱，可以说已经奄奄一息！！！

好在病史明确，因为两个男子老远就喊：

"快给氧气！人不行啦！哮喘！"

两张诊床上还躺着那对"针尖对麦芒"的婆媳，备用诊床上还躺着那位借酒浇愁的打工妹。

怎么办？

我一眼看见管道氧气孔下恰好放着一把椅子，就马上让他们俩把病人拖到椅子上，同时招呼护士给病人吸氧。（从这件事以后，每次值班我都要在氧气孔下放把椅子。）

把病人拖到椅子上以后，听心肺：心音微弱，勉强可闻；两肺寂静——既无呼吸音，也无啰音。叩诊：两肺均呈过清音。触诊：胸部和颈部均无皮下气肿。再看病人的面孔和颈部，隐约见到微弱的呼吸动作。

呼吸极度困难而两肺寂静，一个可能是重度哮喘，一个可能是双侧气胸；虽然叩诊不支持气胸（是过清音，不是鼓音），但是要想排除气胸，只有做胸部 X 线检查。可是病人眼看着呼吸心跳就要停了！

我只迟疑了 1 秒钟，就断然按哮喘处置：让护士皮下注射肾上腺素 0.5 mg，同时派实习生去请上级医生。

真是立竿见影，肾上腺素刚注射完，病人的呼吸运动就加强了。我知道诊断正确，处置得当。马上又让护士静脉注入了地塞米松 10 mg，并快速滴入 5 % 葡萄糖 100 ml+ 氨茶碱 0.25 g。

病人睁开双眼，两肺可以听到微弱的呼吸音，并隐约听到干啰音。

上级医生此刻到场。

我转身一看，那对婆媳还都安安静静地躺在诊床上，抽的也不抽了，吐的也不吐了。我立即没好气儿地命令护士：

给她们俩起针！

让她们俩腾床！

上级医生检查过病人后指出，气胸不能排除，但是病人这么危重，既然上述处置有效，就暂不做胸部 X 线检查，继续前治疗，密切观察。

我松了口气，一低头，看见来值夜班的年轻女医生笑盈盈地仰着一张胖胖的小圆脸儿正在看着我呢。

我一看表，10 点正，赶紧交班：

先交那两个癔症，可是一看，那对"针尖对麦芒"的婆媳不知什么时候已经走了；那个吃羊肉包子后呕吐的"中毒女"仍然静静地坐在诊桌前，一般情况仍然很好，仍然擎着那个盛着呕吐物的瓶子等着我给她化验；那个喝醉了的"吐血女"，来了之后就没再吐血，只是喝下去的那半瓶白酒还在兴奋着她的神经；而这个"奄奄一息男"，此刻因为氨茶碱已经输入了大半，情况比刚才更好了。

十分钟，五个急症，一场狂风暴雨就这么刮过去了。

班交完了。

俗话说"无官一身轻"，我们急诊医生则是"下班一身轻"。因为我们可以不必像住院部医生那样，下了班还得牵挂着病房里的病人。如果我们急诊医生还有一点儿可以聊以自慰的东西，那就是这个了。

真是"下班一身轻"，刚才还在急诊室里与死神刀光剑影地搏击，现在已经在走廊上给实习生做班后总结了。下边就是这次总结的内容。

第四节　班后总结

关于"班后总结"，我是在基础篇第八章第六节里第一次讲的。当时我讲："班后总结"是急诊科的一个重要的教学方法。但是那时没有举出实例，所以这一节就可以作为对那一节的补充。

1. 急诊无宁日。急诊医生不要被急诊室里一时之沉寂所麻痹。急诊室里一时之沉寂，往往预示着暴风骤雨之将至。所以在值班时，第一你不能脱岗，第二你的感官要始终保持运转状态，这样，当下一个急症到来时，你就不必现去"启动"。

2. 不要以假乱真。我在第十二章第一节里讲过，"癔症一到，全都乱套"，癔症对于内科急诊工作的重要性，是它可以"以假乱真"——真正的危重病人的诊治，会因为它的到来而被打乱，甚至被打停。

前两个病人都是癔症，我在几分钟之内就做出了诊断和处置，并使她们立即安静了下来，这为我抢救最后登场的那个"奄奄一息男"赢得了宝贵的时间。否则，如果我在这两个癔症上花费时间太多，甚至完全被这两个病人和家属缠住手脚不得脱身，那么这个"奄奄一息男"就必死无疑。

你要知道，**一个急诊医生的手脚非常容易被一个病人缠住**。那个"抽搐女"如果我信了她儿子的话，认为是脑部的病，那个"呕吐女"如果我信了她丈夫的话，认为是食物中毒，那我得费多少周折才能得出正确的诊断，我才能得到解脱呀？

3. 世事洞明皆学问。一个急诊医生**不仅要懂疾病，还要懂人情世故**。婆媳千古不和，因此，由婆媳不和引发的闹剧就天天在千万人家的屋檐下上演；家里的舞台太小演不开，就到急诊室来演。

正是对人情世故的这一洞悉，才使我未做任何体检就给第二个病人做出了正确的诊断。

4. 有舍才有取。一个中毒，一个吐血，听起来吓人，但是看上去一般情况尚好，既然同时还有更紧急的病人，我就断然"弃之不顾"，这也为抢救最后登场的那个"奄奄一息男"赢得了时间。

5. 要善断，不可优柔。"奄奄一息男"到达诊室时，已是千钧一发，但诊断却在两可之中，而且气胸与哮喘的处置又截然不同，如果这个病人是双侧严重气胸，那打了肾上腺素会加速他死亡。但是病情又如此紧迫——呼吸心跳马上要停！这时就看你能不能决断了。

急诊之难，就难在这里。拍一张胸片，排除了气胸再打那针肾上腺素，稳妥而又安全，但是病人已经奄奄一息，拍不得胸片；而不拍胸片就打那针肾上腺素，万一是气胸，那就非常危险。

在这种情况下，我们做决断，就是冒风险；就看你敢不敢冒这个风险了。

6. 平时多用功，战时能决断。"善断"不是虚无缥缈的东西，这种能力来自平时的学习和实践：

要读书——熟知各种急症的诊治要点；

要实干——多接诊病人，多参加抢救；

要观察——多观察、多储存、多归纳各种病人的形象；

要磨炼——日复一日、年复一年地磨炼"望、触、扣、听、嗅"这五大基本功。

7. 要慢慢养成"直觉判断"的能力。

我总结完了。实习生发问：

那个"奄奄一息男"，你只考虑了是不是气胸，可你怎么没有考虑是不是急性心肌梗死呢？

他这一问，我先是吓了一跳：

我当时怎么就没"想到"急性心肌梗死呢？很多急性心肌梗死也是大汗淋漓呀，如果是急性心肌梗死，那我这一针肾上腺素同样也会要了病人的命啊！

可是旋即，我就恢复了平静：

我没有"想到"急性心肌梗死，是因为他的症状和体征都太像哮喘了。急性心肌梗死虽然也有大汗淋漓，甚至也有呼吸困难，但鲜见奄奄一息，鲜见两肺寂静。不过，当时我的脑子里并没有这样的鉴别"思维"，而只有哮喘的"直觉"。所幸，这次我的"直觉"又没有欺骗我，它又对了。

关于"直觉"的重要意义，我在基础篇第三章第八节里讲了："直觉"因其迅速和准确，对急诊医生十分可贵。

关于"直觉"的病例，第十一章第六节里的【病例43】是一例。现在这个"奄奄一息男"是一例。刚才那个"抽搐女"和第十二章第二节【病例44】里的那个"抽搐女"也分别各是一例，因为我只看了她们一眼，就"想到"了癔症。

不仅如此，这一次我的"直觉"非但又对了，而且还救了"奄奄一息男"

一命呢。因为设若当时我的脑子里没有这个哮喘的"直觉"，而只是满脑子的对能够引起呼吸困难的各种急症的"鉴别思维"，那就必须拍片子，必须做心电图，必须做 CT，必须验血气……才能诊断、才能施救，那"奄奄一息男"早就成了"心脏骤停男"了。

似此，"直觉"对急诊医生之可贵，可见一斑。而具有"直觉判断"能力的急诊医生，对危险性急症病人之可贵，也可见一斑。

所以，要努力养成你的"直觉判断"能力。

怎么养成？

无他，只要在急诊桌前、急诊床前、抢救床前、观察床前，仔细地、反复地、大量地观察各种急症病人的症状和体征，终有一天，你就会拥有这一可贵的能力；而这一可贵的能力，就会使你火眼金睛，使你如虎添翼，使你在你的同辈中出类拔萃！

第五节　急诊风暴

几个危险病人接踵而至，甚至一起涌入，诊室里到处都在呻吟，到处都在呼救，这样的场面我经历了不知凡几。每次事后，我都有所思考：

这个危局的重要性，不在于它能给急诊医生提供一个舞台，以充分显示自己高超的急诊技能；这个危局的重要性在于，被送到急诊室来的危险病人本来就不见得能够百分之百生还，而如果几个危险病人接踵而至，甚至一起涌入，那他们获救的可能性就更小！

所以，怎么才能处置好这个危局，就成了内科急诊的一个重要问题。

为了便于叙述，也是为了能引起急诊医生对这一危局的重视，有必要给这个危局起个名字。

起个什么名字呢？

我推敲再三，觉得还是以"急诊风暴"名之最贴切，又最形象，因为这个名字可以充分地描述这个危局的全部特点：

突发性，集群性，紧急性，危险性，一过性。

第六节　当企鹅，还是做海燕

既然是"风暴"，那就惊心动魄；而正是这惊心动魄，使很多初学者对急诊望而却步。

刚刚投身我们队列的年轻医生们，准备投身我们队列的初学者们，请重读一遍高尔基的散文诗《海燕》吧。

在这著名的诗篇中，高尔基嘲笑了被风暴吓倒了的海鸥、潜水鸟和企鹅，嘲笑它们"够不上享受生活中战斗的快乐：轰击的雷声就把它们吓坏了"；他赞美的是海燕，他讴歌：

只有

高傲的海燕，

勇敢地，

自由自在地，

在这泛着白沫的海上

飞掠着。

高尔基写得真好啊！

人生之海不会永远风平浪静，当风暴从海上突然涌起时，你是当一只肥胖的、蠢笨的、养尊处优的企鹅，蹒跚着躲进崖岸下的藏身之所呢，还是做一只海燕，勇敢而又矫健地飞上乌云密布、电闪雷鸣的天空，去寻找和搭救怒海之上那些落难的生灵？

内科急症这一编到此就讲完了。虽然讲了不少急症，但这些仅仅是全部内科急症的一小部分；其他的，还需要你们自己举一反三，用第一册基础篇的那些"理念"和那些"方法"去逐一研究。

内科急诊室里每天的"病人流"，就像大海的波涛，一波未平，一波又起。这已经让你眼花缭乱、应接不暇，可是请你注意：在这些内科急症的波涛之下，还有一个个危险的暗流在时时涌动，让你猝不及防呢！

那是些什么暗流呢？

且听下编分解。

第二编　非内科急症

　　在内科急症的波涛之下隐藏着的、会让你猝不及防的危险暗流，就是"非内科急症"！

　　内科以外的急症病人也会跑到我们内科急诊室里来吗？

　　也会，而且常会。他们是我们内科急诊室的"不速之客"。这些"不速之客"会给我们带来误诊和漏诊！因为我们的注意力主要甚至全部都放在内科急症上了。所以我才说这些"非内科急症"是我们内科急诊室里危险的暗流。

　　"你们要警惕！"

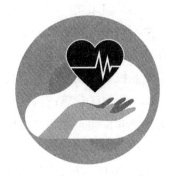

生育期　急腹痛　贫血貌 ○

第十六章　输卵管妊娠破裂

在"非内科急症"里，我先讲产科急症。这倒不是因为产科急症最多，而是产科急症最危险。

第一节　特点与责任

能造成妇女在妊娠期死亡的产科疾病不少，其中最凶险的有两个：胎盘早剥和输卵管妊娠破裂。

胎盘早剥发生于妊娠晚期，而且发病时有明显的阴道出血，所以病人不会到内科急诊室就诊，不讲。

输卵管妊娠破裂发生于妊娠早期，因此很多病人不知道已经怀孕，所以发病之后几乎都到我们内科急诊室来就诊，专讲。

这个急症我只从内科急诊的角度讲，并且只讲诊断和初步处置，即它的内科急诊室诊断和内科急诊室处置。

要讲这两个东西，必须先讲输卵管妊娠破裂的特点：

1. 极其凶险！　因为它有大出血，常常会在短时间里就涌出几千毫升之巨，而危及孕妇生命。

2. 极易误诊！　因为它是内出血，常常会使医生懵然不知；因为它发生于妊娠早期，常常会使医生不知是妊娠急症；因为多数内科急诊医生对妇产科急症所知不多，也就没有警觉。

3. 与内科急诊医生关系极其密切！　因为它常常首先出现在内科急诊医生面前。所以一个内科急诊医生对于病理产科的十几种疾病可以一无所知，但是对输卵管妊娠破裂则必须熟知！而且在每次值班时对这个危险性急症都要保持高度警觉！

我在基础篇第六章第三节里讲过，**"对危险和危险的变化保持高度警觉，是急诊工作的一个要点"**。大家一定要紧紧抓住这个要点。

孕妇是圣者，因为她们是人类后代的载体；但孕妇同时又是弱者和危者，所以保护孕妇就是人类共同的责任，更是医生的责任。而我们内科急诊医生的责任则是：

高度警惕输卵管妊娠破裂！

第二节 四个病例 诊断得失

高年资内科急诊医生对输卵管妊娠破裂都有极高的警惕性和极强的诊断能力，他们常常只需"一看一摸"就能做出正确的诊断。我至今还记得我所见到的第一例输卵管妊娠破裂。

📖 病例64 输卵管妊娠破裂（1）

那时我正在一家急诊中心初学内科急诊。晚上我和一个高年资急诊医生（以下简称 D 医生）一起在急诊室值班。没有病人，诊室很安静。

突然，诊室的门被一辆平车撞开，一群人推着一位妇女涌了进来。

"背抱抬推"！

"心脏骤停警报"！

我马上跟着 D 医生一起站了起来，一边注视着病人，一边随着平车一起走向诊床。

这是一位年轻妇女，被动体位，面色苍白，双眼紧闭，浑身大汗。虽然如此，但不像心脏骤停，这是休克。

我正在猜想休克的原因是什么，D 医生一见病人这个样子，马上让平车停下来，伸手在病人肚子上一摸，立刻大声说：

"输卵管妊娠破裂！向后转，赶紧上妇产科！"

于是这群人"前军变后军"又推着这个妇女涌了出去。

没有问诊，也没有做其他检查，就这么"一看一摸"就做出了诊断，我替 D 医生捏了一把汗。可是他却显得有十足的把握，看着这群人走净之后对我说：

"一个急诊大夫如果'看一眼、摸一下'还诊断不出输卵管妊娠破裂，那就不够格儿（资格）！"

他很自信，可我还是替他捏着一把汗，而且我觉得他有点儿夸大其词。

一个小时以后，诊室外边又响起平车的声音，我想也许是诊断对了，回来送车来了；也许是诊断错了，病人又推回来了。我抬起头看了 D 医生一眼，见他仍然很有信心地坐着，等着病人家属向他报告结果。

病人家属进来了，一边擦着脸上的汗水，一边如释重负地说："是输卵管妊娠破裂，进手术室了。"

这时 D 医生才补问了"现病史"：

原来病人上午就开始腹痛，而且有少量阴道出血。这个病人的一个亲戚是个内科医生，这个医生就在病人家里给病人治疗，又是打针又是输液地忙乎了一天，也没往输卵管妊娠上想，直到病人休克了，才慌忙送到医院来。

嗣后，就是我的"追踪观察"：

下班后，我跑到产科病房，得知手术结果是输卵管妊娠破裂，证实了 D 医生"一看一摸"就做出来的诊断完全正确。

把病人家里的那个内科医生与我们的急诊 D 医生做了一个比较，我得出了如下的结论：普通内科医生可以不是，但是内科急诊医生则必须是输卵管妊娠破裂的"诊断专家"。

之所以说"必须是"，是因为：

1. 输卵管妊娠破裂十分凶险。

2. 病人常常先到内科急诊室。

3. 病人到达内科急诊室之前，常常在家或在基层医院耽搁多时，以致到达内科急诊室的时候，常常已经山穷水尽，千钧一发，留给我们的"可供诊断时间"（基础篇第三章第三节）已经十分短暂。如果我们再诊断不出来，再耽误宝贵的抢救时间，那病人只有死路一条了！

急诊医生的难处就在这里：那个内科医生，在病人家里瞎鼓捣了一天，他也没事儿；可是最后送到了我们急诊室，别说我们再耽搁一天，就是再耽搁一小时，病人肯定就得死在我们手里；而一旦死在了我们手里，那我们可就有事儿了，而且事儿就大了！

所以内科急诊医生必须是输卵管妊娠破裂的"诊断专家"。

D 医生对输卵管妊娠破裂有如此之高的警觉，有如此之强的"想到能力"（基础篇第三章第二节），有如此准确的诊断能力，我十分钦佩；不过我还是觉得只凭这么"一看一摸"就把病人往妇产科转,稍显草率,如果万一不是呢?而且一个休克病人不加任何处置就往外转,更不妥当。

这是我当时的想法,后来的想法如何?请看【病例66】。现在我讲第二个病例:

病例65 输卵管妊娠破裂(2)

在第一个病例发生17天后,在同一间诊室,我就遇到了第二例。

我在基础篇第七章第四节里提出过"急诊室怪现象1"——"无独有偶现象"。这个现象,我就是在这次发现的。

这一次是我一个人在急诊室值班,因为科里人手不足,经过短暂的"临床带教",主任就把我推上了急诊科的第一线,我只好硬着头皮干了。

下午三点多,诊室的门突然被撞开,一个光着上身、光着脚丫拉着一双很小的红色女式塑料拖鞋的男子,抱着一个四肢软瘫的年轻妇女闯了进来,进来就往诊床跑。

"背抱抬推"!

"心脏骤停警报"!

我马上起立,拿起听诊器向诊床大步走去。

病人一被放到诊床上就大口地呕吐,这使我知道,不是心脏骤停。

等我来到诊床前见到病人面色苍白,全身是汗,我就"想到"了输卵管妊娠破裂。

我在基础篇第十二章第四节里讲过,应该尽快开始检查,不必在问诊之后才开始,可以**"边检边问"**。

这次我用的就是"边检边问",一边检查,一边询问。很快就检完了,也问完了。结果是:

血压70/35 mmHg,心率110次/分,腹部膨隆,右下腹压疼(+),伴轻度肌紧张,移动性浊音(+)。

月经史:两个月前来过一次,量和时间都正常;一个月前又来过一次,不过只来了一天,量很少。

发病经过:病人的丈夫说,今天早晨突然腹痛,到附近医院就诊,做了腹部B超,未见异常,被留在观察室输液;下午血压突然下降,医生说休克了,让赶快转院。丈夫一听妻子病危,慌得连自己的鞋都找不着了,就趿拉着妻子的拖鞋来了。

体检和发病经过都支持输卵管妊娠破裂，一个月前的那次所谓的"月经"，不是"月经"，应该视作阴道出血。

我马上让护士给病人输上一瓶生理盐水，然后护送病人到妇产科。妇产科也是这个诊断，病人马上被送进手术室。

虽然如此，但我对自己的诊断还是不放心，下班后我跑到妇产科病房做我的"追踪观察"，得知：开腹后大量鲜血涌出，探查发现右侧输卵管峡部破裂，出血总量 2000 ml。

这是我自己诊断的第一例输卵管妊娠破裂。诊断正确而迅速，病人因之获救，我很高兴。但是我没有飘飘然，我清醒地知道，这例病人是在病情十分严重、体征十分明显的时候到达诊室的。如果病人是在早期，体征不明显，我能诊断出来吗？

从此，我就对输卵管妊娠破裂保持着高度的警觉，等待着下一例的到来。想不到这一等竟等了 8 个月。

📖 病例 66　输卵管妊娠破裂（3）

一位男子扶着一位三十多岁的妇女走进急诊室。只见这位妇女弯着腰，捂着肚子，面色苍白，表情痛苦。

我的脑子里马上闪出了"输卵管妊娠破裂"。

在第一章里我曾经提出过一个概念——"心脏骤停警报"，以使急诊医生面对一个心脏骤停的人，只需在远处看一眼就能"想到"心脏骤停。那么输卵管妊娠破裂病人身上，是否也有什么东西可以使急诊医生看一眼就能"想到"呢？

就像当初我研究"心脏骤停警报"那样，经过前两例病人之后，我反复研究了输卵管妊娠破裂的全部情况，试图找出几个最显而易见的、不需体检只需在远处一看就能知道的异常情况，作为**"输卵管妊娠破裂警报"**。我思之再三，选定了以下三个：

生育期，急腹痛，贫血貌。

凡是遇到这样的病人，首先要想到输卵管妊娠破裂。

请注意：以上只是"输卵管妊娠破裂警报"的"初版"，在下面第三节还有它的"修订版"。

这个妇女三十多岁——生育期；

捂着肚子，表情痛苦——急腹痛；

脸色苍白——贫血貌。

所以我马上想到了输卵管妊娠破裂。于是我问病人（病人不像第一例那么危急，所以这次我用的是"先问后检"）：

"肚子疼？"

"肚子疼，还吐。"病人一边在诊桌前坐下来，一边回答。

"来月经了吗？"

"带着月经了，第4天了。"

"正常吗？"

"不正常，提前了，量少。"

"上次呢？"

"上次也提前，量也少。"

虽然病人一般情况尚可，没有休克体征，可我还是不放心，就在问诊开始不久给病人测了血压。血压尚好，105/60 mmHg，于是放心接着仔细询问这次的发病经过。

原来，早晨病人刚到厂上班，就觉得"胃疼"，然后很快就一直疼到"底下"（我知道她说的"底下"就是会阴，这是天津妇女对会阴和外阴的代称。对于公众习用的口语名词，当医生的不可不知），而且马上觉着要解大便。上厕所排出少量正常大便后，仍有便意，又排了两次，量少而稀。旋即开始恶心、呕吐。然后上腹、后背、两胁都觉疼痛。马上到厂保健站就医，医生给了几片颠茄，吃了也不管事儿，就赶紧回家了。

回家以后，就在床上躺下，默默地忍受着腹痛的折磨，静静地等待着丈夫的归来——那时还没有手机，座机也尚未进入"寻常百姓家"。

有急救知识的人，有了病、有了伤，是往医院跑；没有急救知识的，是往家里跑。不知有多少急症病人因为往家跑而愚蠢地丧失了抢救机会。家是我们的安乐窝，可不是我们的急救站，老百姓什么时候才能都知道这个道理呢？

我让病人躺到诊床上，仰面躺。病人说不能仰卧，一仰卧更疼，我意识到病人有腹膜刺激症状（有腹膜刺激症状的病人仰卧时腹痛加重）。病人勉强仰卧后，我开始检查腹部。

腹部平坦。病人指示上腹、右上腹、中腹部右侧及右下腹都疼痛。

我心想，都疼？不可能吧，别不是疼糊涂了？

可是一触诊，上述部位确实都有压痛，而以中腹部右侧及右下腹最明显并均伴有肌紧张，且右下腹有反跳痛。

这提示：**要重视病人的主诉，不要凭着我们的那点儿知识和理论而想当然地认为病人的主诉不可能存在，因为病在病人身上，病人最知道。**

接着查体，移动性浊音（－），肝浊音界存在，肠鸣音消失。

我在基础篇第十二章第五节里讲过，为了"快诊断"，应该"快启，快问，快检，快判"。我沿着这个程序一路下来，现在该判断是什么病了。

怎么判断呢？

逻辑推理：

病人正在月经期，这一点不支持输卵管妊娠破裂。发病时疼痛从胃部开始一下子疼到下腹，这有点儿像胃穿孔。右下腹压痛伴反跳痛，又有点儿像阑尾炎。又吐又泻，又有点儿像急性胃肠炎。便意频繁但排便量少，又有点儿像是痢疾的里急后重。

按照逻辑推理，我判断不了这是什么病。

我虽然判断不了，但是病人给我的第一印象，也就是我的"直觉"——输卵管妊娠破裂，在我的脑子里却挥之不去。

我在基础篇第三章第八节里讲过：

"直觉"因其迅速和准确，对急诊医生十分宝贵。如果在你的诊断工作中出现了"直觉"，你要重视它，不要轻易地否定它。要把它当成一个诊断线索，尽可能地寻找支持它的证据。

可是现在我是在内科急诊室，我是一个内科急诊医生，我能寻找一个产科急症的什么证据呢？

我只好采用"排除法"，先排除上面那几个非产科急症再说。

我看病人尚无休克，一般情况还好，就让病人去验血、尿、便常规，并拍腹部平片，以排除上述那些可能。

一个小时以后病人返回，仍然弯着腰、捂着肚子、脸色苍白、表情痛苦。

我先看片子，膈下无游离气影，胃穿孔可排除。血常规：Hb 175 g/L，

WBC 32.5×10^9/L，N 91%，L 9%。尿常规：BLD +1。便常规：正常。

血红蛋白过高与贫血貌不称，白细胞过高既支持出血，也提示炎症。似乎仍然不能判断是不是输卵管妊娠破裂。但是有几条是清楚的，那就是"生育期、急腹痛、贫血貌"，加上阴道出血和腹膜刺激征（腹腔积血者有腹膜刺激征）。于是我决定不再做内科检查，让病人上妇产科。

病人刚要走，我想到这时距离第一次测血压已经一个小时了，马上再测血压，结果是 60/45 mmHg。

早期休克！

立即让病人卧床，静脉滴注生理盐水，请妇产科来人会诊。

妇产科来人后，做尿妊娠实验为阳性，此时血压升至 80/60 mmHg，病人转入妇产科。

病人转走了，眼前清静了，可是我心里不清静，老惦记着这个病人。一下班就跑到产科病房做"追踪观察"。得知开腹探查发现右输卵管峡部破裂，出血 1000 ml，病人获救。

诊断正确，病人获救，我松了一口气。

不过我仅仅是松了一口气而已，下面紧接着我就开始了我的"反省"。我认为：

"反省"是医生每日必修的功课。

曾子是"吾日三省"（《论语·学而》），而我们医生则何止"三省"呢？因为曾子面对的仅仅是自己的德性，而我们面对的则是这么多病人的一条条生命啊！

我的"反省"如下：

这个病例诊断虽然正确，但是诊断得太慢了，不符合"三快"。

慢的第一个原因，是病人就诊较早，腹腔积液的体征不明显（其实是因为出血量小），病人又有"腹泻"和"里急后重"（其实是血液对子宫直肠陷凹的刺激）的主诉在干扰我。

慢的第二个原因，是病人一般情况尚好，尚未出现休克，所以我有时间做了些不必要的辅助检查。

我在基础篇第三章第四节里提出过急症诊断工作的"危险病在先原则"。这是我们应该永远遵循的原则。

这个病人的症状和体征有的像胃穿孔，有的像胃肠炎，有的像阑尾炎。但是既然我一开始就想到了输卵管妊娠破裂，那么检查就应该首先朝着这个方向进行，因为其他那几个疾病都不如这个危险。

由此观之，这个病例诊断上的缺陷，主要是违背了"危险病在先原则"——为了排除那些远不如输卵管妊娠破裂危险的急症做了一些不必要的检查，以致刚要往妇产科转，就发生了休克。所幸的是及时发现了休克。

此时我想起了本章的第一个病例，想起了 D 医生的"一看、一摸"，想起了他所说的"一个急诊大夫如果'看一眼、摸一下'还诊断不出输卵管妊娠破裂，那就不够格儿"。那时我觉得他是夸大其词，此刻我才领悟到 D 医生这句话非常正确：

输卵管妊娠破裂的症状十分明显、十分严重，其最明显的一个就是"急腹痛"。急诊医生不可能把这样的病人当作"没病"而推出门外，也不大可能当作是"胃肠炎"打一针阿托品让病人回家。在输卵管妊娠破裂这个急症的诊断上，内科急诊医生可能踏入的误区有两个：

1.把病人定为"腹痛待查"而长时间地观察。比如第一个病例和第二个病例。

2.不相关的体检和化验做得太多。比如这个病例。

以上这两者都会耽误病人太多时间。

病理产科发展到了今天，输卵管妊娠破裂的手术已经十分成熟了，产科医生的技术也都十分熟练了，只要病人还能耐受这一个来小时的手术，可以说抢救成功率是百分之百。问题完全在于我们内科急诊医生能不能给产科医生们赢得足够的手术时间。

只要你"一看一摸"觉得像输卵管妊娠破裂，就应该立即开始产科检查。当然，如果病人已经休克，就必须先开通静脉并快速扩容，同时视情况或转入妇产科，或请妇产科来人。

📋 病例 67　输卵管妊娠破裂（4）

仅仅 10 天以后，我就见到了第 4 例输卵管妊娠破裂，这又是一次"无独有偶现象"（基础篇第七章第四节）。

我正坐在诊桌后面看一个病人刚做的心电图，一个高个儿、烫着长发、穿着黑色皮茄克的时髦年轻女人（生育期！）突然出现在诊桌前。

就像是经过了艰难的长途跋涉终于到达目的地一样，她一到诊桌前就重重地坐到了凳子上。由于她一坐下来上半身也趴在诊桌上了，所以我没看见她的脸。

我知道这是个危险病人，马上放下手里的心电图问她：

"怎么了？"

她把脸埋在手臂里喃喃地回答：

"肚子疼。"（急腹痛！）

我前面提出的"输卵管妊娠破裂警报"（生育期、急腹痛、贫血貌）虽然尚缺"贫血貌"，但我还是立即想到了输卵管妊娠破裂。

"把脸抬起来我看看！"我说。

病人艰难地把脸抬了起来。

这是一张苍白的、没有一点儿血色的脸（贫血貌！），大约二十七八岁。

输卵管妊娠破裂！

"想到"输卵管妊娠破裂后，我马上扶病人上诊床，查腹部。全腹压痛伴肌紧张，而且下腹正中有一道手术瘢痕。

做过剖腹产？我想不必问了，但旋即想起**急诊医生不能"想当然"**（基础篇第三章第十二节），于是我一边摸着这道瘢痕一边问：

"做过什么手术？"

"宫外孕。"病人有气无力地答。

真出人意料！弄得我一愣，本来这一问是要取输卵管妊娠破裂之证，没想到取了个**"反证"**。

刚想排除输卵管妊娠破裂的诊断，但旋即想到：一个妇女可以患两次输卵管妊娠，因为一个妇女有两个输卵管呀，于是马上又问：

"下边儿（阴道）有血吗？"

"有，滴滴拉拉（淋漓不断地）快一个月了。"

马上测血压，100/65 mmHg。

不再做任何检查，拟诊输卵管妊娠破裂。病人尚无休克，立即派实习生护送病人到妇产科。

病人转走了，眼前清静了，可是我心里不清静，老惦记着这个病人。算了一下，病人在内科急诊室里逗留了不到十分钟，只做了个腹部触诊，其他辅助检查都没做，仅凭着"输卵管妊娠破裂警报"（生育期、急腹痛、贫血貌）就下诊断，准确吗？而且我还忽然想起来，我连病人的发病经过都没问哪！

下了班我就跑到妇产科病房去做"追踪观察"，在护理站看病历得知：

病人到达后，先排尿做尿妊娠试验，然后从阴道后穹隆抽出不凝血（提示盆腔出血），这时化验回报尿妊娠试验阳性，立即进手术室，结果是右侧输卵管峡部破裂，病人获救。

我松了一口气。

马上到病房去问她发病经过。

只见她盖着棉被平躺在病床上，只露出一张脸。还是昨天那张脸，但是红润而有生气，而且这时才发现她五官长得还挺不错呢。

她一点儿也不认识我了，足见得她在内科急诊室里的那十分钟已经是"阳一半，阴一半"了。

我详细地问了她发病时的情况：

原来昨天晚上她跟丈夫去看电影，散场后丈夫把摩托车推过来要驮她回家。这时她突然感觉上腹疼痛，旋即痛遍全腹，但无尿意和便意。她马上蹲在地上以减轻疼痛，仍不见好，就让丈夫用车把自己驮回家（又是一个**"有病往家跑"**！），以为到家躺会儿就能好。但是躺了一夜也没好，今天早晨又开始呕吐，才来医院。至于那为期一个月的阴道出血，她说上医院检查过，做过腹部 B 超，结果是"未见异常"，就没再理会。

这个病例的诊断十分成功，因为诊断做得准确而又迅速；而且全过程符合"快接、快诊、快处置"的"三快原则"。

不仅如此，这个病例还促使我修订了我的"输卵管妊娠破裂警报"。

第三节　输卵管妊娠破裂警报（修订版）

我在【病例 66】里初步提出了我的"输卵管妊娠破裂警报"——生育期，急腹痛，贫血貌，说见到这三个，就应该想到输卵管妊娠破裂。

可是最后这个病例，我还没有看到病人的"贫血貌"，仅仅见到"生育期，急腹痛"就想到了，这是否提示此前的"输卵管妊娠破裂警报"应该修订呢？

思之再三，觉得应该。因为如果输卵管妊娠破裂造成大出血，病人会有贫血貌；可是如果在破裂之初，出血量还不大，就很可能尚无贫血貌，这时如果因为没有贫血貌而没有想到，那就坏了。

这样，我就做了如下修订：

输卵管妊娠破裂警报 1（出血量小）：生育期，急腹痛。

输卵管妊娠破裂警报 2（出血量大）：生育期，急腹痛，贫血貌。

第四节　目标　诊断　处置

现在我做一个总结：

内科急诊室工作目标

输卵管妊娠破裂是产科急症，我们内科急诊室的工作目标是：

1. 准确而又迅速地把误入内科急诊室的输卵管妊娠破裂的妇女，从就诊病人中检出。

2. 迅速而又安全地护送她们到达妇产科。

内科急诊室诊断

第一，对输卵管妊娠破裂保持高度警觉——输卵管妊娠破裂的妇女随时可能到达我们内科急诊室，要睁大你的眼睛盯住每一个进入急诊室的生育期女病人。

第二，牢记"输卵管妊娠破裂警报"，立即想到输卵管妊娠破裂。

第三，想到输卵管妊娠破裂之后，问诊和查体要先朝输卵管妊娠破裂这个方向进行：

问诊：

1. 有阴道出血，支持诊断。重要！病人所谓的"月经"应视作阴道出血。

2. 有停经史，支持诊断。重要！但问不出，或病人否认停经者，不能贸然排除该病。

体检：

1. 腹部有压痛和反跳痛，支持诊断。重要！

2. 腹部有膨隆，支持诊断。次要。

3. 腹部有移动性浊音，支持诊断。次要。

4. 肠鸣音减弱或消失，支持诊断。次要。

第四，只要病人有当时或近期的阴道出血，并且腹部有压痛和反跳痛，即可初步诊断为输卵管妊娠破裂。

内科急诊室处置

1. 初步诊断后，急请产科会诊。

2. 病人如有休克或即将休克，应立即开通静脉，快速扩容。

在这本书里我从始至终反复强调的一个观点就是急诊工作的"三快"，即"快接、快诊、快处置"。处理一个内科急症，应该做到"三快"；而处理输卵管妊娠破裂，尤其应该做到"三快"。这是因为输卵管妊娠破裂病人的最终获救，需要做手术。而且术前还要做一些检查和术前准备工作。所以我们应该尽量缩短病人在内科急诊室里逗留的时间，为产科医生赢得足够的时间。

以上的"内科急诊室工作目标""内科急诊室诊断"和"内科急诊室处置"是孕妇们生命安全的保障，同时也是使我们内科急诊医生在这个产科急症上永远立于不败之地的保障。

头痛、呕吐，看眼睛！ ◯

第十七章　急性青光眼

眼科病人也会跑到我们内科急诊室来吗？

当然。最常见的是急性青光眼。急性青光眼是一种严重的眼科急症，发病时会给病人带来巨大痛苦；而且一旦误诊、漏诊，还会致盲；而我们内科急诊医生恰恰对这个眼科疾病所知不多，误诊、漏诊时有发生。

第一节　两次漏诊

早在上大学时，我就已经熟知急性青光眼的症状和眼征了：

症状——头痛，眼痛，恶心，呕吐。

眼征——结膜充血，角膜水肿（角膜不像原来那样像一块明亮透明的玻璃，而像在玻璃上蒙上了一层水汽），瞳孔散大，眼压增高。

但遗憾的是，在课间实习和毕业实习时，我都没有遇见过病人。于是我脑子里就只有这么干巴巴的几条文字符号，所以当我走出校门参加工作遇到第一例病人时就漏诊了。

📖 病例68　脑出血＋呕吐：脑疝？

刚毕业不久，内科病房，一个老太太得了脑出血，整天躺在病床上。这个病人是另一位医生主管的，不过我也一直注意着这个病人，从旁悄悄地做着我的"旁观观察"（第七章第十二节）。

一日，病人突然呕吐，主管医生和主治医生都考虑是脑疝，就请了脑系科主任前来会诊。主任在病人床前只俯身一看，就直起腰对我们说可能是青光眼。

我赶忙也俯身去看，可不是，结膜充血，角膜水肿，瞳孔散大。

马上请来了眼科主任，测了眼压，确诊了急性青光眼。

回想起来，两天之前我就发现这个病人有一只发红的眼睛，但是没有细心检查，等到出现了呕吐，也没把这只发红的眼睛和急性青光眼联系起来。

📖 病例69 头疼＋呕吐：脑梗死？

事隔数年。观察室。早班。

在观察室值早班，第一件事就是跟着上级医生做晨间查房。我在基础篇第十章第四节里就讲过，晨间查房要想查得既快又好，就必须做好查房前的准备工作。这天我到观察室很早，整理了观察病历（同时大致浏览了一遍），备齐查房用品之后，我就把需要测血压的病人的病历本挑出来，利用这点时间给这些人先把血压测出来记在病历本上，这样待会儿查房时就省事了。

我看到有一个病历这样写着：

女，69岁，头痛、呕吐1天，既往高血压病。查体：血压210/100 mmHg。给硫酸镁肌内注射，1小时后血压下降，给降压药带药回家。当晚病人再次因头痛、呕吐到急诊室就诊，查血压为210/105 mmHg，做脑CT检查，见有腔隙梗死灶，诊为脑梗死。留观，静脉滴注甘露醇和血塞通。今晨血压165/95 mmHg。

我来到这个病人身边，只见她平卧在床，双眼紧闭。我俯下身给她测血压，她睁开了双眼，我立即发现她的右眼是红色的。可能这时离我见到的第一例青光眼时间太久了，这次我又没有深究这只发红的眼睛，又没有把这只发红的眼睛与病人的头痛、呕吐联系起来，更没有把它和急性青光眼联系起来。而是匆忙地记下病人的血压，就去测下一个。

接班之后，开始查房。那天恰好是主任查房。主任来到病人床前，一眼就发现了那只发红的眼睛。他俯身在病人眼睛上看了看，就直起腰对我说：

"青光眼！"

我俯身一看，可不是，结膜充血，角膜水肿，瞳孔散大。我马上想起了几年前的那只发红的眼睛，我觉得自己脸上发热，可能也红了吧。

这个病人经眼科来人测量眼压，右眼81 mmHg，左眼17 mmHg。转到眼科病房，给予抗青光眼治疗，很快痊愈，血压也降至正常。

第二节　反省1

我在第十六章第二节【病例66】里说过，**"反省"是医生每日必修的功课**。现在我就来反省一下上面的第二次漏诊：

我计算了一下，在主任之前，起码有五个内科急诊医生看到过这个病人——两个急诊室医生，两个观察室医生和我。

我看到了那只发红的眼睛，我想他们四位也一定看到了。我们都看到了，但是都没有"想到"青光眼。

为什么没有"想到"青光眼呢？

于他们，原因不外乎三：一是他们看到了那只发红的眼睛，但是由于"视而不见"而并未感觉到异常；二是感觉到了异常，但是没有与"头痛和呕吐"联系到一起；三是根本就不知道青光眼这个病。

而于我，则只有一，那就是没有把"眼红"与"头痛和呕吐"联系起来。

我在初中时就看过了艾思奇那本著名的《大众哲学》，一本以大众生活为实例编写的通俗哲学书籍。以后在高中和大学又两次认真地学习了哲学。可以说在从医之前，我就已经熟知了辩证法的一条原则——"普遍联系的原则"，就已经熟知"联系地看事物"是分析问题和研究问题的最重要方法。但是在实践中，我却常常忘记。

足见"知"与"行"之间还有多大的距离！

足见**"联系地看事物"需要终生提醒**！

在这个病的诊断上，我们五个人都失败了。只有主任把这只发红的眼睛与头痛、呕吐联系在了一起。

主任已经白发苍苍了，查病人时，不时得戴上老花镜。主任一旦退休，剩下我们这些人，再遇见青光眼，就这么一误再误，三误四误，五误六误吗？

我没有原谅自己。这是什么了不起的疑难病症吗？不是。症状，病人都明明白白地告诉给你了：头痛、呕吐；眼睛，病人也明明白白地展示给你了：眼睛红。就看你能不能"想到"了。

我把这个病例记在了日记本上，并用大字书写下了这两个警句：

1.头痛、呕吐，看眼睛！

2.头痛、呕吐、眼睛红→急性青光眼！

我发誓下次见到青光眼，一定诊断出来！

第三节　首战告捷

此后，我可以说是在天天等待着急性青光眼，可是这一等就等了两个月：

> ### 📋 病例70　头痛、呕吐、眼睛红
>
> 　　急诊室。两个看上去文化水平很低的青年妇女扶进来一个老太太。她们不是先到诊桌这里来，而是往诊床那边去。诊床离诊桌有几米远，她们一边扶老太太走向诊床，一边冲着我大声嚷嚷：
>
> 　　"快给我们输点儿液吧，我们老太太头疼、吐。"
>
> 　　"谁让你们到这儿来输液的？"我问。
>
> 　　"昨天我们看的'专家门诊'，说是血压高，给打的嘛（什么）美（陪伴人说不准是什么药，可能药名里有个'美'字，大概是硫酸镁），告诉我们要是不好就上急诊输液去。快给我们输点儿吧！我们老太太血糖太高，眼睛让血糖给撞（伤害）得看不见嘛了，这回八成儿（很可能）还是血糖撞的，快给输点儿吧！"
>
> 　　她们俩这么一嚷嚷，我的脑子有点儿乱了：本来已经听到了"头疼和呕吐"，可是两个人又嚷嚷血压高，又嚷嚷输液，我就想到高血压危象上去了；及至她们俩又嚷嚷"糖尿病"和"看不见"，我又想到白内障上去了。就问她们：
>
> 　　"得过白内障？"
>
> 　　"对对，是嘛账（障），右眼，看不见嘛一年了。"
>
> 　　"治过吗？"
>
> 　　"大夫说治不了，是血糖撞的，除非把眼珠儿摘了（晶状体摘除）。这两天左眼也看不见嘛了。"
>
> 　　听到病人左眼失明两天，我才猛地想起我的那个警句，心里头对这两个妇女说：
>
> 　　"你们嚷嚷吧，再嚷嚷，我就全错了！"
>
> 　　我赶忙跑到床前看病人的眼睛。这次就不是一只发红的眼睛了，而

是两只火红的眼睛直瞪着我，角膜像蒙着一层雾，瞳孔散大到角膜的边缘上了。

急性青光眼！

我让实习生测了血压，240/110 mmHg。血压太高，现在就转诊眼科恐有危险，先给病人肌内注射硫酸镁，口含硝苯地平片，半小时后血压明显下降，让实习生护送病人去眼科。

又过了半小时，实习生回来说是青光眼，眼压太高，右眼 90 mmHg，左眼 80 mmHg。

"头痛、呕吐，看眼睛"首战告捷！

第四节　乱中求真——急诊医生的功夫之一

虽然首战告捷，但是这次诊断得稍微慢了一点。主要是因为那两个妇女嚷嚷得太厉害，主诉、现病史和既往史又叙述得颠三倒四、杂乱无章，打乱了我的思路，做了很多不必要的问诊。

在这里我要告诉青年急诊医生：

别说现在，就是再过几十年，能够按照先"主诉"、后"现病史"、最后"既往史"这样科学的顺序向你叙述病情的病人或陪伴人，恐怕都寥寥无几。你更不要奢望他们能用准确的医学术语，哪怕是稍微准确一点儿的普通话向你叙述病情。

你在急诊室里能听到的，大多都是这种吵吵嚷嚷、颠三倒四、杂乱无章、方言迭出、俚语频现、语焉不详、荒谬，甚至是霸气十足、骂骂咧咧的病情叙述。

这就要求你能够迅速地、准确地把这"一团乱麻"梳理、归纳和转换成为我们所需要的主诉、现病史和既往史。

不要怨天尤人，"乱中求真"是急诊医生应该修炼的一个功夫。

第五节　"真"是什么

对于急性青光眼病人来说，他的"真"是什么呢？

就是"头痛和呕吐"。

但需要指出，急性青光眼的病人不会只有"头痛和呕吐"这两个主诉，他们还会同时向你诉说很多其他不适。

而且"头痛和呕吐"也常常不是一起向你诉说的，而是先说一个，然后又有很多别的主诉，之后才说另一个。说了另一个后，有时又会说一些其他不适。

这就极易切断这两个主诉之间的联系，使你在这众多的主诉之中不能把这两个主诉联系到一起。当然，你也就不能把这两个主诉进一步与"看眼睛"联系到一起了。

"联系地看事物"是研究问题和分析问题的最重要方法。

所以不管主诉有多少，不管主诉有多乱，只要有"头痛"和"呕吐"，就要把二者联系起来，组成一个提示急性青光眼的症候群，下一步就是"看眼睛"。

第六节　不受干扰——急诊医生的功夫之二

这次诊断得稍微慢了一点儿还有一个原因，那就是我受了陪伴人的干扰。本来知道了"头痛、呕吐"之后应该马上"看眼睛"，但是由于陪伴人的干扰，我未能够。

陪伴人的干扰有二：

首先，陪伴人一进门就抬出"专家"，用"专家"的"高血压的诊断"和"输液的治疗意见"逼我就范。于是我不得不花费时间去审视"专家"的诊断和治疗的正误。

其次，陪伴人又提供了一个与青光眼毫不相干的糖尿病病史，又花费了我的时间。

两个干扰还不是最多的，有的病例会有更多干扰呢。所以"不受干扰"是急诊医生应该修炼的另一个功夫。

第七节　不能盲从

陪伴人一进门就拿出了内科门诊一位"专家"的诊断和治疗意见。如果"专家"的诊断和治疗意见都正确，那当然好。可是你能确保每一位"专家"的诊断都正确吗？何况这还是"专家"昨天的诊断呢。当然，昨天病人可能只有高血压，没有高眼压，但是今天两压都高。所以不能盲从，不管他是谁，都不能盲从。诊断一定要由自己做出。

第八节　头痛、呕吐，看眼睛！

"遇到头痛和呕吐的病人，先看眼睛"，这个检查程序十分正确。因为急性青光眼的眼征非常明显，只需看一眼就可以做出初步诊断，费时不过几秒钟。

引起头痛、呕吐的疾病很多，寻找病因有时很费时间，既然我们看一眼就能确诊一个病或排除一个病，那么我们为什么不先确诊或先排除这个病呢？

此后我坚持做到"头痛、呕吐，看眼睛"。

一个月后，我在急诊室发现了第二例急性青光眼，几天之后又发现了第三例。而且诊断都十分迅速：两个病例都是病人在诊桌前坐下不到半分钟，诊断就做出来了。

不到半分钟，只凭望诊就做出了正确诊断，何其简单哪！

确实，"真理一经说破，就都是简单的"。但是这个真理的得来，却花费了我几年的时间。不过我想，看过这本书的急诊医生，就不会像我花那么长的时间了。

第九节　"急诊警句"及其"四环节"

"头痛、呕吐，看眼睛！"这句话的实用价值很高，它可以时刻警醒一个内科急诊医生：要警惕误入内科急诊室的急性青光眼病人。所以我就把这句话称作"急诊警句"，用以警醒自己。

所谓**"急诊警句"**，就是我们的急诊前辈们把急诊工作（诊断和处置）中一些至关重要的事情，概括成一句言简意赅的警句，以警醒后人。

先辈的这些警句非常珍贵，但是非常遗憾，不少后人却并不被其警醒。其原因在以下四个环节上：

1. 他不知道这个警句。

2. 他未能理解前人提出这个警句的良苦用心。

3. 他未能记住这个警句。

4. 他不能用这个警句指导诊疗。

最重要的是第四个。

本书第一版出版后，有急诊医生告诉我，"头痛、呕吐，看眼睛"这个警句他看过了；可是见了病人，还是没有想到青光眼。

他之所以这样，就是因为他不会用这个警句指导自己的诊疗。

在这本书里，我曾多次向大家提出"知"和"行"的问题，现在，能否用"急诊警句"指导自己的诊疗，是又一个"知"和"行"的问题。看来这是我们学习中的永恒问题了，故有一言相赠：

知而不行是假知，

知而行之是真知。

第十节　败走麦城

在急诊室里，我就这样凭借着"头痛、呕吐，看眼睛"这个法宝，一路"过五关斩六将"，不知又发现了几多急性青光眼，我不免有点儿沾沾自喜和飘飘然了。

结果终于有一天，我"败走麦城"：

📋 病例 71　只绿不红的青光眼

一对 50 多岁的夫妇急匆匆走进诊室。女的双眼紧闭，在男的搀扶之下，走路还东摇西晃。男的一进诊室就"语焉杂乱"地对我说："我正上着班儿，打电话叫我回家，头晕，走不了，打的来的，还晕车，吐了一回，左眼胀……"

我马上就从这"一团乱麻"的叙述之中摘取了三个症状——头晕、呕吐和眼睛胀，然后联系在一起，于是立即想到了急性青光眼。

可是一看眼睛，却没有发现充血、角膜水肿和瞳孔扩大，于是排除了急性青光眼。我分析，呕吐可能是晕车引起的；但也可能与头晕一起，都是某一疾病的症状。

按照"常见病在先原则"（基础篇第三章第三节），我首先想到了高血压。

按照"危险病在先原则"（基础篇第三章第四节），我首先想到了脑血管意外。

于是问有无高血压病。男的一口否定。但我还是要测血压，结果一测，210/110 mmHg。而查脑血管意外的体征，则全无。

我于是拟诊高血压危象，把病人移入观察室，先行降压治疗，以观后效。

病人 1 小时后排尿一次，我发现她如厕时步态仍不稳。3 小时后血压降至 155/80 mmHg，但是仍诉头晕和左眼胀。

我再查左眼。

以前我讲过：**一个问题要反复问**（第十三章第十三节【病例 52】）。现在我要说，**问诊要反复问，查体要反复查**。这是因为，首问和首查没发现异常，不一定就真没有异常。

结果这次发现左侧瞳孔较对侧略大，且瞳孔颜色与对侧也不一致——是一种似浅绿又似灰白的颜色。

白内障？

经询问得知有糖尿病和白内障病史，急查血糖 17.8 mmol/L，遂以白内障解释了瞳孔颜色的异常，对瞳孔略大未予深究。又一次排除了急性青光眼。

病人头晕仍不缓解，而且又呕吐了一次。我怕病人并发了脑病，只好把病人转到脑系科。

不久消息传来，脑系科请眼科会诊，诊为急性青光眼，而且做了紧急眼科手术。头晕、呕吐和高血压一扫而光。

第十一节　反省 2

为什么这次失败了呢？

无他，就是在急性青光眼的眼征上，我只注重了"眼睛红"。

在急性青光眼的所有眼征里，"眼睛红"是最醒目、最能引起医生注意的一个。

但如果仅以"眼睛红"的有无，来取舍急性青光眼，那就不对了。

从统计学的角度看，一个疾病会有多个不同的阳性体征。但这不是说你面前的这一个罹患此病的病人一定都有这全部的阳性体征，他很可能会缺失其中的某一个。

我事后复习了《眼科学》上急性青光眼的眼征。书上除了结膜充血、角膜水肿、瞳孔散大之外，还赫然写着"瞳孔呈青绿色"（绿内障）呢！也还赫然写着"瞳孔对光反射消失"呢！

对于这个病人，"瞳孔散大"，我因为不明显而未予考虑；"瞳孔呈青绿色"，我误认为是"白内障"；至于"瞳孔对光反射消失"，我根本没有注意其有无，这样，我怎么会不"败走麦城"呢？

于是我警告自己：

1. 怀疑急性青光眼查看眼睛时，**不要只注意有无结膜充血**，还要注意有无角膜水肿、瞳孔散大、瞳孔呈青绿色和瞳孔对光反射消失。

2. 对于其他疾病，查体时，也**不要"以一征之有无，定一病之有无"**，这样做危险。

3. 在采集体征时，**不要满足于"一得"**，而要"多多益善"，即采集到的阳性体征越多，诊断越准确。

4. 对于那些不十分明显的、似是而非的阳性体征，**不要弃之不顾**，要予以充分注意，甚至"宁信其有，勿信其无"。

辩证法的一个重要规律是"否定之否定规律"。这个规律是说，人在认识一个事物时，不是一眼就能看透其本质的，而是一步一步地接近本质；在这个过程中，人们常常需要补充、矫正甚至局部否定自己以前的认识。

我就是在"否定之否定规律"的指导下，这样逐步完善着我的急性青光眼的诊断方法。

第十二节　两点注意

第一，当你遇到了一个头痛、呕吐的病人，"想到"了急性青光眼，但对其眼征的有无难以判断时，不要轻易排除急性青光眼。而应该按照基础篇第三章第五节里我提出的"宁信其有，勿信其无原则"，急请眼科会诊。

第二，不要一发现是急性青光眼就往眼科转，转诊之前，要看看病人是否还合并有内科急症，比如高血压、心律失常和急性心肌梗死等。如有，应做出处置，直到能确定转诊无危险时再转。这是因为：

1. 青光眼不是那种必须争分夺秒的急症，但是青光眼病人并发的内科急症，有的却需要争分夺秒。

2. 就像急性青光眼是我们内科急诊医生所不善于诊断和处置的疾病一样，

这些内科急症也是眼科医生所不善于诊断和处置的，为了病人，也为了眼科医生，我们应该对这些并发的内科急症先做出诊断和处置。

第十三节　急性青光眼警报

眼睛是人最宝贵的器官。一旦失去了视力，人的生活就会从此黯然无光。如果说保护人类的视力是眼科医生的天职，那么及时检出误入内科急诊室的急性青光眼病人，则是我们内科急诊医生的责任。

请君永远记住：

头痛、呕吐，看眼睛——看看是不是急性青光眼。

头痛、呕吐，眼睛红——急性青光眼！

头痛、呕吐，瞳孔绿——急性青光眼！

这后两条，其实就是"急性青光眼警报"。

你的视野要宽阔！

第十八章 喉阻塞

所谓"喉阻塞"（Laryngeal obstruction），是由于喉或喉的邻近器官、组织发生病变，引起声门狭窄甚至阻塞，轻则呼吸困难，重则窒息死亡。

第一节 喉阻塞和"喉阻塞的窒息警报"

其实"喉阻塞"并不是一个独立的疾病，而是多种疾病或病变的殊路同归。这些疾病常见的有：

喉炎（多为感染所致），喉痉挛（多为外界机械或化学刺激所致），喉水肿（多为药物过敏、感冒、传染病、外伤所致），急性会厌炎，喉癌，喉邻近组织的炎症（咽后、咽侧、颌下的严重感染）和损伤（包括整形术等手术），等等。

引起喉阻塞的病种如此之多，难以记全。不过不要紧，因为不论引起喉阻塞的原因是什么，喉阻塞本身的症状和体征都相同：

1. 说话声嘶。

2. 吸气喉鸣。

3. 吸气困难。

4. 吸气三凹。吸气时，胸骨上窝和两侧锁骨上窝明显凹陷。

一个人如果这四个体征兼而有之，就提示他有喉阻塞，而且即将窒息！所以我称之为**"喉阻塞的窒息警报"**。

希望大家牢牢记住！

第二节 喉癌和"喉癌警报"

"喉阻塞的窒息警报"你记住了，但是你要知道：并不是所有喉阻塞病人的症状和体征都这么明显，有些喉阻塞极易漏诊和误诊。

那么，哪些喉阻塞容易漏诊和误诊呢？

第一，轻微的喉阻塞。即上述那四个症状和体征不明显，或不兼有。

第二，即将发生的喉阻塞。

先讲第一个：

什么病人会带着"轻微的喉阻塞"来到我们面前呢？

喉癌！

喉癌是一个慢性、渐进性疾病，在其早期或中期，病人常常尚未得到诊断，于是他们就会带着轻微的喉阻塞而误入内科急诊室来到我们面前。

当然，喉癌的确诊需要喉科检查，我们做不了；但是轻微的喉阻塞，我们却能够发现；而且发现了，我们还能够"想到"喉癌，并指导病人到耳鼻喉科就诊。这是我们内科急诊医生的能力和职责。

怎么发现轻微的喉阻塞呢？

📋 病例72　咝咝之声

那时我正在内科病房当住院医生。内科门诊送上来一个病人，住院证上的诊断是"喘息性支气管炎"，男性，82岁。我马上到病房去接诊。

这是八个人一间的病房，病人们正在闲聊，一进病房，我就从病人嘈杂的说话声音中隐约听到一个"咝咝"的声音，我没有理会，就走向这个病人，并开始问诊。

原来他感觉"憋气"已经两个多月了，在一个中医大夫那里喝了几十剂汤药，可是"憋气"非但不减轻，反而渐渐加重了。

病房里其他病人见我开始问诊，便停止了交谈，屋子里开始安静了，这时我才听出来这个"咝咝"之声是从这个老人身上发出来的。我忙走近他再听，声源极近，好像就在他嗓子里，而且每次吸气时就响一次。用听诊器在他喉部一听，也能听到。

这个"咝咝之声"是我对这个声音的具体描述，它到了症状学里，就被抽象成了一个概念——喉鸣。而诊断学又告诉我们，喉鸣是喉癌的一个症状，于是我就"想到"了喉癌。然后触摸颈部，摸到了肿大的淋巴结。

这个病人当天就被耳鼻喉科确诊为喉癌。

以后，我在内科急诊室又发现了几例喉癌。每次都是病人在我面前一坐下，我就听到了这种"咝咝之声"，就"想到"了喉癌，然后循着这个声音，没用一分钟就找到了诊断，并且都得到了耳鼻喉科的证实。

轻微的喉阻塞只有吸气喉鸣和说话声嘶。所以听到了吸气喉鸣和说话声嘶，就应该想到轻微的喉阻塞。

由于声嘶需要病人讲话才能听到；而喉鸣，则只要病人一到你身边，你就能听见，不说话也能听见；所以这种只存在于吸气期的、"咝咝"作响的喉鸣，我称之为**"喉癌警报"**，大家要警惕！

当然，在听到这种"咝咝之声"时，应该与气管炎和哮喘的啰音相鉴别：

哮喘病人的哮鸣音，虽然有时不用听诊器也能听到，但音调低，存在于呼气期，听起来声源较"深"，可资鉴别。

气管炎的干啰音，有时不用听诊器也能听到，而且也多存在于吸气期，音调也与喉鸣音相近，但是它听起来声源也较"深"，可资鉴别。

而喉鸣音则不同：它听起来声源很"浅"，就在喉部；更为重要的是，喉鸣音十分固定，每次吸气期都能听到，而且音调的高低、声音的大小都不变，咳嗽后也不变。这是干啰音所没有的特点，干啰音是时有时无。

至此，"轻微的喉阻塞"全讲完了，下面我讲"即将发生的喉阻塞"。

第三节　即将发生的喉阻塞

可是马上有人就会问，"即将发生"的喉阻塞，那还不能算是喉阻塞，怎么在喉阻塞这一章里讨论呢？

我在基础篇第五章里提出过"急诊工作也应该以预防为主"，以及"濒危意识"和"濒危状态"等三个理念，希望大家复习一下。就是根据这三个理念，我才把"即将发生的喉阻塞"，看作是**"濒喉阻塞状态"**，并认为"濒喉阻塞状态"就应该按照喉阻塞处理。

"即将发生的喉阻塞"是潜伏在我们身边的一个危险。说它危险是因为：

第一，很多急诊医生只知道喉阻塞，但不知道"即将发生的喉阻塞"。

第二，"即将发生的喉阻塞"随时可能来到我们身边，或随时可能在我们身边发生。

第三，"即将发生的喉阻塞"一旦变成"喉阻塞"，因为我们事先毫无警惕、毫不知情、毫无准备，就非常容易致病人突然死亡，进而致医生麻烦缠身。

那么哪些病人是"即将发生的喉阻塞"呢？

第一是那些在我们的注射室或观察室里正在接受各种注射或静脉输液的病人。因为他们都有发生药物过敏的可能，而药物过敏的一部分病人会发生喉阻塞。但是这些接受注射或静脉输液的病人，发生喉阻塞的极少，所以在他们接受注射和输液时，我们很少去注意他们，及至发生了喉阻塞，我们就措手不及，导致猝死。

第二是急性会厌炎。急性会厌炎初起仅仅是会厌的充血水肿，稍后才会造成喉阻塞而致命。这本来是个喉科急症，但病人却常常到内科急诊室就诊，而内科急诊医生对它所知不多，甚至一无所知，所以它是每一个内科急诊医生身边的一个"误诊危险"。我们必须认真学习它的诊与治。

第四节　急性会厌炎和"急性会厌炎警报"

学习"急性会厌炎"，你必须自己先复习一下"会厌"的解剖和生理。

"急性会厌炎警报"

在大学里学《系统解剖学》《局部解剖学》和《耳鼻喉科学》时，老师都强调了急性会厌炎的危险性。以后毕业干了内科，觉得似乎不大容易碰上这个凶神了。

可是后来多次在医疗事故通报中看到内科医生把这个病当成咽炎、感冒、扁桃体炎，草率处理一下，结果病人在离院后，甚至就在交款取药时猝死，才知道这个凶神就在我们内科医生的身边。

其实这个病的诊断并不难，发病之初其治疗也不难。问题在于当病人来到你面前并向你陈述了症状之后，你能否立即"想到"此病。在这本书里，从一开始我就不厌其烦地反复强调："想到"最重要！现在我再强调一次。

怎么才能"想到"此病呢？

我反复学习了急性会厌炎的诊断与鉴别诊断，试图找到这个病的特征，然后把它作为"想到"急性会厌炎的"警报"。

我发现，尚未发生喉阻塞的急性会厌炎的**主要症状有三**：

1. 剧烈的、吞咽时和说话时加剧的喉痛，以致有时不能说话、进食和进水，甚至不能吞咽口水而流涎。

2. 语音含糊，犹如口中含物。

3. 发热，或无热。

但遗憾的是，它们都不是急性会厌炎所独有，比如严重的咽炎、严重的扁桃体炎、严重的甲状腺炎，也有这些症状。

急性会厌炎**最具特征**的症状和体征是：虽然咽痛严重，但是口腔检查正常；或者虽然咽部充血，但是充血的程度不严重，与严重的咽痛不相称，我称之为**"症征不称"**。

于是我得出了**"急性会厌炎警报"**，那就是：

"症征不称"的、伴有语音含糊的、吞咽和说话时加重的剧烈喉痛。

遇有这样的病人，一律首先"想到"急性会厌炎。

八种急症的警报

至此，我们已经有八种急症的警报了：

1. 心脏骤停警报（第一章第九节）。

2. 早期休克警报（第四章第二节）。

3. 老年感染警报（第十三章第十一节）。

4. 输卵管妊娠破裂警报（第十六章第三节）。

5. 急性青光眼警报（第十七章第十三节）。

6. 喉阻塞的窒息警报（第十八章第一节）。

7. 喉癌警报（第十八章第二节）。

8. 急性会厌炎警报（第十八章第四节）。

某一种急症的"警报"，能在第一时间使我们"想到"这个急症，所以它是我们的诊断利器。这样的"利器"多多益善。希望你们能够自己总结出各种急症的"警报"。方法是：把一个急症最突出的症状、体征或"异常情况"（第一章第四节），用最简洁、最易记的词汇表达出来。

二十五年的守望

我得出了"急性会厌炎警报"，于是我就把这个"警报"牢记在心，于是我就天天带着这个"警报"，在我的诊室里警觉地等待着急性会厌炎的到来。

我等了十年，没有来。

又等了十年，没有来。

最后，在我退休的前五天，这位凶神才第一次偷袭了我的哨位。而且"无独有偶"（基础篇第七章第四节），稍后又偷袭了一次。

请看这两次偷袭：

病例 73 急性会厌炎 1

2007 年 2 月 16 日 (腊月二十九) 上午，急诊室。

春节前夕，人们都在家里忙着准备过年，来看病的很少，上午就诊高峰时段诊室没有一个病人。我闲坐着，但是我的神经可没闲着。我知道急诊室有"越静越危险现象"（基础篇第十一章第五节），这时一旦有病人来，必然病情不轻。所以第一，不敢走出诊室，恪守着我的"足不出户"的原则（基础篇第十一章第五节）；第二，为了赢得诊断时间，我面对诊室的大门坐着，恪守着我的"面门而坐"原则（基础篇第十一章第八节）。

突然，门被推开，大步流星地走进两个男人。

由于没有其他病人，所以我得以马上开始我的"初观"和"初断"：

前边的一位四十多岁，身穿黑呢子短大衣，营养很好，看不到有什么病容；后边的六十多岁，蓝呢子中山装，营养也很好，也看不到有什么病容，不过他双手捧着一个带盖的玻璃水杯，里面盛着大半杯淡黄色的水，水里好像泡着一些什么东西。

至此，我的"初断"出来了：

"你嗓子疼？"不待他们说话，我就问后边的这位。

我断定他是病人，是因为一般情况下，陪伴在前，病人在后。

我断定他嗓子疼，是因为：

第一，咽痛严重的病人常常带着水以便随时饮水止痛，尽管此时饮水并不能够止痛，但他们还是要喝。

第二，我从水的颜色和水中东西的形态判断泡的不是茶叶，而是中草药。

果然，他点点头，表示肯定，没有说话。看样子嗓子疼得不轻，一个字也不愿意说。但他旋即似乎又觉得应该说明一下，就微微张开双唇小声说："扁桃体。"

他仅仅说了这三个字就又闭口无言了，真是惜字如金。可就是这三个字，我就听见他说话有点儿含糊不清。

据此，按照"常见病在先原则"（基础篇第三章第三节），我先想到了"急性扁桃体周围炎"。

我让他坐下，给他体温计测体温，然后继续问诊，得知他以前多次患过急性扁桃体炎，这次咽疼了两天，喝水和吃东西更疼，以至昨天一天也没怎么吃喝。

"你说话可不清楚啊。"我对他说。

"嗯。"他点头称是，仍然惜字如金，只说了一个字。

"那你这次发病以前说话就不清楚吗？"

"不是，就（从）昨天。"

取下体温计，37.1 ℃。

"过来看看嗓子！"

病人坐到我面前。

"张嘴！"

病人的嘴一下子就张开了，而且一下子就张到标准的三指宽。

我立即判断：这不是急性扁桃体周围炎，因为急性扁桃体周围炎病人张口困难，严重者只能张开一指。

我向病人口腔里一看，病人的口腔完全正常，口腔很大、很深，悬雍垂居中，扁桃体没有看到，只在咽后壁有少许滤泡——"症征不称"！

这不是急性扁桃体周围炎，因为急性扁桃体周围炎的口腔由于扁桃体及其周围组织高度肿胀而变得既小又浅，且悬雍垂也因此而向健侧严重偏斜。

那这是什么呢？

"症征不称"的、伴有语音含糊的、吞咽和说话时加重的剧烈喉痛。

这是急性会厌炎！

不过我还是先摸了病人颈前的甲状腺区，无触痛，排除了急性甲状腺炎。

"你嗓子疼之前喝酒了？"我问。因为从着装和营养看，他像个干部或商人，而春节之前，这些人的饭局多。

"疼的头一天喝的，喝了不少。"

症状、体征和病因（饮酒和辛辣食物是某些急性会厌炎的诱因之一）都对，拟诊急性会厌炎，立即（这种病要争分夺秒）领病人到耳鼻喉科（怕他找不到而耽误时间）。一进门就告诉耳鼻喉科值班医生我怀疑是急性会厌炎，请她用喉镜检查一下。

可是耳鼻喉科医生听后看起来并不着急，而是慢条斯理地问病人疼几天了。病人说两天了，她竟半开玩笑地问："怎么坚持不了啦？"

这可真是"急诊遇平诊，你急他不急"呀！我心急火燎，心想你问这个干什么呀？快查吧！我请她用喉镜看看。她说看不了。我说用间接喉镜还看不了？她说需要向咽部喷麻药，但是怕一喷，症状会更重。我说那就别喷了，就这么看看吧。她勉强答应了，可是喉镜一伸进去病人就恶心，没检成。她说喉镜必须放到悬雍垂上才能看见下边，可是喉镜一接触悬雍垂病人就想吐。

看来别无他法，只好转院了。可是病人能转吗？急性会厌炎可是随时能够窒息的！但又一想，那家医院不远，打车十分钟就能到，现在病人还没出现喉阻塞的迹象，转吧！

我再三叮嘱他挂喉科急诊号；如果病人多，不要候诊，告诉医生是急性会厌炎要求立即接诊；并把我的手机号给了他，有事及时问我；并要了他的手机号以便"追踪观察"。然后才把病人送到医院门口看着病人上了出租汽车。

病人走了，我的这颗心可就放不下来了。

半小时后，手机响了。病人告诉我挂完号就看上了，医生用喉镜看了一下就说是急性会厌炎，马上就要开始治疗了。我这才放心。

下午我给病人打电话问治疗结果，得知咽痛已经明显减轻，听他说话较上午清晰多了，话也多了，不像上午那么惜字如金了。我问他怎么治的，说静脉输了抗生素和地塞米松。

📖 病例 74　急性会厌炎 2

2007年3月2日上午，上一例之后第14天（正月十三），急诊室。

男性，30来岁。一进诊室，我就问他怎么了，他用食指指着自己的喉咙说："这里痛。"

虽然只说了三个字，但我立刻听出来他吐字不清晰，于是马上"想到"了急性会厌炎。但他说话像是广东口音，我一时不能确定这"不清晰"是语音含糊还是外地口音所致。

对外地病人，我都要问是暂住还是长住以及住址，这已经成为我的常规，因为这些对我的诊和治都有帮助。

询问得知，是出差，住在我们医院对面的旅馆里。

然后询问疼痛程度和发病经过。他回答："痛得很！一天不能吃喝了！"这时我听出来确实是语音含糊。

立即检查咽部，除了咽后壁有些淋巴滤泡之外，全都正常——"症征不称"，很像急性会厌炎。

当然先摸了甲状腺区，无触痛，排除了甲状腺炎。

为了搜集更多的资料，我又问发病之前喝酒了没有，因为今天是正月十三，中国人一年一度的狂欢还没有结束呢。

他说喝了大约 1 斤白酒。

我的天哪！

症状、体征和病因（饮酒和辛辣食物是急性会厌炎的诱因之一）都对，拟诊急性会厌炎。

鉴于上一例转院后，其治疗也不过就是静脉输入激素和抗生素而已，就不让病人冒险转诊了，于是收留观察室静脉输入洛美沙星，输入之前从莫菲氏滴壶中冲入地塞米松 10 mg。

输完后病人说话就较前清晰了，但仍然诉咽部疼痛。想让病人继续留观，病人执意不肯。考虑已经输入了激素，而且语音已较前清晰，病人又住在医院对面，就给病人开出清热解毒类中成药同意病人带药离院。但本着"对外地的急症病人，要给予更多的关照和更高的警惕"（第十四章【病例 56】）的原则，又鉴于"人在外地，孤身一人：突发急症，容易猝死"（同上），约其下午两点来院复诊。

两点半病人如约复诊，说咽痛已减轻，听其说话较上午更清晰了。欲再输入一剂地塞米松，病人不肯。只好同意离院，把手机号留给病人，约定四点时来电话报告病情。

四点半病人来电，说不疼了，已经吃了六个包子，喝了一碗稀饭。听其说话，完全正常。

第五节　急性会厌炎的"急诊室诊断"

1. 凡是兼有咽痛、吞咽困难和说话语音含糊不清者，都要"想到"急性会厌炎。

2. 凡是咽痛者，必须仔细检查咽部。

3. 凡是具有第1条中的那三个症状，但咽部望诊正常，或仅有轻微异常者，在排除了甲状腺炎之后，都要先拟诊急性会厌炎。

急性或亚急性甲状腺炎的鉴别

这两个病的主要症状是甲状腺疼痛，但是由于甲状腺位于咽喉之前，所以几乎所有的病人都向你诉说是"嗓子疼"，少数细心的也只能向你诉说是"脖子疼"，而甲状腺炎恰好咽部望诊正常或仅有轻微异常，所以容易误诊为急性会厌炎。鉴别点：急性或亚急性甲状腺炎甲状腺有触痛，而急性会厌炎无。

第六节　急性会厌炎的"急诊室处置"

拟诊或疑诊急性会厌炎之后，若院内有耳鼻喉科，且病人尚无喉阻塞，可急请会诊；若已有轻度喉阻塞或濒临喉阻塞，应立即静脉注射足量糖皮质激素，同时急请会诊。若院内无耳鼻喉科，也应立即静脉注射足量糖皮质激素，并给抗生素，留院密切观察，同时设法转院。一旦出现喉阻塞，立即行气管切开；无力切开，也要立即行环甲膜穿刺（每个急诊医生必须会）。

总之，要争分夺秒：

第一，力争不发生喉阻塞！

第二，力争不发生喉窒息！

第七节　警惕喉阻塞！

能够造成喉阻塞的疾病很多，本章只讲了喉癌和会厌炎，至于其他，限于篇幅，恕不一一列举，希望大家看看《耳鼻喉科学》。

喉阻塞非常凶险，一旦发生，病人转瞬就会气绝身亡！为医者不可不警觉。

1. 凡是听到喉部有"咝咝之声"，都要想到喉癌。

2. 凡是兼有咽痛、吞咽困难和说话语音含糊不清者，都要想到急性会厌炎。

3. 对正在接受肌内注射、皮下或皮内注射、静脉注射或静脉输入容易引起过敏反应的药物（包括血液制品和生物制品）的病人，都要想到可能引发喉水肿而致喉阻塞，因此要时刻警惕有无喉水肿症状的发生。

4. 对喉炎，对一切喉邻近器官和组织（包括颈前、颌下、颏下和颜面）的炎症（比如咽炎、扁桃体炎）和手术后（包括**美容**和**整形**术）病人，都要想到可能发展成喉阻塞。

5. 对破伤风和狂犬病，都要想到极易发展成喉阻塞。

6. 对小儿的急性支气管炎、急性咽炎、急性喉炎、麻疹和白喉，都要想到容易发展成喉阻塞，因为小儿这些部位的组织比成人疏松而容易水肿。

第八节　喉阻塞的紧急处置

1. 对破伤风和狂犬病，要在病人床旁放置气管切开包。

2. 在急诊室、注射室、输液室和观察室，都要备有紧急环甲状膜穿刺用品。

3. 对将要或刚刚发生了喉阻塞的病人，要在现场立即先肌内或静脉给予一剂地塞米松，再做其他处置。因为相当一部分病例，会因这一剂而获救。

4. 已经发生了喉阻塞且濒临窒息时，要在现场先行紧急环甲状膜穿刺（每个医生都必须会），然后再做其他处置。

看到此处，有人会抱怨，这也要想到，那也要想到，我们需要想到的也太多了吧！

你有这种抱怨，说明你还是不知道急诊工作的特性，不知道急症的厉害。

急诊是一个危机四伏和意外频发的工作！

在这个工作中，你想永远不败吗？

那就只有

多想一点儿!

想坏一点儿!

第九节　你的视野要宽阔！

"非内科急症"这一编到此就讲完了。在这一编里，我们重温了第一册基础篇里急诊的那些基本理念、学习方法和工作方法，并且更形象地、更具体地、更深入地了解了它们。

不仅如此，我们还得到了另外一个重要的收获，那就是开阔了自己的诊断视野：

原来，在我们值班的这八九个小时之间，从这座大城的各个角落向着我们正在值守着的这三尺诊桌和五尺诊床之间聚拢而来的，并不仅仅是我们所熟知的那些内科急症；举凡人类的一切急症，都会不期而至！可以这样说，只要你在内科急诊室，你就要做好接诊其他各科急症的思想准备。而且只有思想准备还不行，你还要熟知常见非内科急症的症状。

甚至你还得知道，不仅是各科急症，人世间的一些匪夷所思的怪人怪事，也会像妖魔一样从这座大城的各个角落偷偷来到你的诊桌和诊床之间，来迷惑你的诊断，干扰你的治疗。

所以，你的诊断视野，一定要宽阔！

第三编　自我保护

　　这是本书的最后一编了。在前面的那些编章里，我通篇讲的都是怎么保护好病人；而这一编，我要讲怎么保护好我们自己。

　　当我们撑着一叶扁舟冲向激流去搭救一个落难的生灵，我们需要的是奋不顾身；但是当你冲进激流之后，你就还需要保护好你自己，否则，你就无法救难，而只能殉难。

　　所以只讲怎么救人，不讲如何保护自己，是片面的。

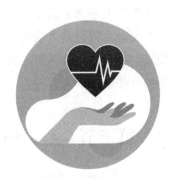

心灰意冷　　泪落神伤

第十九章　急诊医生的危险

看了以前的那些编章，你会感到急诊工作是神圣和高尚的。但是当你真正当了急诊医生以后却会发现，有时这份工作还真让人心灰意冷，甚至让人泪落神伤呢！

为什么呢？那就是急诊医生非常危险。我早就讲过急诊医生的危险，但那时讲得不充分，现在我充分地讲一讲。

第一节　医患纠纷

因为在急诊室、抢救室和观察室，非常容易发生医患纠纷，可以说在医院里，这三个地方是医患纠纷的最高发区域。而这些纠纷一旦处理不及时或处理不当，就会迅速变成言语冲突，甚至变成病家对医生的暴力袭击。

第二节　暴力袭医

所以，急诊医生是医院里最容易遭受病家暴力袭击的人。而且这袭击，已经从以前的拳打脚踢，发展到现在的刀砍斧剁！

这是一个事实，一个既让人心寒，又令人费解的事实：一个正在救死扶伤的人，怎么会遭人袭击？又怎么可以遭人袭击？而且这还是一个无可奈何的事实，因为我们无法改变它。看来我们就得在这事实面前当我们的急诊医生。

然而这还不是问题的全部。

第三节　心灵创伤

因为还有一个问题，那就是医生被病家暴力袭击，除了造成身体损伤之外，还造成心灵创伤。

一个成熟的、久经急诊沙场的急诊医生，偶尔不慎而遭人袭击，他会马上从自己心灵上把这一起不快、不平和难堪轻轻拂去，然后继续走自己的路。

可是一个初出茅庐的青年医生，他就做不到。他会很多天无颜见人，甚至会耿耿于怀一生；而且他对病人的态度，对急诊工作的态度，乃至对人生的态度，都会从此急转直下。

第四节　后遗症

急诊医生挨打，大多是刚参加工作的年轻医生，他们心灵上的这样一次创伤，常常终身都不愈合，而且还会留下后遗症：

1.厌恶病人和家属，于是对病人冷漠、生硬、不负责任。

2.厌恶急诊工作，于是就当一天和尚撞一天钟。

而这两点，就孕育着下一次的暴力袭医。

暴力袭医的后果如此严重，那我们怎么办呢？

此前没有哪一本急诊医学专著讲过这个问题，可能这就是这么多青年急诊医生挨打的众多原因之一吧。

其实暴力袭医是由医患纠纷点燃的，而医患纠纷在其发生之前是可以"躲避"的，在其发生之初是可以"化解"的。

风起于青萍之末 ○

第二十章　怎么躲避医患纠纷

医患冲突一旦形成，常常会非常暴烈，而令青年医生惧怕。但是"风起于青萍之末"，医患冲突的起因多为鸡毛蒜皮的小事，这就使得医患冲突其实可以躲避。

躲避医患冲突的方法很多，可以归纳成四方面，共计三十条。

第一节　约束言行（9条）

医生要检点和约束自己的言行，不要使自己的不当言行引发医患冲突。

医患纠纷是医患双方的事，为什么要首先约束我们医生自己呢？

因为在大多数情况下，医患冲突肇始于医生的不当言行。这一点你别不承认，你冷静地回忆回忆，是不是这样？起码与我们的不当言行有关吧？

既然如此，那就好办了。我们害怕医患冲突，甚至怕得要命。可是现在我们只要稍稍约束一下自己的言行，就可以避免，岂不快哉？

约束言行，方法有九：

1. 不脱岗。

2. 注意仪表和着装。 不好的仪表和着装会使病家看你第一眼就反感你，嗣后就容易与你发生冲突。所以，一上班就要打起精神，不能懒散；衣服要干净整齐；要穿长裤，不可穿短裤；衣服的纽扣要系好，不能敞怀；袖口的纽扣要系好，不要散着；头发要梳理好，但不要染成其他颜色；不能穿拖鞋和凉鞋；鞋跟要提上，不能趿拉着；不能光脚，要穿袜子；男医生要刮脸。

3. 端庄、沉稳。 病家突发急症，十万火急地赶到急诊室，他们希望医生能"急人之危"，能"快接、快诊、快处置"。可是你慌里慌张，手足无措，毛手毛脚，他又会心生疑窦——对你的资质、技术水平、诊断和治疗的正确性，都很不放心，这就为冲突埋下了伏笔。

4. 快接、快诊、快处置。 候诊过久致使"病情恶化"；或者病情虽未恶化，但是病人家属"心情恶化"，变得更为急躁易怒，这都容易引发医患冲突。所以就要"快接、快诊、快处置"。实在忙不过来，就请上级医生增援。

5. 说话和气。商家有一个格言，那就是"和气生财"。而我们急诊的格言则是**"和气生安"**。因为我们急诊医生说话上有一个毛病，那就是我们与病家说话的态度比其他科室的医生生硬、强硬、急躁，甚至无礼。这些不好的态度一旦加之于那些正焦急万分，或恰巧加之于那些平日就十分容易激惹的病家身上，那就无异于"火上浇油"。所以相当一部分的医患冲突，是由我们说话不和气引发的。

那我们说话和气点儿不就行了吗？

6. 慎初。不仅在整个急诊过程之中要说话和气，而且在接诊之初对病人说的第一句话就应该和气。这叫**"慎初"**。

"慎初"出自《尚书·周书·蔡仲之命》。原文是："慎厥初，惟厥终。"即做一件事开始的时候你一定要谨慎，因为一件事结局的好坏与它开始的好坏密切相关。这句话好像也是对我们说的，你能否安全地、祥和地看完一个病，与你对病家说出的第一句话是否和气和妥当密切相关。

7. 善气迎人。不仅要和气，还要在这第一句话中让病人和其家人感觉到你对他们的同情和关切之心。这就叫"善气迎人"。**"善气迎人"**出自《管子·心术下》。原文是："善气迎人，亲如弟兄；恶气迎人，害于戈兵。"

病家心急火燎地弄着病人跑进急诊室，扑面而来的是一团犹如春风一般的善气，诊疗尚未开始，你就赢得了他们的好感，你就与病家"交好"了；反之，扑面而来的是一张冷脸和一句冷语，甚至是一张恶脸和一句恶语，诊疗尚未开始，你就与病家"交恶"了，以后你稍有不慎，就会爆发冲突，甚至是"戈兵"之冲突！

怎么才能在第一句话中就让病人和其家人感觉到你的"善气"呢？

如果手头上没有病人，你马上看着病人问，而且是非常关切地问："您怎么了？"

可是如果看来病情非常严重，那样问不行，要这样问："哎哟，您怎么了？"可不要小看这个"哎哟"，加了这个语气词，病人就会感到，他的痛苦与危险，这个医生感同身受。

如果看来病情非常严重，病人不能作答，那你就看着病人的家人这样问。

如果手头上正在诊治着一个病人，你也要对这个新来的病人有所表示，比如"稍等片刻，这个完了就给您看"；或者"很重吗？要不先给您看？"

等等。

此外，在询问的同时，你还要用少量的语言和柔和的声调安慰病家：病家非常惧怕时，你就说"不怕不怕"；病家哭泣时，你就说"不哭不哭"；病家非常焦急时，你就说"别急别急"。

8. 称呼、尊称。称呼是与人交际的起码礼节。没有称呼就跟人家说话，会显得你没有起码的教养；有教养的人会对你非常反感。当然，在医院里，我们处于"强势"的地位，我们这样"没名没姓没称呼"地跟病家说话，病家即使反感，也不能把我们怎么样。

但是我们为什么一定要让人家反感呢？而且是刚一开口跟人家说话就让人家反感呢？

要知道，人家反感你，就容易与你发生冲突。所以不如讲点儿礼节，说点儿好听的，一开口就让人家对自己有一个好感。这其实也是一种"慎初"，一种"善气迎人"。

此外，称呼要用尊称。有社会职位的，称呼其职位。文化水平高的，称先生/女士。没有社会职位的，不论比你年长，还是年少，也都要用尊称。如果能够用家庭尊称更好。比如对老人称大爷，大娘；对高龄老人称爷爷，奶奶；对中年人称大哥，大姐，显得更亲近。

有人会说，用了家庭尊称，就使我成了病人的晚辈，这岂不矮化我了吗？

可是你要知道，在这矮化之中，你还可以获利呢。因为，除非你有大错误，他/她一个"长辈"怎么好意思向"自己家"中的一个"晚辈"动辄发难呢？因为最终引发冲突的始因，常常只是一点儿芝麻粒大的小事，那么如果这些小事病家全都不好意思向你发难，你不就安全多了吗？

9. 谨言、少言、不言。"祸从口出"，一场冲突常常只是医生的一句不适当的话引发的。甚至有时听上去很正常的一句话，不知为什么就引起了病家的误解。对此，很多青年急诊医生大惑不解，大为抱怨。

其实这并不奇怪。要知道病家因急症而就医时处于一种非常敏感和非常多疑的时期，何况有的病家平时就比较敏感、比较多疑、比较刺儿头呢。所以一定不要说可能引起误解和激惹的话。这就是**"谨言"**。

可是谁事先也不能知道自己的哪一句话一定会引起病家的误解和激惹。怎么办呢？

那就只有**"少言"**。

人们都知道"言多有失"，可是有些医生偏偏必要的话不说，不必要的话多说；尤其在诊疗顺利时和自己心情愉悦时"话多"，而且有时还会"话狂"

（没给自己留有回旋的余地）和"话粗"（让病家反感）。

除了谨言和少言，必要时，你甚至还要"闭口**不言**"呢！比如你说什么，病家都非常反感时。

所以切记：

尽量少说，说必善言；

没有必要，一句不说。

第二节　调整心态（7条）

急诊医生应该检点和调整自己的心态，不要使自己的不良心态引发医患冲突。

医生的心态与医患冲突有关吗？

有关。因为心态影响人的言行。医生的不良心态，是医患冲突的"背景因素"。而急诊的特殊性质和特殊环境，尤其容易使医生的心态"失良"。

调整心态，方法有七：

1.冷静　急症病情危急，家属就急躁；急诊工作紧张，医生也急躁。两急相撞，就容易迸射出引发冲突的火星。所以就得冷静。"一个巴掌拍不响"，医患有一方冷静，就不易发生冲突。我们无法使病家冷静，但是却有方法使我们自己冷静，那就是"腹式深呼吸镇静法"（第十五章第二节）。

2.静心　医患冲突，有我们的原因，其中重要的一个是我们的心不静。

所谓**"心不静"**，是指医生在与病家接触时，病家的某些言行，甚至外貌或着装，使医生产生一些不良情绪，比如急躁、厌恶、反感、嫌弃、猜忌、嘲笑和怨恨，等等。这些不良情绪能使医生言行不当而引发冲突，我称之为**"冲突情绪"**。

另外，由于诊疗顺利，或家事顺利，或事业顺利，或遇上了大喜事使医生的心情非常愉悦，以致医生言行张狂而引发纠纷，也属于"心不静"。

而有意识地清除不良情绪，就是**"静心"**。

3.要克制，不要纵情　有时在病家的激惹下我们会无名火起，甚至会动怒。这可不好，你要克制，要尽快地熄火于初燃，不使其引发不良言行。

一定要克制，千万不要纵情！

所谓"纵情"，就是任由怒火燃烧，最终使自己完全丧失理智，做出种种错事、蠢事。

好克制吗？

好克制。人的心理活动有一种"习惯性"，即你如果"成功地"纵情了一次，以后你就更容易动怒，你就更难以克制，最终使你养成一种"沾火就着，着火就炸"的坏脾气。但是如果你成功地克制了一次，"再克制"就容易一些，久之，就能养成不易被病家激惹的好脾气。

4. 急人之急 有相当一部分冲突的起因，是病家认为医生怠慢了他们。病家认为他们进的是急诊科，急诊医生理应急他们之急；医生这样做了，就好；反之，就不行！

病家的这种心理是正常的。可是有些急诊医生不能理解病家的这种心理，不能满足病家这种心理需求，他们只看病情，病情不重，我就不急。结果冲突爆发，还不知道是自己点燃的导火索。

你想不发生冲突，你就应该满足病家的这种心理需求——在你紧张的诊疗工作之中，不要忘了及时对病家表示一下：你在急他之急。哪怕是用一句关切的话、一副关切的表情都行。

比如一个痛苦万状的病人被抬上诊床，有的急诊医生是一脸冰霜，甚至是一脸厌恶地走过去接诊；而有的则是一脸急切、一脸关切，甚至还要说"哎哟，怎么了？快让我看看！"，一副对病人的痛苦感同身受的样子，让病家如沐春风；而作为回报，这个医生就比较安全。

5. 了解、理解、顺应、疏导 此外，病家还有很多**"反常心理"**，我们也都未予重视，这是很多冲突的根源。

急诊对我们来说，是家常便饭；但是对病家来说，那就是非同小可，甚至是惊天动地。所以这时他们的心理就会反常，比如小题大做，虚张声势，疑神疑鬼，畏首畏尾，犹豫不决，反复无常，等等。

对此，我们非常厌恶。这就是我们的**"厌恶心理"**。而我们的"厌恶心理"一旦溢于言表，或见诸行动，就容易激惹病家发生冲突。

怎么办呢？

我们的"厌恶心理"，我们自己消除；而病家的"反常心理"，我们消除不了，只有了解、理解、顺应和疏导。疏导需要高超的技巧，需要长期磨炼才能获得，你可能一时还做不好；不过不要急，来日方长，你只要开始做，慢慢就能做好。

要紧的是，**顺应病家的心理，切不可悖逆病家的心理！**

6. 满足 要尽量满足病家的要求。诊病、治病都需要医患配合。可是实际上医患之间常常会发生分歧。发生分歧时，医生不要只想自己的道理，也要想想病家的道理，想想他们为什么提出这个要求。

切记：

医生固执己见，易发纠纷！

病家绝对屈从，就是祸根！

因为将来一旦诊疗不顺利或诊疗失败，病家就会认为这一切恶果都是你的"一意主张"和"一意孤行"造成的。然后就向你发难！

所以只要不是原则问题，要尽量满足病家的要求；满足不了，也要折衷一下，尽量不让病家绝对屈从自己。

7. 世事洞明，人情练达 病家的心理这么重要，但是看上去都不过是一些世俗的"庸俗事理"和市井的"卑俗人情"，因此很可能会被一些刚刚走出"象牙之塔"的青年医生所不屑。

不能这样，《红楼梦》有言："**世事洞明皆学问，人情练达即文章**"。急室里聚集着人世间很多世事和很多人情。应该承认，这些世事和人情，很多确实是卑俗了一点。但是你不了解它，你就不能顺应它；你不能顺应它，它就妨碍你行使你"救死扶伤"的神圣使命。所以，这些世事和人情，就是你应该做透的学问，应该写好的文章。

第三节　交际技巧（7条）

为了躲避医患冲突，除了需要上面讲的这些良好的言行和心态之外，还需要一点与病家的交际技巧。技巧有七：

1. 揣度病家对诊疗服务的预期。 急诊工作面对的是各种不同病家，他们对我们的诊疗服务，会有不同的预期，我们所提供的没有达到或者超过了他们的预期，都不好。所以我们诊病治病，不能只看《急诊医学》对诊和治是怎么要求的，还要揣度病家对你将要提供的诊和治是怎么想的，即揣度病家的预期。

这需要很强的观察力和判断力，也需要很强的"世事洞明"和"人情练达"能力，而这些都需要长期磨炼。

2. 忍让。 有时病家的言语会伤及你的自尊心，使你勃然大怒，从而引发一场激烈的医患冲突。而事后你就后悔不迭：如果当初我不被病家激怒、不和病家一争高下多好啊！

所以"忍让"是躲避医患冲突的要着。一定要忍让。忍让看上去是我们吃亏了，丢面子了，但是这远比爆发冲突要好。

3.掩盖情绪。当然，我们的不良情绪会使我们产生一些不当言行，而引发医患冲突。但是由于情绪会写在脸上，有时我们的不良情绪还没有产生言行，我们的面容和神色就激怒了病家。

所以最好是把这种不良情绪深藏不露，不挂在脸上，但这需要长期修炼。

没修炼好之前怎么办呢？

告诉你两个掩盖自己不良情绪的**秘诀**：

戴口罩，不让病家看到你的表情。

不抬头，不让病家看到你的眼神。

4."弹钢琴"。几个病人都需要处置，而你只给一个病人处置，就容易引发纠纷。

就像弹钢琴必须在很短的一个时段里对需要弹的琴键都先后弹到一样，你应该在很短的一个时段里对你面前的这几个病人都先后做出初步的处置，然后再做进一步处置。

5.安抚。对歇斯底里、对各种疾病引起的躁狂，一定要十分小心，它们最易引发冲突。因为这些疾病对家属的"感染力"极强，以致病人有多"狂"，家属就有多"躁"，所以对家属一定要安抚，千万不要刺激。

6.班前提醒。每天上班之前都提醒一下自己，注意防范医患冲突。提醒要针对自己的缺点"有的放矢"：说话不够和气，就提醒要和气；易受病家激惹而动怒，就提醒息怒；话多，就提醒少言和慎言；近日情绪不好，就提醒控制情绪；近日情绪很好，就提醒不要得意忘形，以免乐极生悲。

7.总结教训。

以上三节这23条我都做到了，是否就不会再与病家发生冲突了呢？

可能还会，只是发生的次数一定会大为减少。

那一旦又发生了怎么办呢？

不必愤懑，不必沮丧，轻轻拂去这一切不快，静心总结教训，虚心地检查自己哪些地方不对、不妥，然后记取教训，以防再犯。

第四节　防范病家（7条）

如果我们约束了言行，调整了心态，巧施了交际技巧，就足以避免医患冲突吗？

不足以。要想避免医患冲突，还需要"防范病家"，即要注意防范病家之中那些容易挑起医患冲突的人群。

防范病家，方法有七：

1. 慎对醉者 酒精中毒病人最是"惹祸之胎"。因为酒精中毒者除昏迷者外，大多精神亢奋，极易激惹，极具攻击性。而且一旦实施攻击，大多下手凶狠。

非但如此，更可怕的是病人的护送人，常常是前呼后拥，一大帮，而他们常常就是病人的酒友，常常也已半醉；而且凡酗酒者，大多粗野，所以他们要比那个病人更具挑衅性、煽动性和攻击性。

内科急诊可真不是个容易干的工作！尤其在夜间（醉酒者多在夜晚就诊），你一个人在急诊室值班，孤立无援，面对这一大群无可理喻、无可控制、如狼似虎的醉酒者，你可真得十二分地小心哪！

怎么小心呢？

无他，只有好言安抚，巧言疏导，万万不可激惹；能过去的，就过去；能忍让的，就忍让；能周旋的，就周旋；能装听不见、看不见的，就装听不见、看不见。

总之，要"以柔克刚"，只要不影响大局，就任他们耍，任他们闹，任他们骂；可千万别"较真"，千万别"针尖对麦芒"，千万别"铁刷子对铜锅"。你要知道：

"约束"他们，是引爆的火花；

"放任"他们，是防爆的措施。

何以言之？

这就要知道一点急性酒精中毒者的心理特点：

醉酒者有极强的表现欲和表演欲，还有极强的自大狂和夸大狂。在这种心理的支配之下，他们就会有种种极具表演性和极具夸张性的言行。

那些老于和善于应对醉酒者的老百姓，称这些言行为"耍酒疯"或"闹酒疯"。他们对醉酒者们的这些"疯"（胡闹）并不重视、并不以为然，对他们的狂言和恶语，也并不信以为真，自然也并不限制，而常常是任其耍，听其闹。

这看似是一种不负责任的"放纵"，其实是对醉酒者的一种真知灼见。他们知道，如果你约束他们、斥责他们，不让他们耍，不让他们闹，或者对他们的狂言恶语信以为真而采取相对抗的言行，那就背逆了他们的这种心理，那就会促使他们更耍、更闹、更疯，从而更容易促使他们毁物和伤人。

连老百姓都知道他们的心理，都会巧于应付他们，那我们医生就更应该知道、更应该会应付。

所以一个成熟的急诊医生，他不仅会诊治急性酒精中毒，还会巧于周旋，巧于应付。

技巧是，任其表现，任其表演，并向他表示：你"尊重"他的自大，"相信"他的夸大，面带微笑地欣赏他的表演，嘻嘻哈哈、不以为然地应对他的威胁，始终要让他感到你比他卑微，比他无能，比他无知。

周旋与应付的目的，是哄着他遵从你的治疗（他们常常不承认自己醉酒和不接受醒酒）而尽快离开急诊室。他离开了诊室，你才初步安全；他到观察室的床上躺下接受了输液，你才进一步安全。

在与他们周旋时，需要冷静和智慧。每一个醉酒者的情况不同，与其周旋的方法也不尽相同，在此无法尽述，你们只有"临场发挥"了。

在与醉酒者的酒友们周旋时，要注意寻找其中的较为清醒者或没有喝酒者，找到之后要多跟他沟通，以求得他的帮助，让他去劝说醉酒者，比我们去劝说较为安全且有效。

2. 慎对情侣　如果一个急症病人与其陪伴者是情侣关系，那你可要十分小心！

人有情侣在侧，女则比较骄横，比较"刺儿头"，比较无理；男则比较逞能，比较逞强，比较逞凶；而且一旦发作，又比较难以理喻和控制。

因此见有情侣来诊，你更应该尽快向他们表达你的善意，表达你在急他们之危、急他们之痛、急他们之难。可千万别激惹他们！

3. 慎对群体　如果一人就诊，一帮子人陪伴，或一家子人陪伴，你也要十分小心！因为在这种情况下，他们比较好斗。

人都是"恃强凌弱"的。他们是一帮子人，一家子人，而你是一个人；尤其在夜间，你完全孤立无援，对方就比较容易产生攻击你的想法和冲动。

俗话说"光棍儿不吃眼前亏"，遇到这种情况，明智的做法是克制和忍耐。

4. 记住这些人　对医生无礼，在医院闹事，常常与一个人的不良品性有关，他们会经常对医生无礼，经常在医院闹事。

所以，一定要记住对你无礼、跟你闹事的那些人。在你的记事本上记下这些人的姓名和相貌，尤其要记下姓名，因为姓名比相貌好记。还要记下他们无礼或闹事的原因和经过。以后常常翻阅复习。

记住这些人的目的，不是当这些人再来时好报复他们；千万不能有这种想法，你要记住，**千万不能和病人结怨，能解开的"怨结"，都要尽快解开**。记住这些人的目的，是当这些人再来时，我们可以多加小心。

这还不够，急诊科还要及时通报全科，让全体医生和护士周知，如有录像，还要让全体医生、护士都认识认识他们的相貌。

5. 再多认识几个人 只记住曾经对你无礼或闹事过的人还不行，最好再多认识几个：

第一，向其他医生和护士打听一下，看看他们还知道谁是。古语说"老马识途"（这是我第三次提"老马识途"了，第一次是在第三章第十二节【病例11】，第二次是在第四章第三节【病例12】)，老医生和老护士都知道一些这样的人物。

第二，听到有人跟其他医生或护士闹事时，不要"事不关己，高高挂起"，而要过去看看。这一方面是协助同事排解纠纷，另一方面是认识一下这个闹事的人。

6. 既要看病，又要看人 我经常告诫青年急诊医生：不要"只看病，不看人"。

什么意思呢？

这就是很多刚出校门的青年医生，满脑子装的都是症状、体征、诊断和治疗这些疾病的信息，于是一见病人就把全部注意力都放在了疾病上，而无视疾病的载体——"这个人"。

其实，一个优秀的医生、一个成熟的医生在给一个人看病时，他是既从这个人身上提取疾病的信息，还从这个人身上提取其他的信息。这些其他信息，内容很多，在此只讲与"防范病家"有关的，它们是：

①相貌是善是恶；②文化水平是高是低；③有无纹身或黑社会装束；④身上有无酒气；⑤手臂有无大量注射针眼；⑥情绪是好是坏；⑦精神有无异常，或有无精神病史；⑧病家对你的接诊、问诊、检查、诊断和处理有无不良反应（**怒色、微词**，甚至**责怪**）。

前七个是背景性信息，提取到了这些信息，你就得小心了。而第八个则是现实性信息，甚至可以看作是冲突即将发生的"警报性信息"！一旦提取到了这个信息，你就得采取措施了。

请注意：冲突不是毫无征兆地突然爆发，它有先兆；而先兆是轻微的和可逆的：只要及时和正确地处理，冲突可以避免。问题是你能不能看到这些先兆。

怎么才能看到这些先兆呢？

你"既看病，又看人"，你就能够看到；而你"只看病，不看人"，你就看不到。甚至这个人已经对你很不满，而且已经溢于言表，你还懵然无知，还在"一意孤行地"看你的病、治你的病，那你就非常危险了！

所以，你如果想顺顺利利、安安全全地给这个人看完他的病，你就得：既要看病，又要看人！

7. 防范精神病病人　一部分医患冲突是因为病人有精神病，而医生不知道，未加防范引发的。怎么才能在一瞥之间就发现精神病或精神病史，我在第八章第三节讲了一点儿，请大家复习一下。现在我再讲一点儿：

一个人的精神内涵是无形的，但是一个人的精神外化却是有形的。举凡其眼神、表情、面容、衣着、服饰、修饰、言谈、举止、行为，乃至与陪伴人的关系，起码会有其一二与常人迥异：

或目光呆滞，或目光凶恶，或视向飘忽，或视向固定；或一无表情，或过于沉闷，或过于欣快，或过于娇羞；或衣着过于落伍，或衣着与季节和天气过于相悖，或衣着搭配过于失常，或某一装饰过于奇特和突兀；或虽不衰老，但多人贴身跟护。

现在精神病的患病率很高。精神病的现患，加上有精神病既往史者，大概已达"百里有一"。而每天造访我们急诊室的人（包括病人的陪伴者）何止百人哪？

所以，你要保持警惕！

所以，你要能够发现！

好了，躲避医患冲突的方法都讲完了，共计三十个。相信青年急诊医生揣摩过这三十个方法之后，一定还能摸索出更多的方法。

第五节　我们的天堂，会回来的！

写完这一章，我感到真难为大家了——当个医生还得注意这些"鸡毛蒜皮""难登大雅之堂"的事儿啊！没有办法，因为现在我们正处在一个非常不雅的、医患关系空前紧张的时期。

可是以前不这样。从 1969 年到 1978 年，我在内蒙古草原给蒙古族农牧民看了九年病，对这些农牧民我没有过任何防范，结果不仅没发生过一次医患冲突，我们连脸都没红过一次。现在回想起来，科尔沁草原深处散落着的那三个芳草萋萋、牛羊声声的村庄，真是医生的天堂啊！

　　不过大家不要气馁，目前这个"医患关系空前紧张的时期"不会地久天长。

　　相信吧，总有一天，我们的天堂会回来的！

> 息怒！息怒！再息怒！
> 退让！退让！再退让！

第二十一章　医患纠纷发生了怎么办

上一章那躲避医患纠纷的三十个方法，可以说行之有效。但是急诊工作极其复杂，这三十个方法你都做到了，有时由于某种原因，纠纷还是发生了，怎么办？

第一节　化　解

纠纷发生时，青年医生容易犯的错误是：既然纠纷已经发生了，那就"破罐子破摔"——对吵吧！对骂吧！

这极其错误，正确的做法应该是化解纠纷。

可是事到如此，还能化解吗？

能。因为这种纠纷不会一开始就十分严重，不会一开始就是殴打。一般来说，纠纷都是以病家对医生的指责开始的，而这种指责一般是可以化解的。

可是年轻人血气方刚，一遭指责就火冒三丈，就争辩，就反指责。以致冲突扩大升级，最后不可收拾。

怎么化解呢？

第二节　"闭口不言"和"静听"

化解的最有效办法是"闭口不言"和"静听"。

当病家指责你时，你先别说话，尤其不要和他争辩和反指责，你就静听他的指责。听听他都指责你什么。不管他的指责多么让你反感，也要冷静地听完。而且听的时候要分析。

不过你可千万别只分析他的指责有哪些不合理；相反，要先分析他的指责有哪些合理：

如果冲突是由于我们的过失引起的，我们就要立即做补救工作，务使病人转危为安。病人安全了，一切都好办；反之，那可就坏了！如果补救工作由其他医生来做更有利于化解冲突，就应立即派人请上级医生到场。如果冲突是由于病家的误解或不合理的要求引起的，经过我们耐心的、心平气和的解释，一般都可以化险为夷。

"闭口不言"和"静听"的好处除了上面这些之外，还有一个，那就是"闭口不言"和"静听"本身，有时就能熄灭战火。因为病家指责你，有时仅仅是发泄不满，你不再刺激他，他把火发泄完了，也就完了。

第三节　息事宁人

病人与我们发生了冲突，我们总的对策，是息事宁人，而不是分辨谁是谁非（青年医生此时愿意与病家分辨、愿意一争高低）。

我们这样息事宁人，不是明哲保身。息事宁人是为了整个急诊工作。急诊工作已经够紧张了，急症病人已经够危险了，外边候诊的病人已经够多了，这时如果急诊室里再来一出"闹剧"，再来一场"武打"，那还了得？此刻无论是对病人、对家属、对医生，还是对正在候诊的急症病人，符合各方根本利益的，是"大事化小，小事化了"。

千万不要一遭指责就火冒三丈，就"针尖对麦芒""铁刷子对铜锅"地反指责。这会使小冲突变成大冲突。在医院里，小事一成大事，医生原来有理也没理了。

尤其是那些老年病人，或是原有慢性疾患的病人，当他指责你时，不论他多无礼（个别老人很无礼，而且这些很无礼的老人当中，有的就是老年性精神病病人），也不要动怒，也不要和他争吵，谨防他们在和你争吵时病情突然恶化，甚至猝死！如果出了这种事，你可有不可推卸的责任！

第四节　再化解

经过上述化解，如果冲突仍在扩大，有演变成暴力的可能，怎么办？

千万不要"破罐子破摔"，不要索性就跟他骂吧、打吧，而是要再努一把力，再化解一下。

一般来说，经过"再化解"都可以化险为夷。可以说，"再化解"是熄灭战火的最后一个机会，千万不要失去。

那么，再化解的方法是什么呢？

第五节　"息怒"和"退让"

第一是"息怒"。

因为此时很容易发怒。而发怒不仅无助于化解冲突，反而会加剧冲突。要知道平和的情绪有助于化解冲突。所以在"再化解"时，要息怒！息怒！再息怒！

怎么息怒？请看第二十章第二节的第1条"冷静"。

第二是"退让"。

退让是化解冲突的良方，即使吃亏、丢面子，也得退让。只要不是原则问题，都可以退让。所以在"再化解"时，要退让！退让！再退让！

一个急诊医生既要会雷厉风行、大刀阔斧地抢救病人，也要会忍辱负重、委曲求全地化解冲突。

第六节　三十六计走为上计

仍然化解不了怎么办？

应该承认，如果病家对你的看法已经很不好，那么你不仅化解不了这场冲突，而且只要你在场，冲突就会升温升级；此时，"三十六计走为上计"，你应该离开现场；如果不便离开，也要退出与病家冲突的第一线，化解工作留给别人去做。

问题是何时和怎么离开？

当然是在有人前来"支援"你时。这时的支援者有护士，有其他医生，有上级医生，有保安，等等。待他们来与病家开始交谈，病家的注意力集中于他时，你可悄悄离开，或稍稍后退。一般这时现场的气氛就会开始缓和，化解冲突的转机就会出现。

但千万不要一看有人来帮助你，你就有恃无恐，就肆意妄为。那样，转机就会失去，冲突就将升级。你要知道，他们来不是给你壮胆的，不是帮着你与病家对打的，是来给你"送梯子下楼"的，你得知趣，赶紧下。

第七节　借助护士的力量

化解冲突时，医生单枪匹马不好。要借助护士的力量。最好是医生和护士一起化解。护士在化解冲突中的作用很大，护士的话，病家更容易接受。所以平时要与护士搞好关系，以求得她们的主动介入——耐心解释，好言安抚，通知上级医生和保安，等等。

第八节　化解冲突的预案

化解冲突，应该有一套预案，这不外乎是：

有人出去"搬兵"，有人出来"打圆场"，有人过去安抚病家，有人给处于尴尬境地的医生"送梯子下楼"。

但是千万不能帮着正在遭受病家责难的医生与病家对骂、对打。那就把事情闹大了。

不过，这仅限于化解冲突时，如果冲突化解不了，暴力伤害在即，则另当别论。对此，有的医院的预案，是全体医护人员立即到场保护，甚至是持械上阵，人多势众，十分有效。当然，这就不是化解冲突，而是制止冲突了。

第九节　无限风光在险峰！

怎么自我保护，到此就讲完了。

坦率地说，急诊工作是危险的。很多青年急诊医生看到这一点就视为畏途，就望而却步，就见异思迁，甚至就逃之夭夭——改行、转科。

这不好。哪个医疗工作也不是平坦大道。急诊工作有危险，但是我们有了上述这些对策，危险就会大大减少。而且大家还会在自己的工作中找出更多和更有效的对策来。

急诊工作就像是流向莫测和奔腾不羁的洋流，风险很大；但惟其如此，才给"急诊之海"上的那些弄潮健儿和弄潮好手带来了极大的刺激和极大的兴趣，极大的成功感和极大的自豪感，让他们改行去干那些四平八稳、一波不兴、婆婆妈妈、没完没了的医疗工作，他们还不去呢。

年轻的急诊医生们，不要害怕，道路既已选定，就要勇敢地走下去。

无限风光在险峰！

这本书到此就结束了，在和你分手的时刻，我要对你说最后几句话：

热爱你的职业。

热爱你的岗位。

为你特殊的技能，

为你特殊的品格，

也为你这颗火红的

急人之危和急人之痛的

急诊之心，

而自豪吧！

愿重逢于中华急诊事业腾飞之日